作者名单

主　编　高　放　杨政伟　郑　伟　刘玉东　翟　明

副主编　洪乐金　霍玉斌　霍伟艳

　　　　祁丽波　李立夫　李谦军

编　委　（按姓氏笔画排序）

　　　　王　准　天津市第一中心医院

　　　　甘　涛　八一骨科医院（四川成都）

　　　　刘玉东　河南省虞城淮海医院

　　　　刘运涛　江苏省连云港郁州骨科医院

　　　　刘何英　河北省邯郸市永年区第一医院

　　　　祁丽波　河北省邯郸市鸡泽县医院

　　　　李立夫　辽宁省昌图县第三医院

　　　　李谦军　山西省运城市万荣中医医院

　　　　杨政伟　重庆市大足区中医院

　　　　何柳青　湖南省长沙天马医院

　　　　郑　伟　天津市第一中心医院

　　　　赵　斌　内蒙古自治区鄂尔多斯市鄂托克旗人民医院

　　　　胡神笔　江西省高安市人民医院

　　　　洪乐金　福建省漳浦县医院

　　　　高　放　上海交通大学医学院附属同仁医院

　　　　赛孜木·哈力木汉　新疆乌鲁木齐中兴医院

　　　　翟　明　山东省阳谷县人民医院

　　　　潘立新　浙江省临海市杜桥镇小田潘立新门诊部

　　　　薛　飞　河南省南阳市内乡黄水河中医医院

　　　　霍玉斌　河北省沽源县亿康康复中心

　　　　霍伟艳　河北省邯郸市永年区第一医院

学术秘书　王　准　刘何英

前　言

富血小板血浆是随着血小板生长因子被发现而产生的，是由纤维蛋白胶发展而来的，通过自体或异体血浆离心提取，如今逐渐应用于骨科、创面、医疗美容、口腔颌面等领域的组织修复中。临床中富血小板血浆具有其他治疗方法所不具备的特点，如来源于自身血液、取材过程采用微创、提取分离过程简便、价格低廉等。另外，其作为一种新型的生物制剂还含有多种促细胞及组织修复因子，所以还具备低免疫原性、不良反应少等优点。

富血小板血浆作为一种新兴的治疗方法，目前在部分临床领域还处于不断探索及发展阶段。在本书的编写过程中，编委们参阅了国内外关于富血小板血浆的大量临床资料、专家共识、研究进展以及在医学领域的一些相关报道等，也加入了编者在临床工作中的一些实操过程、真实经验，有助于提高广大医师对富血小板血浆诊疗方法的认识。富血小板血浆疗法对临床医师诊治水平有较高要求，本书是结合富血小板血浆的治疗机制，针对疾病发生、发展全过程及深层次机制，揭示富血小板血浆治疗疾病的理念，可指导年轻医生迅速准确地评估富血小板血浆治疗疾病的效果，并给予正确的诊断和制定有效的治疗方案。正是基于上述目的，本书的 5 位主编及各位参编老师，根据他们在临床一线的临床实践，编写了《富血小板血浆临床应用荟萃》一书，本书的出版将有助于提高广大临床医师的诊疗思维，更好地为人民健康服务。

本书共分为 5 章，分别讲述了富血小板血浆的发展史及基础理论，以及在骨科、创面修复、医疗美容、口腔颌面外科等领域的临床应用。本书内容详实、深入浅出、突出临床实践、重视临床思路，并加入了一些典型病例图片，图文并茂，更易于理解。本书适用于临床各个学科的医务工作者参阅，同时对于广大临床医学生在学习过程中也有很好的指导作用。

因学无止境，书中有不妥之处，恳请同仁批评指正。在此，感谢上海交通大学医学院附属同仁医院高放主任、重庆市大足区中医院杨政伟主任、南开大学附属第一中心医院郑伟主任、虞城淮海医院刘玉东院长、山东省阳谷县人民医院翟明主任对本书的编写做出的贡献；同时也感谢本书副主编洪乐金、霍玉斌、霍伟艳、祁丽波、李立夫、李谦军，以及 10 多位编委老师和学术秘书对本书的大力协助！

编　者

2023 年 7 月

目 录

第一章 富血小板血浆发展史及基础理论

富血小板血浆(platelet rich plasma,PRP)是指通过离心的方法从自体血中提取出来的血小板浓缩物。近20年来,PRP已经被应用在多种学科,如骨科、口腔颌面外科、心胸外科、神经外科、妇产科、眼科、耳鼻喉科、普通外科和整形美容科等。特别是在欧美国家,PRP应用已非常广泛。大量临床研究报道,应用PRP可以加快骨折愈合、促进创面修复、减少术中麻醉药剂量、减少术中出血和术后伤口渗出、减轻疼痛、减少术后并发症、缩短住院天数、促进术后功能恢复等。由于PRP可以促进骨和软组织的修复,且来源于自体、无免疫排斥、制作简单,对机体损伤小。

第一节 发展历史及研究应用

一、发展历史

PRP起始于血小板生长因子的发现,是由纤维蛋白胶(fibrin glue)发展而来,从自体或异体血浆中经过离心的方法提取出来,含有高浓度的纤维蛋白原,可以用来封闭创面和止血,加强创面收缩,促进伤口愈合,早期纤维蛋白胶大部分从血库里的异体血中提取。最早在1982年Matras将纤维蛋白胶应用于颌面外科取得了良好的临床疗效。

PRP是一种自体全血通过离心的方法提取出的浓缩血小板制品,含有高浓度的血小板、白细胞及大量蛋白质等。1954年,Kingsley在 *Nature* 上第一次提出了PRP的概念,是输血专业的一个术语,用来描述血小板计数高于外周血的血浆。因此,PRP常常被用作治疗血小板减少症的输血制品。

1982年,Childs等发现血浆中含有血小板来源的生长因子,揭示了血小板不仅有凝血功能,而且高浓度的血小板还具有加速止血并分泌多种生长因子的功效,可加强创面愈合,促进组织再生。随着理化分析技术的进步,医学对血小板的认识越来越深入,包括对血小板结构及功能的研究都有了新突破,PRP在临床的应用范围越来越广泛,应用方式也越来越多样化。下文将主要介绍PRP研究应用的历史,便于读者了解PRP应用的发展历程。

19世纪中期,随着显微镜功能的改进,不少学者已观察到血小板在血液中的存在。1847年,Osler观察到这种"细胞的碎片"能形成伪足。1878年,Hayem注意到这种"细胞的碎片"在血块形成和回缩中的作用,确认这是一种血液中的新成分。1882年,Bizzozero

观察到在损伤血管内表面血栓形成的最初结构是由黏附和聚集的这种"细胞的碎片"组成,因此,他将这种"细胞的碎片"称为血小板,这一研究工作也确定了血小板作为功能和结构整体的存在。1869 年,Bizzozero 和 Neumann 详细描述了巨核细胞的形态,但那时仍不明确巨核细胞与血小板的关系。直到 1906 年,Wright 根据血小板颗粒与成熟巨核细胞细胞质中的嗜天青颗粒具有相同的外观,将两者联系起来。Wright 观察到巨核细胞细胞质形成伪足伸入骨髓窦并与细胞体分开,他断言血小板的形成是由于巨核细胞细胞质的碎裂。此后,许多研究都证实了血小板来源于骨髓巨核细胞。

造血系统通过造血干细胞(HSC)定向分化成巨核-红系祖细胞(MEP),增殖的巨核细胞祖细胞终末分化成巨核细胞(MK),实现细胞质的成熟和细胞核的核内有丝分裂,最后生成血小板。巨核细胞生成是血小板产生的必要过程,而巨核细胞产生血小板并释放的过程称为血小板生成。这个过程包括:①多功能造血干细胞向巨核细胞祖细胞分化;②巨核细胞祖细胞再经多倍体分化扩增细胞质,并形成更多细胞器趋向成熟;③成熟的巨核细胞重构细胞骨架形成伪足,成为前血小板。研究证实,血小板不仅在止血和血栓形成中发挥着重要作用,还在炎症反应、先天免疫、血管新生等过程中发挥着意想不到的作用。

成熟巨核细胞的主要结构特征是由分叶核之间胞膜内折延展而形成的分界膜系统(DMS),细胞质扩展伴随 α 颗粒和致密颗粒增多,致密的管网结构形成开放管道系统以释放颗粒。DMS 作为生成前血小板的膜性储存池与骨髓窦间隙相通,使分叶核节段化并加工成血小板,释放到血液中。

既往研究表明,残余核物质被巨噬细胞吞噬前,每个巨核细胞产生 1 000～3 000 个血小板。在此过程中涉及大规模的巨核细胞膜和细胞骨架成分重组,包括肌动蛋白和微管蛋白;细胞分支末端排放出血小板。在前血小板成熟的最后阶段,胞质器和分泌颗粒流向前血小板的末端突起并停留在此。微管之间相互滑动的过程是驱动前血小板突起伸长和细胞器运输的动力。

血小板为血液中无核的细胞质片状结构,虽然其没有细胞核,但携带充足的遗传物质(包括线粒体),频繁进行各种生命活动并发挥多样的生物学功能。近年来的研究发现,血小板还参与抗微生物的宿主防御功能、分泌炎症细胞因子和有助于组织修复的细胞因子等。

既往研究认为血小板内含有 3 种颗粒。①α 颗粒:每个血小板中含有 50～80 个,这些颗粒中含有血小板分泌蛋白,如生长因子、趋化因子和细胞因子等。②致密颗粒:每个血小板中含有 3～5 个,这种颗粒中包括 5-羟色胺(5-HT)、组胺、多巴胺、钙和腺苷,其中二磷酸腺苷(ADP)与血小板膜表面受体 P2Y1 和 P2Y12 结合后可诱导血小板变形聚集,钙离子对于纤维蛋白的形成具有重要作用。③溶酶体:含有多种酶,能诱导蛋白和基质降解。虽然研究表明,血小板数量与 PRP 激活后释放的生长因子类型及数量有关,但血小板数量和生长因子浓度之间并非呈简单的正相关关系。另外,膜表面受体表达和脱颗粒作用是产生活化血小板的两个关键效应。

随着对血小板结构与功能上的认识不断深入,研究者们对 PRP 的应用与研究也越来越有针对性。激活的血小板可以释放多种生长因子以促进骨组织和软组织的再生修复,白细胞可以防止感染,纤维蛋白能在局部构建组织修复所需的三维结构。其实,PRP 这一名词并不能全面科学地反映血小板的再生治疗技术,这将在其他章节进行更为详尽的阐述。PRP 治疗应用的 3 个阶段如下。

1. 第一阶段　启蒙应用(20 世纪 50—80 年代)。20 世纪 50 年代提出 PRP 的概念,其主要的应用全部集中在血液病或凝血系统等血液学领域,主要是用来治疗血小板减少或功能异常性疾病。另外,大部分心血管手术必须在体外循环(CPB)的支持下进行,但血小板与异物表面接触后被激活,会释放大量生物活性物质,导致组织微血管栓塞、术后血小板功能下降和术后凝血功能障碍。如果在 CPB 前提取 PRP,术后肝素拮抗后回输给患者,可减少 CPB 对血小板的破坏及对凝血功能紊乱的影响。1977 年,Harke 等为避免心脏手术时 CPB 造成血小板功能丧失和手术后严重失血,尝试分离提取 PRP 并成功应用于心脏外科手术。

2. 第二阶段　修复作用令人振奋(20 世纪 80 年代至 21 世纪初)。血小板胶(PG)的制备始于 20 世纪 70 年代初,是 PRP 与钙离子和凝血酶混合时快速产生的一种黏性凝固物,也称为富血小板血浆胶(凝胶)(PRG)。1975 年,有研究员将其作为人角膜黏合剂;1979 年,Fischer 将其用于神经吻合术。

1980 年,Brandstedt 的实验研究所发表的文章证实,纤维蛋白可促进成纤维细胞迁移、胶原沉积,导致肉芽组织形成。1982 年,Knighton 在兔角膜模型中的研究表明,血小板和纤维蛋白触发了组织损伤愈合所必需的过程:细胞迁移、胶原合成、纤维增生和血管生成。自此,PG 或血小板释放物在临床上得以广泛应用。随后(1986 年),Knighton 首次报道血小板源性伤口愈合因子(PDWHF)和活化的血小板上清液后,便将其开始广泛应用于慢性创面的治疗。PDWHF 被证明是强烈的新生血管刺激剂,可提供细胞外微环境血供,有利于其他生长因子[如神经生长因子(NGF)]的刺激作用,从而在神经再生中发挥更强的作用。研究显示,低剂量的 PDWHF 足以长期诱导加速愈合;由此首次提示,PDGF 可能会诱导从巨噬细胞中合成新的生长因子来完成自分泌反馈环。随后,PRP 与 PG 被报道含有大量其他生长因子,如 PDGF、TGF-β、VEGF、EGF、FGF、IGF 等,以及其他成分如纤维蛋白、白细胞。临床上逐渐将其应用于慢性创面、糖尿病足、眼科、整形手术及口腔颌面部、骨与软组织重建手术等。1995 年,Gaudric 等首次研究证明自体 PRP 可以显著提高黄斑裂孔手术的成功率。1997 年,Whitman 等将 PG 应用于口腔颌面外科手术,发现 PG 可以在局部黏合骨移植颗粒,防止碎骨颗粒移位和流失,促进伤口愈合。1998 年,Marx 等评估了 PRP 在下颌骨连续性缺损的骨移植重建中对骨成熟率和骨密度的影响,证明在移植物中添加 PRP 会促进骨形成效果的增加,以及 PRP 复合移植骨修复速度比单用移植骨修复速度快,成功地将 PRP 用于牙槽嵴重建术。

2000 年,Man 等将制取所得的浓缩血小板制备成自体 PG,加上自体纤维蛋白胶应用于整形手术后的患者,发现其具有减少出血和帮助伤口愈合的作用。同年,Yuksel 等发现 IGF 和 FGF 能提高游离脂肪移植成活率。临床实践证明,应用 PRP 混合颗粒脂肪注射移植于颜面部能提高脂肪组织存活率。

3. 第三阶段 再生医学崭露头角(21 世纪初至今)。由于大量生长因子被证实存在于 PRP 中,再生医学三大支柱之一的活性因子开始将 PRP 视为重要角色。特别是伴随 miRNA、circRNA、外体等研究的深入,更是为 PRP 在再生医学的广泛应用插上了腾飞的翅膀,而其在免疫抗炎方面的功能为组织移植、组织修复再生提供了新思考与方向。

血小板分泌的细胞外囊泡(EVs)占外周血细胞外囊泡总量的 70% ~ 90%。PRP-EVs 释放入外环境后,可以在局部被附近的受体细胞吸收,也可以通过全身体液系统作用于远距离的受体细胞。起初的研究者认为,细胞外囊泡与受体细胞是通过非特异性结合发生胞膜融合后进入细胞的。血小板外体作用于组织的机制与其含有的 mRNA、miRNA 及 siRNAs 有关。当外体与受体细胞结合后,外体携带的 mRNA、miRNA 和 siRNA 可进入受体细胞,调控翻译相应的蛋白质,改变受体细胞的生理功能。

目前,PRP-EVs 的研究发现,生长因子主要储存在血小板的外体中,血小板激活释放出外体后:①外体外膜可以为生长因子提供保护,避免被外界环境中的裂解酶破坏;②外体在胞外比较稳定,有足够长的时间与目标细胞受体结合,从而改变其生物学功能;③外体免疫原性较低,便于异体外体使用,即用血库血小板液提取外体有利于规模化生产和标准化;④极少量的外体就可以达到 PRP 的修复效果,便于临床使用和携带。

在此阶段,PRP 在临床学科的应用同样发展迅速。2003 年,Sanchez 等将富含生长因子的血浆(PRGF)在关节镜下用于加强前交叉韧带移植术后的愈合和重建。同年,Sanchez 等将 PRGF 用于一例关节软骨撕脱伤的治疗,开辟了 PRGF 辅助人类组织再生技术在骨科领域的新前景。2007 年,Alio 等首次成功将自体 PRP 用于治疗角膜溃疡,发现其可以促进愈合并有助于疼痛和炎症的减轻。2013 年,Callejo 等在切除患者双侧卵巢病变组织后,将剩余的多个正常卵巢组织小块进行冷冻保存,待患者有怀孕需求时,将预先冷冻的多个卵巢组织小块解冻并使用 PRP 凝胶进行孵育,随后再将卵巢组织手术植入盆腔相应位置,植入术完成后再使用 PRP 凝胶填充切口处;观察发现,PRP 能促进移植的卵巢组织中新生血管形成,并成功地使患者实现了怀孕及生育。同年,Shirvan 等将制备所得的自体 PRP 和 PRF 通过介入技术治疗膀胱阴道瘘,无须进行开腹手术,使其成为一种安全、有效、微创的新方法。2015 年,Chang 等首次开展了在人类生殖技术中使用 PRP 的研究,改善了接受体外受精治疗患者的子宫内膜厚度。由于子宫内膜厚度与妊娠率呈正相关关系,增加子宫内膜厚度能有效提高妊娠率及胚胎安全性。几乎与此同时,国内梁晓燕团队在冷冻胚胎移植周期中给予薄型子宫内膜不孕症患者行 PRP 宫腔内灌注治疗,结果发现 PRP 具有促进子宫内膜增殖和改善薄型子宫内膜患者临床妊娠结局的良好效果,PRP 组生化妊娠率、临床妊娠率及胚胎种植率均优于对照组($P<0.05$)。

由此可见,随着对 PRP 机制和应用的进一步研究,PRP 已成功应用于各个学科,包括心脏外科、眼科、口腔颌面外科、心血管科、整形美容科、骨科、神经外科、妇产科及泌尿外科等。

二、研究应用

富血小板血浆的研究应用有着悠久的历史背景,并且越来越受到国内外研究人员的关注。通过在 PubMed 以"platelet rich plasma"作为主题词进行检索,可以看出近 10 年来关于 PRP 的研究在逐年增加,相关研究呈现出领域广泛化、形式复杂化、结果多样化的趋势。PRP 及其衍生物(凝胶、释放物和裂解物等)在临床治疗中的有效性以及在组织修复、细胞培养(如干细胞)等领域的应用价值将得到广泛认可,且应用前景非常广阔,特别是在细胞治疗、抗衰老、微创外科修复、基因工程、组织工程以及组织修复等新领域将会持续得到发展。现在看来,确实如当时所预测的那样。但 PRP 的应用仍存在一些亟待解决的问题,尤其需要进一步研究其作用机制,以及针对不同疾病的治疗或美容性治疗该如何选择合适的 PRP 类型。PRP 有更多的角色等待我们去探讨、去认知。

早期的一些临床研究中,PRP 主要应用于骨科以及口腔颌面外科领域,这主要是因为 PRP 中含有大量的生长因子,其中的 TGF-β 以及 PDGF 具有较为明确的促进成骨细胞增殖、抑制细胞外基质降解、促进皮下血管形成的作用,并且在早期骨性关节炎的治疗上取得了良好效果。之后,PRP 的作用在运动医学领域被广泛认可,被应用于腕管综合征、肱骨外上髁炎(网球肘)、足底筋膜炎、慢性疼痛、肩袖损伤、肌腱或韧带拉伤、软骨修复等方面,具有减轻症状、改善功能、提高生活质量的效果。除此之外,在眼干燥症、周围神经修复、髋关节置换、肌肉损伤、急性声带损伤、薄型子宫内膜导致的不孕症、男性性功能障碍等方面也显示出极大的潜力。同时,PRP 与脱细胞基质材料的联合应用可以修复腹疝,与卡介苗联用可以治疗非肌肉浸润性膀胱癌,与内镜联用可以治疗孤立性直肠溃疡、胃溃疡治疗方面也可应用。由此可见,PRP 在很多领域的应用都展现出良好的前景。

而在基础研究方面,PRP 在早期椎间盘退变中的治疗、各类干细胞体外培养的定向分化、细胞自噬的更新、脊髓背根反射弧的恢复、组织的再生调控等方面都发挥了巨大作用。针对 PRP 的保存、储存、冻干、质量评价等研究也都在如火如荼地进行中。由于 PRP 展现出越来越多的再生修复效果,引起了各学科的关注。下面简单介绍 PRP 在各方法面的应用。

1. 治疗骨性关节炎 骨性关节炎常见于老年人,对早、中期该病患者临床治疗以非甾体药物为主,但该类药物仅能维持,长时间服用效果差且会带来不良反应。PRP 是从自体全血中提取出来的血小板浓缩液,含有高浓度的血小板、白细胞、纤维蛋白、生长因子等,将其注入关节腔内,可为组织修复提供更好的环境,如 PRP 治疗近年来在膝骨关节炎方面取得了良好的效果。

PRP 治疗膝骨关节炎的研究方法多种多样,临床试验也相继出现,许多研究表明 PRP 能有效缓解膝骨关节炎患者的症状。Halpern 等在一项前瞻性队列研究中,对早期膝骨关节炎患者行 Kellgren-Lawrence(K-L)分级,纳入 0～2 级的 15 名膝痛受试者,治疗前后行临床评估。结果显示治疗后疼痛显著改善。Campbell 等认为 PRP 对早期膝骨关节炎的疗效更佳,关节炎的影像学征象越少,治疗效果越好。

有研究表明 PRP 治疗膝骨关节炎比口服镇痛药有更好的疗效。Acosta-Olivo 等在一项临床试验中,将 PRP 和口服镇痛药进行对比,观察两者治疗轻度膝骨关节炎的疗效。将 42 例患者随机分为两组,一组行膝关节腔内 PRP 注射,另一组口服对乙酰氨基酚。治疗后的 6 个月内,两组患者均行康复训练。研究结果表明 PRP 治疗后,患者的膝关节症状有所改善,而对照组疗效不佳。也有研究将 PRP 与玻璃酸钠进行对比,观察 PRP 治疗膝骨关节炎的疗效是否优于玻璃酸钠,Say 等发现 PRP 治疗后疗效较好,故认为 PRP 是一个安全有效的疗法。国内邹等也证明 PRP 与玻璃酸钠均能改善膝骨关节炎患者的症状,而 PRP 的疗效更持久、显著。然而,Filardo 通过一项随机对照试验提出了相反的观点。该作者对膝骨关节炎患者行 3 周 PRP 注射,对照组行玻璃酸钠注射,结果显示两种疗法对改善膝关节功能和缓解疼痛均有效,两组评分无显著差异。故作者认为 PRP 相比于玻璃酸钠并无优越性,不建议临床应用 PRP 治疗膝骨关节炎。

除了将 PRP 与口服镇痛药及玻璃酸钠对比外,一些研究还将 PRP 与其他保守治疗进行对比。Forogh 等在一项随机双盲实验中将 PRP 和皮质类固醇对比,将 41 例 2~3 级膝骨关节炎患者随机分为两组,分别行关节内 PRP 或皮质类固醇注射,结果显示 PRP 比皮质类固醇更有效,患者的症状和关节活动度都得到了改善。

PRP 与玻璃酸钠治疗膝骨关节炎都能不同程度地改善症状,倘若将两者联合运用,其疗效会否产生叠加效果。Chen 等指出 PRP 和玻璃酸钠的联合疗法仍没有被广泛应用,缺乏临床证据,遂将 3 例膝痛合并活动受限的中重度膝骨关节炎患者纳入研究,3 例患者接受 PRP 和玻璃酸钠联合治疗后疼痛缓解、功能改善,后期随访的 X 射线片也证实了这一改善,表现出关节软骨再生。这些个案表明联合应用 PRP 和玻璃酸钠可以有效治疗中重度膝骨关节炎,故作者认为 PRP 联合玻璃酸钠疗法可以延缓膝关节置换或关节镜手术的时间,甚至为不能耐受手术的膝骨关节炎患者提供新疗法。

Abate 等采用相同的方法将 PRP 和玻璃酸钠联合应用于 KOA 患者,并与以往仅用 PRP 治疗的 40 例患者进行比较,发现联合治疗组临床表现显著改善,但两组疗效对比并无明显差异。故作者认为 PRP 联合玻璃酸钠治疗膝骨关节炎的疗效与单用 PRP 的疗效相同。有研究证明将 PRP 关节内注射和骨内注射相结合可以得到更好的疗效。Sanchez 等提出用这一方法可影响关节滑液、滑膜、软骨及软骨下骨。这一注射方法可以同时处理严重膝骨关节炎的关节退变及关节周围组织病变。结果显示,治疗后 24 周内评分均改善,滑液间充质干细胞数量下降,患者疼痛明显缓解,膝关节功能显著改善。

也有创新性地研究将 PRP 用于其他骨关节炎的治疗。Gormeli 等初步研究了 PRP 治疗拇指基底部关节炎,评估 PRP 注射治疗掌指关节炎的疗效。作者报道了 10 例拇指基底部关节炎的患者,行 2 次 PRP 注射治疗,每次间隔 4 周。治疗 3、6 个月后,用 VAS 等评分评估,评分均有所改善。认为,PRP 治疗早期拇指基底部关节炎是一项较为有效的疗法。

PRP 治疗骨关节炎依旧存在很多问题。Samra 等以电子邮件方式调查了 153 名澳大利亚大学运动医学医生,发现医生对于使用 PRP 治疗骨科疾病的问题意见不一。而偏向于使用 PRP 治疗运动损伤疾病的医生,制作和使用 PRP 的方法各不统一。Dold 等在一项系统评价中分析了 PRP 治疗膝、髋骨关节炎的疗效,认为尽管大多研究报道了 PRP 治疗后患者的症状有所改善,但研究方法上均有不足,故呼吁更多高质量、长期随访的研究来明确 PRP 治疗骨关节炎是否有较好的疗效。因此,PRP 治疗骨关节炎的相关难题还有待于进一步探索。因此,未来的研究需要进一步探索 PRP 治疗骨关节炎的适应证和使用方式,以期得到更长随访时间的随机对照研究。

2. **创面愈合**　创面愈合是一个复杂的过程,它需要修复细胞、炎症细胞、细胞外基质、细胞因子、趋化因子和生长因子协同作用,共同来重建受损的软组织。在整个愈合过程中,各类活性因子发挥了重要作用。随着科学技术的进步,在传统的创面换药和清创手术清除了局部感染灶或坏死组织的基础上,采用非手术方式改善局部血供、提高局部生长因子水平等手段日趋完善,特别是针对慢性难愈性创面的治疗受到关注。PRP 正是在这样的基础上应运而生,其中含有的炎症细胞成分在一定程度上可增强抗感染能力,其释放的多种趋化因子、生长因子和细胞因子可在愈合全程加速修复细胞的增殖、迁移及分化,相较于传统疗法,使对创面愈合的治疗从被动转为了主动。PRP 在愈合早期参与凝血、炎症细胞的趋化;在中期对成纤维细胞的增殖、迁移和分化具有促进作用,可以增加局部胶原沉积,同时刺激血管新生;在后期则增强创面上皮化,并参与塑形改建。因此,PRP 对急性创面和慢性创面的治疗都具有较好的作用,特别在慢性难愈性创面治疗方面展现出独特的效果。2004 年,Saldalamacchia 等通过对照研究观察了自体血小板凝胶治疗糖尿病足溃疡的有效性和安全性,强烈支持将血小板凝胶作为加速糖尿病足溃疡愈合的材料。目前,PRP 已成功应用于糖尿病足、压力性损伤、静脉性溃疡、放射性溃疡、整形美容导致的医源性创面(如外科伤口感染、美容注射的皮肤坏死)等。

近年的研究推测,PRP 介导慢性创面愈合的关键作用机制可能与调节持续的炎症阶段相关。在炎性病变背景下,PRP 通过分泌生长因子、细胞因子、趋化因子等炎症介质以及趋化因子受体的表达而消除炎症,富集的活化血小板表现出良好的促炎因子和抗炎因子的平衡能力。PRP 调节损伤部位炎症细胞(如中性粒细胞和巨噬细胞)的分泌和募集,可重新启动愈合程序,将伤口从炎症循环转移到愈合的增殖阶段。

创面治疗过程中,除单独的 PRP 创面局部注射和(或)涂抹治疗外,还可与其他疗法如负压创面治疗(NPWT)、脂肪来源干细胞(ADSCs)联合使用,甚至负载于生物敷料使用,表现出优于单一使用的疗效。

3. **瘢痕防治**　由于瘢痕分类的差别,PRP 的治疗也就发挥了不同的作用。瘢痕可分为增生性瘢痕、瘢痕疙瘩、萎缩性瘢痕和不稳定性瘢痕溃疡等。

对于可能在创伤后出现的增生性瘢痕,早期使用 PRP 直接注射干预,或与 CO_2 点阵激光联合治疗,均可获得满意的效果。有研究者发现用手术切除、冷冻+PRP 注射治疗耳部瘢痕疙瘩,PRP 治疗组没有复发。萎缩性瘢痕以痤疮瘢痕、妊娠纹和膨胀纹为代表,可采用 PRP 直接注射干预,或与激光、微针结合进行治疗,是 PRP 瘢痕治疗中最为常见的应用。低强度激光本身可诱导刺激修复细胞特别是成纤维细胞增殖,加之 PRP 的作用,愈合速度加快,瘢痕淡化、减轻的效果更加明显。

男性生殖器硬化性苔藓样病(MGLSc)会导致男性患者生殖器弯曲畸形,既往没有好的方法解决。近来有人在受累的阴茎背侧皮肤部位注射自体 PRP。通过对受试者治疗效果总体评分(IGA)和皮肤病生活质量指数(DLQI)进行评价,术后随访(17.60 ± 5.63)个月,PRP 治疗前后的 IGA 评分和 DLQI 评分均有显著性差异($P<0.001$)。

关于 PRP 预防和治疗瘢痕的机制主要包括:①多种高浓度的生长因子协同配合,能促进组织快速愈合,而延迟愈合是瘢痕产生的重要因素之一;②PPR 中的抗炎因子和白细胞能有效预防感染,进而降低瘢痕发生率及瘢痕严重程度;③PRP 能有效促进局部组织透明质酸和胶原蛋白合成,对于改善萎缩性瘢痕至关重要;④PRP 中的 TGF-β 能降低黑色素生成且能刺激层连蛋白、Ⅳ型胶原和肌腱蛋白等基底膜蛋白的生成,而快速修复基底膜会减少色素沉着及预防瘢痕形成。尽管如此,目前关于 PRP 预防和治疗瘢痕的确切机制尚不十分明确,但在临床使用中展现的较好效果为进一步的深入研究与应用增添了信心。

4. 组织填充　PRP 含有多种高浓度的生长因子,这些生长因子相互协同作用,可以在一定程度上促进组织或细胞的再生,刺激局部皮肤产生大量的胶原蛋白、弹性纤维以及胶质等,有效地增加表皮和真皮乳头层的厚度,提高成纤维细胞和胶原蛋白的数量与体积,从而起到良好的修复填充作用。PRP 在一些小部位的注射治疗有助于细节的调整,如在唇部的注射,可使唇部形成合适的比例(上下唇接近黄金比例)、突出唇珠、改善红唇色泽;在耳垂部注射,可增加耳垂体积;在鼻背注射,可改善鼻背纹;在面部做适当的填充注射,可改善面部凹陷等问题。

PRP 也可与一些生物相容性材料如透明质酸、脱细胞真皮基质等联合用于填充治疗,以帮助重建组织框架结构,达到增加饱满度及除皱等功效。近年来也有用 PRP 与人工合成可降解材料联合进行填充治疗的报道。

5. 毛发生长　在脱发治疗中,PRP 显示出具有促进头发再生的巨大潜力,有大量的临床研究表明其在男性和女性脱发中具有惊人的效果。虽然目前还没有一致的治疗方法以及最佳的 PRP 浓度和剂量等指标,但将 PRP 注射在脱发区的皮下或皮内,结局令人满意。

研究表明,PRP 在脱发修复中需要通过多次注射才能获得显著的效果。相关研究发现,接受 PRP 治疗的患者毛囊中 Ki-67 水平(细胞增殖的标志)升高,头发密度及粗度均明显增加;同时,头发营养不良症状也得以改善。PRP 对脱发患者的作用机制可能涉及 PRP 促进干细胞分化,激活抗凋亡通路,延长真皮乳头细胞的存活,延长生长期,刺激促血管生成通路,从而增加毛囊周围血管丛数量。有学者在 PRP 中加入 CD34+细胞治疗雄激素性秃发(AGA),将患者(男女不限)分为两组,一组用加入 CD34+细胞的 PRP 治疗,另一组将胎盘提取物注射于毛囊间。经过 3～6 个月的治疗,两组毛发数量、厚度和中位两点分数(结合毛发厚度和密度的数值)均有改善,但是加入 CD34+细胞的 PRP 比胎盘提取物效果更佳。除雄激素性秃发和斑秃的治疗,PRP 还可用于毛发移植手术,如毛发移植后即刻注射 PRP 或作为毛囊单位提取(FUE)保存的辅助治疗,以提高毛囊移植的成活率。①瘢痕性脱发:Saxena 等认为瘢痕性脱发部位血流灌注不足,导致移植毛囊生长不良,PRP 可改善头皮瘢痕部位缺血状态、增加毛囊周围血管结构。作者尝试在毛囊移植前使用 5 mL PRP 皮内注射,治疗 1 例非活动性终末期毛发扁平苔藓患者,毛囊移植后,局部使用米诺地尔,每日 2 次,10 个月后发现 80% 的患者移植毛囊存活且生长良好。Bolana 等使用 3 mL PRP 皮内注射,每月 1 次,共 3 次,治疗 1 例顽固性毛发扁平苔藓患者,结果在 6 个月后脱发和头皮瘙痒的症状完全消退。②头发移植:Garg 通过随机、对照试验,将 40 例雄激素性脱发患者随机分为 2 组,一组在待种植区注射 PRP 后立即移植毛囊,另一组应用安慰剂(注射液改为生理盐水)。毛囊移植 6 个月后,PRP 组所有患者头发再生数量>75%,而安慰剂组仅有 4 例,且 PRP 组患者的头发长度明显长于非 PRP 组。朱启刚等将在同个受试者脱发区分为实验组和对照组,其中实验组为将分离好的毛囊放入提取好 PRP 冰碗中,浸润保存,并将剩余的 PRP 在待种植区皮下多点注射;对照组为使用生理盐水浸润保存毛囊。移植 10 个月后,实验组平均毛囊成活率为 83%,对照组为 74%($P<0.001$)。③斑秃:研究表明 PRP 皮内注射治疗斑秃临床疗效良好。Trink 等进行了随机、双盲、对照、半头实验,45 例斑秃患者随机分为 3 组,一组皮内注射 PRP,另两组一组皮内注射曲安奈德(TrA 组),另一组应用安慰剂,均只注射一侧头皮,每 2 个月 1 次,共注射 3 次;另一侧头皮不予治疗。第 1 次注射后 12 个月结果显示,PRP 组 96% 的患者头发再生,仅 31% 的患者复发,而 TrA 组仅 25% 的患者头发再生,71% 的患者复发。2 个月后头皮组织免疫组化显示 PRP 组和 TrA 组 Ki-67+角质形成细胞均增多,并且 PRP 组明显高于 TrA 组,且一直持续到 12 个月后。PRP 组头皮灼热感、瘙痒感也比另两组明显减轻。ElTaieb 等进行的一项对照试验,90 例斑秃患者分为 3 组,一组皮内注射 PRP,对照组有 2 组,一组局部使用 5% 米诺地尔,另一组应用安慰剂。治疗 3 个月后,头发再生、毳毛和不良头发的减少方面,PRP 组明显优于对照组($P<0.05$)。康丽等进行随机、对照试验,90 例患者随机分为 3 组,一组单用 PRP 皮内注射,每月 1 次,共 3 次;第 2 组口服 75 mg 复方甘草酸苷,每日 3 次,7 d 后减为每日 2 次,14 d 后减为每日 1 次,总疗程为 3 个月;第 3 组为联合治疗组,采用 PRP 皮内注射联合口服复方甘草酸苷,用法疗程同上。3 个月后结果显示联合治疗组临床有效率为 87.50%,优于单用复方甘草酸苷组(53.33%)及单用 PRP 组(64.29%)($P<0.05$)。

6. 整复手术 有学者发现,将 PRP 应用于眼睑成形术中,在疼痛、瘙痒或颜色方面与空白对照组无显著差异,但 1～2 个月后在形成瘢痕的硬度和厚度及不规则性方面,PRP 表现出一定的改善效果。有学者在除皱手术志愿者中进行随机对照研究,发现注射 PRP 的面部年轻化效果更明显,这可能与 PRP 改善术后淤血、水肿及促进组织新生有关。在唇腭裂等颌面外科手术中应用 PRP,有助于提高手术成功率和减少并发症。对尿道下裂等修复类手术而言,应用 PRP 可改善修复效果。另外,PRP 在促进皮瓣成活、加速鼻骨骨折修复等方面也有一定疗效。

7. 细胞和组织移植 利用培养的成纤维细胞做面部填充,曾被国外批准为一项面部年轻化医疗技术,PRP 与培养的成纤维细胞联合移植可以取得较好的作用。

在一项皮肤移植的临床研究中,一组创面使用 PRP 固定游离皮片,另一组则使用传统固定方法作为对照,结果发现,与对照组皮片相比,PRP 组皮片能更快地与创面黏附,同时血肿、水肿、皮片与创面分离的情况均少于对照组,甚至在瘢痕增生方面也具有一定的预防作用。另有研究发现,PRP 对于皮肤移植后剩余皮肤的储存有一定益处。

近年来,自体脂肪移植因其在修复轮廓、改善外形、治疗因衰老和疾病导致的萎缩性病变中的作用而受到广泛关注。然而,脂肪移植后吸收一直是困扰临床医生的难题。将PRP 加入移植的脂肪中可以在早期起到提供营养、加速移植区血管化的作用,这与 PRP分泌大量生长因子关系密切,如 VEGF 的强大促进毛细血管再生作用。对于传统的脂肪移植手术,如矫正进行性半侧颜面萎缩症(PHA)、先天性小乳症等,将自体浓缩血小板混合脂肪移植使用均发挥了很好的效果,可提高脂肪移植后体积的存留,减轻术后淤血、血肿、脂肪液化和感染等的发生。对于复合组织移植,PRP 通过增加新生血管数量,从而提高复合组织移植的成活率。

8. 皮肤年轻化 皮肤老化主要是由于内在因素如遗传,以及外部因素如紫外线辐射造成的,这些因素使得皮肤组织的细胞生长能力和活力减弱,真皮胶原纤维合成减少及弹性纤维变性,从而使皮肤出现皱纹、松弛和下垂。具有面部年轻化作用的产品和疗法不断增多,包括化学剥脱术、填充物注射、激光治疗及美容外科手术等。由于浓缩血小板在组织再生中的特性,整形美容医生在许多皮肤再生治疗中使用浓缩血小板作为主要治疗或辅助治疗。应用 PRP 可起到延缓皮肤老化速度、抵抗细胞衰亡进程和加强组织细胞功能表达等重要作用,同时可以激活局部细胞的有丝分裂,增加胶原产物,使再生细胞增多,促进组织生长修复,甚至对骨、韧带、脂肪、神经、腺体和血管发挥调控作用,综合促进面部年轻化。目前,无论是局部涂抹应用还是注射治疗,都有较充足的文献可以证明PRP 对面部细小皱纹、皮肤质地粗糙、毛孔粗大,甚至一些色素沉着(炎症病变后色素沉着、色斑)、油脂分泌失衡都有一定改善。

微针和激光在皮肤护理及疾病治疗中应用较为广泛,将 PRP 和微针、激光技术联合使用,能为 PRP 进入皮肤打开有效的微创孔道。观察结果显示,求美者对 PRP 结合微针和激光治疗满意度更高,同时 PRP 在联合其他方法应用时对增强皮肤弹性、改善整体外观以及减轻红斑、水肿和色素沉着方面都具有显著的效果。不仅在面部,近年来,整形美容医生还将 PRP 拓展到颈部、手部、腹部甚至女性会阴部的年轻化治疗,得到了术者和求美者的认可与好评。

9. 其他领域 在色素治疗方面,有 PRP 注射治疗黑眼圈的成功案例,也有 PRP 治疗黄褐斑的报道,以及 PRP 与 CO_2 点阵激光或 308 nm 准分子激光联合治疗稳定期白癜风的成功案例。

近来有部分研究者开始着眼于 PRP 与生殖医学的联合应用。有学者发现阴茎注射PRP 后,可以改善其血液流动、提高敏感度、增强耐力;还有学者发现 PRP 可以改善精子质量;同样还有学者发现阴道行 PRP 注射后可以加速黏膜增厚、重组,促使其年轻化,改善阴道松弛,提高性快感。

PRP 具有诱导血管生成的特性,可改善皮瓣及神经、淋巴等组织血运,所以它被广泛应用于皮瓣转移、神经及淋巴再生等显微整形外科中。PRP 诱导新血管生成的关键机制是通过促进血管生成因子等成分的释放,激活干细胞,促进干细胞分化并帮助其进入内皮细胞,直接刺激内皮细胞增殖分化,促进血管新生。在预构皮瓣再血管化、成骨骨矿化牵拉、干细胞体外培养等方面,PRP 还有很多可期待的发展前景。特别是血管新生作用也成为近年来组织工程领域研究的热点,将生物材料与 PRP 相结合取得了可喜的进展,为其在整形美容领域的应用拓展出极大的空间。

尽管 PRP 来于自体、用于自体,从理论上讲是安全可靠的,但在使用 PRP 的整个过程中,临床医生必须严格做好质控,让 PRP 的应用发展得到良好的保障。

既往研究报道 PRP 的不良反应较少,但随着其应用范围的扩大,越来越多的研究报道局部注射 PRP 可在短期内引起疼痛(可能与选用制备材料及注射部位、注射技巧有关)、发热及红肿等不良反应,一般情况下不良反应 24 h 缓解,72 h 后恢复正常。大多数不良反应都是自限性的,但也有一些案例表明,PRP 除有上述值得注意的不良反应外,还要特别注意应用凝血酶激活后的 PRP 可能造成的过敏现象,尤其需要注意眶周注射导致失明的个案报道(虽然无法判定直接原因是 PRP 本身还是其他)。

另外值得注意的是,部分学者研究得出 PRP 无效的结论。原因之一可能是由于 PRP 在临床应用中缺乏统一的制备方法与标准(如制备的浓度、注射的部位、注射的量、注射次数)有关,导致实验结果存在较大差异。很多研究均表明,不同的离心力、离心时间、序列、次数、温度、抗凝剂的使用及不同的激活机制,都会产生不同的血小板浓度,影响血小板的质量和活化效果,进而产生不同的临床结果。这也表明,PRP 的制备和使用最终必须走向规范化和标准化。在这方面,西班牙已经为我们做出了表率。西班牙药品和医疗器械管理局在 2015 年就起草了一份全面的报告和决议,首次将 PRP 规定为人类使用的药用产品。PRP 使用和管理的标准化及规范化不仅可以保障患者的利益,也可以使 PRP 的相关研究更加科学、规范、高效与准确。导致研究结果不一致的另一个原因可能是 PRP 中的各类成分作用各不相同,在不同的治疗时间窗可能会产生相互拮抗或相左的结果,这些问题的出现也为 PRP 今后的研究指明了方向。

将 PRP 与其他技术相结合能进一步开发 PRP 的潜力,使 PRP 的使用方式更加多样化,如结合冲击波、电磁刺激等,产生的效果也会更加显著。通过深入研究 PRP 的作用机制,根据各领域的需求研发定制个性化 PRP 及发展不同亚型的 PRP 将是另一个有价值的方向。

总而言之,PRP 虽然具有悠久的研究历史,但是时至今日,它的潜力仍然没有被完全开发出来。随着 PRP 新的治疗方法和作用机制不断被发现,PRP 应用的最佳浓度、最佳时机和最佳生理环境也在逐步得到明确。随着辅助技术和设备的发展以及 PRP 制备和应用的规范化,PRP 的制备将更加简单高效,使用将更具靶向性和针对性。

在再生医学的三大支柱中(组织工程、干细胞和活性因子),浓缩血小板不仅具有单独及协同形成生物支架的功能,又含有 CD34+细胞(种子细胞)及诱导干细胞聚集、分化的作用,同时还是多种生长因子/细胞因子的储存库。PRP 作为其中的代表形式,必将在再生医学领域发挥举足轻重和不可替代的作用。其在整形美容领域的应用将与其他专科,如眼科、口腔颌面外科、骨科、妇产科、泌尿外科、神经外科和矫形外科相辅相成、相互促进。

第二节　生物学特性及作用机制

一、生物学特性

PRP 是自体血液中血小板的浓缩物,血小板的浓度较血浆中血小板出高 3～5 倍,其中含有多种类型的生物活性蛋白、细胞因子及抗炎介质,包括血小板衍生生长因子、血管内皮生长因子、转化生长因子、表皮生长因子、碱性成纤维细胞生长因子以及胰岛素样生长因子等。其被激活后可以增强成骨细胞的代谢活性,减少细胞的凋亡,同时还可以增加前胶原基因和胶原衍生生长因子的表达,增加新组织的拉伸强度,在愈合过程中起着至关重要的作用。血管内皮生长因子可以诱导新生血管的形成,增加新形成组织的血流量,丰富循环,促进软骨细胞的再生和代谢;血小板衍生生长因子可以作为细胞信使和调节因子,通过调节细胞间和细胞与细胞外基质(ECM)之间的相互作用,改变微环境,促进蛋白聚糖等物质的分泌,抑制软骨细胞分解,促进软骨细胞增殖,修复软骨组织;转化生长因子不仅可以调节细胞生长分化,而且对间充质干细胞和成纤维细胞具有刺激作用,发挥抗炎作用,在关节软骨生长发育以及损伤的修复起着重要作用。有研究表明,PRP 对于软骨细胞增殖以及炎症和细胞分化特性具有较强的正向促进作用。此外 PRP 中还含有中性粒细胞、单核细胞以及淋巴细胞等,其活化后可以释放大量生长因子,以促进组织和细胞修复。

二、作用机制

PRP 的机制尚不完全清楚。然而目前普遍认为,血小板可以释放信号蛋白,包括多种生长因子、趋化因子和细胞因子,从而促进细胞增殖和分化。目前,已知血小板的 α 颗粒中含有 20 多种生长因子,这些生长因子在激活后得到释放,以便将信号分子传递到周围组织。表 1-1 列出了重要的生长因子,如血小板衍生生长因子(PDGF)、转化生长因子(TGF)、表皮生长因子(EGFA)、血管内皮生长因子(VEGF)及胰岛素样生长因子(IGF)等。

PRP 中的血小板在激活后 1 h 内分泌大部分生长因子,剩余因子释放时间长达 7 d。PRP 取得疗效可能的机制已经在其他医学领域得到了很好的阐述,如骨科、外科、牙科和创面愈合领域。PRP 能够增加细胞因子的释放,这些细胞因子随后与细胞跨膜受体表面结合,诱发细胞内信号转导。这一行为实现了微观层面的变化,包括血管生成、胶原合成、细胞外基质的产生和细胞凋亡的减少,模拟了皮肤再生的过程。

表 1-1　PRP 中各成分特征及主要功能

生长因子及其他主要成分	特征和作用
血小板衍生生长因子(PDGF)	有 5 种亚型,是最重要和最有效的促进创面愈合物质 由血小板 α 颗粒释放促细胞增生分裂及血管化 趋化炎症细胞 调节胶原酶分泌和胶原合成
转化生长因子-β(TGF-β)	分为 3 种亚型:TGF-β_1、TGF-β_2 即和 TGF-β_3 刺激未分化间充质细胞增殖 调节内皮细胞、成纤维细胞和成骨细胞有丝分裂 调节其他生长因子的促有丝分裂效应 刺激内皮细胞趋化和血管生成 抑制巨噬细胞和淋巴细胞增殖 调节胶原蛋白合成和胶原酶分泌
表皮生长因子(EGFA)	广泛存在于人体多种组织中,由 53 个氨基酸残基构成 促进肉芽组织形成和血管生成 促进上皮细胞和间充质细胞增生分裂 调节胶原蛋白合成和胶原酶分泌
成纤维细胞生长因子(FGF)	促内皮及单核细胞迁移、增生 促血管化 刺激软骨细胞、成骨细胞和间充质细胞分裂增生
血管内皮生长因子(VEGF)	内皮细胞特异性有丝分裂原 促内皮及单核细胞迁移、增生 促血管化 增加血管通透性
胰岛素样生长因子(IGF)	由成纤维细胞分泌,对自身产生自分泌作用 促血管化 趋化成纤维细胞 刺激蛋白质合成 促进骨骼形成
肝细胞生长因子(HGF)	已知生物活性最广泛的生长因子 刺激上皮细胞有丝分裂 促进新生肉芽组织形成 参与创面上皮化

续表1-1

生长因子及其他主要成分	特征和作用
血小板因子4(PF4)	促进血凝块形成 具有较强的抗肝素作用 成纤维细胞和中性粒细胞趋化因子
纤维蛋白(fibrin)	收缩创面和加速凝血 为细胞再生和组织修复提供支架 协助细胞迁移
白细胞(WBC)	抗菌消炎 免疫保护
抑菌肽、免疫球蛋白(IG)	抑制病原体 激活免疫细胞

下面主要介绍几种物质的作用机制。

1. 血小板衍生生长因子 由两种不同类型的多肽链以二聚体形式构成。这两种多肽链有56%的序列是同源的,并分别被位于第22号和第7号染色体的pdgf-A和pdgf-B基因所编码。根据单体的构成成分,PDGF有两种同型二聚体PDGF-AA、PDGF-BB和一种异型二聚体PDGF-AB。PDGF-AA是正常人骨组织中的自分泌性因子,用以调节正常的生理代谢;而PDGF-BB则是其旁分泌因子,在病理情况下发挥重要作用,如在骨折后的骨痂中强烈表达。细胞对PDGF的反应由细胞表面相应受体介导。PDGF的受体分为αα、ββ和αβ三种类型。PDGF-AA仅与αα型受体结合,PDGF-AB与αα或αβ型受体结合,而PDGF-BB能够与所有类型的受体结合,且结合力相同。

(1)对成骨细胞和骨生成的影响:PDGF既可刺激骨间质细胞增殖、趋化,对基膜的钙沉积产生作用,亦可刺激软骨细胞增殖、分化,还可诱导成骨细胞增殖;其中PDGF-BB的作用最强,PDGF-AA的作用最弱,PDGF-AB的作用强度介于两者之间。有学者认为,PDGF-BB的作用之所以最强,与成骨细胞PDGF-β型受体的强烈表达有关,然而成骨细胞表面通常主要表达PDGF-α型受体。这表明PDGF-AA和PDGF-BB在对骨细胞作用方面必然存在着差异。

从骨组织培养得来的成骨细胞进行克隆,并用PDGF-AA或PDGF-BB对其进行刺激。有的克隆细胞对所有刺激均产生反应,而且刺激量越大,细胞增殖越活跃;有的克隆细胞只对PDGF-BB的刺激产生非常活跃的分裂增殖,而对PDGF-AA的刺激不产生反应,也检测不到PDGF-α受体RNA的转录。这表明在成骨细胞中还存在着不同的细胞亚型,它们对PDGF的反应存在着差异。

长期作用于体外培养的成骨细胞,细胞组蛋白表达增强,细胞增殖活跃,而细胞碱性磷酸酶活性降低,细胞的分化活动被抑制,成骨细胞不能够形成成骨结节。成骨细胞表面PDGF受体的表达高峰在成骨细胞和基膜成熟期间。处于成熟期的成骨细胞对PDGF的刺激不敏感,合成 DNA 的能力下降。

对骨系列细胞的作用主要是增强细胞的复制能力,而非增强细胞的分化能力。不同亚型的 PDGF 增强成骨细胞复制的能力不相同,而 PDGF-BB 促进细胞复制的能力远大于 PDGF-AA。PDGF 的这种作用似乎与 PDGF 抑制骨基质形成有关。

(2)破骨细胞和骨吸收的影响:PDGF 可直接作用于破骨细胞,促进骨吸收进行。其中,PDGF-AB 的促骨吸收作用程度稍强于 PDGF-BB。PDGF-BB 通过激活蛋白-1 和激活转录因子-2 的途径来刺激 IL-6 在成骨细胞内合成,而 IL-6 不断刺激破骨细胞形成来促进骨吸收。PDGF 刺激骨胶原纤维的降解,但对骨基质重新排列的速率没有影响。起初 PDGF-BB 可以提高骨间质胶原酶 mRNA 的表达,一段时间后胶原酶 mRNA 的表达降低。此外,PDGF-BB 一过性提高免疫源性胶原酶的活性,对间质胶原酶转录水平的影响呈剂量依赖性。这种作用有赖于从头蛋白的合成与蛋白激酶 C 的活化。

(3)趋化作用:有研究认为,PDGF 对成骨细胞没有趋化作用。但也有研究表明,PDGF-AA 和 PDGF-BB 对成骨细胞具有趋化作用,并刺激胸腺嘧啶脱氧核苷的结合,而且两者之间没有明显区别。在 IL-1 参与下,PDGF 对成骨细胞的趋化作用和促进细胞有丝分裂的作用得到加强。单独使用 IL-1 并不能引起成骨细胞产生趋化运动,IL-1 的这种促进 PDGF 对成骨细胞的趋化作用是通过 PDGF-α 受体来完成的。

(4)其他细胞因子的相互调节:超声可刺激 PDGF-AB 的产生,特别是在有维生素 D_3 存在的情况下。将成骨细胞和血管内皮细胞混合培养,再用超声刺激细胞,PDGF-AB 表达增强。组织切片显示,成骨细胞位于血管内皮细胞周围,说明在骨生成过程中血管内皮细胞同成骨细胞之间存在协同作用。

骨组织内胰岛素样生长因子(IGF)主要为 IGF-Ⅱ,具有中等强度的刺激成骨细胞进行有丝分裂的作用,并可促进 Ⅰ 型胶原纤维的合成、抑制胶原酶对胶原纤维的降解。PDGF-BB 可通过抑制 IGF-Ⅱ 基因 $p3$ 的部分转录,进而抑制 IGF-Ⅱ 的合成。

许多研究认为,成骨细胞在没有外来刺激时只表达 $pdgf$-A 基因,而不表达 $pdgf$-B 基因;但是也有研究表明,成骨细胞在没有外来刺激时也表达 $pdgf$-B 基因。没有显示 $pdgf$-B 基因表达的研究,可能与动物种属和检测手段有关。TGF-β_1 可以提高 $pdgf$-B 基因的转录水平,而且随时间延长和 TGF-β_1 剂量的提高,$pdgf$-B 基因的表达增强。PDGF-BB、bFGF 和 IGF-Ⅰ 均可以明显提高成骨细胞的增殖,但对 $pdgf$-B 基因的表达没有影响。

2. 转化生长因子 TGF-β 既参与了破骨过程,也促进骨的再生。TGF-β_1 既抑制成骨细胞 AKP 的活性、抑制骨结节的形成,同时又促进成骨细胞与基膜的结合,抑制间质细胞向肌纤维和脂肪细胞转化,刺激成骨细胞增殖。TGF-β_1 的作用似乎更多地与细胞功能的调节有关,在骨折的早期动员更多的成骨细胞参与骨生成,抑制骨折间隙的过早钙化,以利于细胞的趋化运动。而对骨生成后期骨基质的形成与钙化,TGF-β_1 似乎影响不大。

3. 骨形态发生蛋白-2 人重组骨形态发生蛋白(thBMP)-2 可以刺激人成骨细胞 AKP 的活性,诱导与甲状旁腺激素(PTH)有关的环磷酸腺苷(cAMP)的产生。在没有

thBMP-2 时,骨形成不明显;在加入 thBMP-2 时,有较明显的骨生成。BMP-2 可刺激 ST-2 间质细胞转化为成骨细胞,而泼尼松抑制 ST-2 间质细胞 AKP mRNA 的表达,同时促使 ST-2 间质细胞向脂肪细胞转化。

4. 骨钙素 骨钙素(OCN)的主要作用是促进骨基质的钙化。牵张成骨过程 OCN 的表达水平明显升高,与骨牵张过程形成了较多的骨基质需要钙化相关。BMP-2 刺激成骨细胞合成 OCN,TGF-β 则抑制成骨细胞合成 OCN。

5. 促炎因子 许多炎症因子,如白细胞介素-1β、白细胞介素-6、肿瘤坏死因子-α 等,在受伤数小时至数日都参与了骨缺损部位的炎症反应,它们和骨组织的愈合过程紧密相连。

(1)白细胞介素-1β:主要由巨噬细胞、中性粒细胞等分泌,是炎症反应主要的调控因子之一。在小鼠骨折模型中,白细胞介素-1β 的分泌已被证实在 24 h 内达到高峰,它一方面促进血管和软骨组织的再生,另一方面还能触发级联反应,刺激下游的白细胞介素-6 等其他炎症因子的大量生成,抑制新骨形成。另有研究表明,白细胞介素-1β 在高质量浓度(500 ng/L)时明显促进形成直径更小、密度更大、孔隙度更低的纤维凝块,该致密的凝块对骨缺损的愈合可能产生较大影响。白细胞介素-1β 还能刺激滑膜细胞和软骨细胞合成过量金属蛋白酶,破坏软骨基质。有研究显示富血小板血浆能够抑制白细胞介素-1β 诱导的软骨细胞凋亡,并促进胞外基质的合成代谢,表明富血小板血浆可能保护软骨细胞免于凋亡,可能成为治疗关节炎的潜在治疗策略。

(2)白细胞介素-6:由多种细胞如巨噬细胞、内皮细胞、T/B 细胞等分泌,具有多种生物学功能,在机体内复杂的细胞因子调控网络中起着关键的作用,包括激活淋巴细胞(B/T 细胞)、合成分泌急性期 XI 蛋白,介导炎症反应细胞信号通路等。研究表明,将白细胞介素-6 直接添加 50 μg/L RANKL 诱导 RAW264.7 细胞分化的破骨细胞中,能够抑制成熟的破骨细胞分化,明显降低了骨溶解作用,当白细胞介素-6 联合骨保护素治疗时,能更有效地治疗骨质疏松症。此外,在小鼠模型中,白细胞介素-6 的血清水平在骨折后是增高的,通过使用受体抗体 MR16-1 来阻断白细胞介素-6 受体后,成骨细胞特异性基因 mRNA 表达上调,说明白细胞介素-6 对骨愈合作用的影响可能与调控成骨细胞特异性基因的表达相关。白细胞介素-6 对成骨和破骨细胞有独特的双重调节作用。

(3)肿瘤坏死因子-α:是由巨噬细胞、单核细胞等多种细胞分泌,在骨组织受损后短时间内高水平表达,通过趋化作用招募中性粒细胞和周围的细胞,并通过刺激趋化因子配体-2(CCL-2)产生促进单核细胞的招募,从而影响骨再生,以及刺激成纤维细胞生长和塑形的作用。当骨折发生后,随着体内肿瘤坏死因子-α 分泌增加,成骨细胞的存活率降低。此外,研究发现骨折后局部释放的高浓度肿瘤坏死因子-α 会抑制骨愈合,但是低剂量的肿瘤坏死因子-α 会通过上调固有免疫应答加强正常的和骨质疏松性骨愈合。

6. 抗炎症细胞因子 富血小板血浆在人骨关节炎的软骨和滑膜共培养系统中发挥了显著的抗炎作用,明显降低了组织中炎症标志物如 ADAMTS-5、组织基质金属蛋白酶抑制剂-1 的表达,可能与抗炎症因子白细胞介素-4、转化生长因子-β₁、白细胞介素-

1Ra 和白细胞介素-10 的释放相关,这 4 种抗炎症细胞因子均具有促进成骨细胞形成,促进骨愈合的效用。

(1)白细胞介素-4:主要由活化的 Th2 细胞、肥大细胞产生,研究认为白细胞介素-4能阻滞抗体依赖的细胞毒作用,负调控干扰素-γ(INF-γ)的产生。鼠模型研究表明,体内骨量变化与白细胞介素-4 的表达显著相关。此外,白细胞介素-4 还能增加 B 细胞和 T 细胞之间的相互作用,从而促进体液免疫,以减轻炎症反应的不良反应。白细胞介素-4作为重要的 Th2 型细胞因子,可以抑制 RANKL 信号,导致破骨细胞生成,影响骨再生过程。

(2)转化生长因子-β_1:是一种多功能蛋白质,具有调控多种细胞的生长、分化、凋亡及免疫调节等功能。体外研究表明,转化生长因子-β_1 预处理可通过增加黏附力、牵引力和迁移来加快伤口的闭合。在兔胫骨骨折模型中,连续应用剂量为 1 μg/d 和 10 μg/d 的转化生长因子-β 达 6 周,显示其增加了最大弯曲强度和结痂形成,表明局部应用外源性转化生长因子-β 有助于骨折愈合。

(3)白细胞介素-1Ra:是抑制白细胞介素-1 的活性物质,与白细胞介素-1 受体结合后,本身无激动作用,可消除或减轻白细胞介素-1 的生物学效应,从而影响机体的病理生理过程。早期分化的巨噬细胞中释放较多的白细胞介素-1Ra,而在晚期分化的巨噬细胞中释放较少,释放量少时可能与骨折延迟愈合相关。

(4)白细胞介素-10:是重要的抗炎性细胞因子,由 NK 细胞、T/B 细胞等分泌,可抑制 Th1 细胞产生 INF-γ、肿瘤坏死因子-α,可能参与类风湿关节炎疾病的活动。白细胞介素-10 还可以调控骨骼的吸收,敲除小鼠显示出骨质疏松,脆弱的骨骼机械性,以及骨形成的缺陷。

7. 生长因子释放、黏附和成骨作用　富血小板血浆对骨骼的愈合有良好的效果,可能归因于其所释放的生长因子的调节。$CaCl_2$ 和凝血酶是制备富血小板血浆常用激活剂,富血小板血浆被激活后血小板中的 α 颗粒可通过胞吐作用释放多种生长因子,如血管内皮生长因子、血小板衍生生长因子、转化生长因子-β、胰岛素样生长因子、表皮生长因子等,其中血小板衍生生长因子和转化生长因子-β 比例较大,这些因子都是已知的有利于成骨作用的。

(1)血管内皮生长因子:在血管生成和骨生成中发挥重要作用,可通过调控血管内皮细胞的迁移、增殖和分化,从而支持、协调血管等结构的早期形成,是最有效地促血管生长因子,血管生成可能是富血小板血浆加速伤口愈合的途径。此外,可刺激成骨细胞分化,是骨修复过程中关键的生长因子。

(2)血小板衍生生长因子:可由血小板、巨噬细胞、单核细胞、骨基质产生,包括 3 种形式:血小板衍生生长因子 AA、血小板衍生生长因子 AB、血小板衍生生长因子 BB。研究显示富血小板血浆通过 ERK1/2、PI3K/Akt 和 JNK 信号通路促进人脂肪干细胞的增殖,而血小板衍生生长因子 BB 在其中起着重要作用。血小板衍生生长因子是一种重要的促有丝分裂因子,具有刺激特定细胞群分裂增殖的能力,可作为激动因子刺激成骨细胞的趋化,促进骨再生作用,能调控干细胞迁移和增殖,在瘢痕形成、组织重塑过程中发挥重要作用。血小板衍生生长因子也可诱导间充质干细胞增殖并抑制白细胞介素-1β诱导的软骨细胞凋亡和炎症。

(3)转化生长因子-β:来源于血小板、胞外骨基质、软骨基质等,有转化生长因子-β_1、转化生长因子-β_2、转化生长因子-β_3三种类型。转化生长因子-β是重要的转化因子,与 Ras/mitog 活化蛋白激酶(MAPK)、细胞外信号调节蛋白激酶和 Rho/Rho 关联的螺旋激酶途径相互作用,通过结合受体1和受体2,不仅可触发细胞内信号通路调节靶细胞反应,从而细胞外基质合成,影响瘢痕形成。而且可诱导成纤维细胞和成骨细胞趋化和有丝分裂,调节细胞生长和成骨细胞增殖,诱导骨基质沉积,以及促进胶原蛋白合成,刺激成纤维细胞、成骨细胞合成和释放Ⅰ型胶原蛋白及纤维粘连蛋白,使胞外基质进行重塑,从而促进骨愈合。转化生长因子-β的减少可能与骨延迟愈合或骨不连相关。

(4)胰岛素样生长因子:可由血小板、骨基质等产生,分为胰岛素样生长因子-Ⅰ和胰岛素样生长因子-Ⅱ。胰岛素样生长因子是影响细胞生长代谢的关键因子,在骨折愈合中是重要的局部调控者,尤其胰岛素样生长因子-Ⅰ,它的缺陷可能导致老年群体骨折延迟愈合或骨不愈合的风险增加;参与间充质细胞、骨膜细胞、成骨细胞、破骨细胞、软骨细胞的增殖和分化,调控骨基质形成;刺激成骨细胞和软骨细胞分泌血管内皮生长因子促进血管生成。

第三节 制备原理及方法概要

一、浓缩血小板治疗技术

浓缩血小板治疗技术是一种生物治疗方法,其有多种应用形式,包括 PRP、PRF、CGF等。PRP 的应用十分广泛,但缺乏对其的准确定义。多数文献将 PRP 定义为全血经过离心后得到的富含高浓度血小板的血浆,可以使用自体血制备,也可以使用异体血制备,对于包含的白细胞、红细胞及纤维蛋白原等浓度无具体要求。这一定义显然不能满足实验及临床的需要。PRP 包含的多种功能成分都会影响 PRP 的功效。成分的复杂性对 PRP的定义、分类造成了极大的难度,需要综合各种成分、根据不同治疗目的来制备 PRP。

PRP 中的血小板浓度尚无统一标准,一般认为 PRP 中的血小板浓度是全血血小板浓度的 2~10 倍。合格 PRP 中血小板最低浓度是 1×10^{13}/L 这一观点得到了多数学者的认同。PRP 中的血小板浓度是第一重要的指标,在血小板浓度相同的情况下,血小板质量可能不同,因为血小板内部结构的 α 颗粒、致密颗粒、溶酶体可能会不同,从而导致释放活性物质的浓度不一致。

PRP 在骨科、运动医学科、口腔科、耳鼻喉科、神经外科、眼科、泌尿外科、整形美容科、烧伤科、心胸外科和颌面外科等领域得到了广泛应用。但目前有关 PRP 的定义、制备和使用并没有统一的指南,容易造成混乱。以 PRP 制备方法为例,目前文献报道至少有几十种制备方法,每种方法所得到的 PRP 产物成分都不尽相同,尚无广泛认可的分类方法来区分这些 PRP,故给临床应用带来了困惑。

二、分类

根据所用的 PRP 制备技术、产生的 PRP 中不同成分含量等,PRP 有很多分类系统,比如 Dohan Ehrenfest、Mishra、PAW、PLRA、DEPA、MARSPILL、血小板生理学小组委员会分类、PRP 分类和编码系统等分类系统。这些分类系统在一定程度上解决了不同数据之间无法比较的问题,有利于临床根据不同使用目的及情况,确定更适合的 PRP,提供更好的治疗方案。目前临床上常用的分类方法主要是根据白细胞含量及 PRP 应用形式进行分类。

1. 根据白细胞含量不同分类　白细胞与血小板的沉降系数很相近,含量都相对较少,采用密度梯度离心法很难将两者完全分开。根据所含白细胞浓度的不同,PRP 可分为含高浓度白细胞的富白细胞富血小板血浆(L-PRP)以及不含或仅含低浓度白细胞的贫白细胞富血小板血浆(P-PRP)。L-PRP 比 P-PRP 具有更高的血小板浓度和白细胞浓度、释放更高浓度的生长因子。L-PRP 抗炎作用强,能更持久地释放生长因子、纤维胶原等,更适合被应用于创伤组织的修复,但白细胞释放炎症因子引发局部的免疫反应可能抑制组织修复、降低 PRP 临床疗效、增加注射部位疼痛等。P-PRP 在骨关节炎治疗及各类手术中效果较好,近年来获得了越来越广泛的关注。部分学者持不同意见,认为 L-PRP 比 P-PRP 对骨性关节炎远期治疗效果无明显区别,可能与观察方法和实验数据有关,需进一步做基础研究,明确治疗效果。

2. 根据应用形式分类

(1)激活型(外源性激活):PRP 萃取液指血小板被激活后,释放的生长因子与血浆及血浆中原有的活性蛋白成分一起形成的混合液。PRP 凝胶指血小板被激活后释放生长因子的同时,其纤维蛋白原转变为纤维蛋白,并连接成网,所形成的乳白色胶状物,具有一定强度和黏附性。

(2)未激活型(内源性激活):人体内有足够量的内源性凝血酶原激酶、胶原蛋白等,一旦未激活型 PRP 注射入人体,就会被体内凝血酶、胶原蛋白等激活,缓慢释放生长因子。

三、制备原理

制备原理是根据全血中各种成分的沉降系数不同,利用离心的方法将血小板提取出来。血液在离心过程中,由于红细胞沉降速度最快,离心后沉入试管底部;白细胞和血小板沉降速度相似,但慢于红细胞,故沉积在中层;最上层为水、电解质、血浆蛋白(清蛋白、球蛋白和纤维蛋白原)等组成的上清液。因此,去除红细胞和部分上清液,剩下的即为 PRP。

四、制备方法

制备方法有血浆分离置换法和密度梯度离心法,目前多使用密度梯度离心法制备。所谓密度梯度离心是指在离心过程中,根据血细胞及成分的比重差异,经 $2 \sim 3$ 次不同转速、不同时间的离心分离出浓缩血小板(也有文献报道两次离心时设定的转速或时间相同)。密度梯度离心法又可分为一次离心、二次离心、三次离心等方法,其中二次离心法最常用。第一次离心目的是分离丢弃红细胞,第二次离心则着重获得浓缩血小板。血浆分离置换法是利用医用血成分分离设备将全血分离制备成血浆、血细胞和浓缩血小板等成分,此法主要用于血库血小板的采集及临床成分血制备。如果处理的血液量较少,则产生的白膜层不甚明显。因此,如何精确提取白膜层以控制白细胞含量是一个技术性难题。

虽然制备 PRP 的方法描述千差万别,但制备 PRP 的原理是相同的,制备 PRP 的步骤也是相近的。①首先使用含有抗凝剂的试管抽取患者血液,以恒定转速进行第一次离心,将红细胞与其他血液成分分离。②第一次离心后,全血分成 3 层:上层主要包含血浆和血小板;中间薄层称为白膜层,富含白细胞、血小板;下层主要由红细胞组成。这里使用"层"只是习惯用法,准确而言应该用"段"比较合适。当需要制备贫白细胞富血小板血浆(P-PRP)时,将上部和白膜层浅层转移到另一个无菌离心管中;当需要制备富白细胞富血小板血浆(L-PRP)时,则需转移整个白膜层和少量红细胞至另一离心管中。③第二次离心过程中,离心力应该要足够有利于在离心管底部形成血小板沉淀。④二次离心后,取出上层部分 PPP,将血小板沉淀与剩余血浆混匀即得到 PRP。

就理论上分析,第一次离心宜采用相对较低转速、稍短时间离心,这样比重较大的红细胞容易与血液中的其他成分分开,缓慢沉入管底,而如果长时间快速离心,血小板、白细胞与红细胞极易被一并甩入管底,导致成分难以分层沉积。第二次离心宜采用相对较高转速、稍长时间离心,第一次离心后已将大部分红细胞丢弃,此时取出的离心物中比重最大的是血小板及白细胞等成分,采用这一离心原则有利于血小板快速与血浆蛋白及水分分开,而较长时间的离心则能保证达到浓缩更多血小板的目的,但需要注意离心转速不可太高,以防血小板破损及过早激活。

当然,这只是从理论上的分析,临床制备时,具体的转速与时间设定还是需要制备者的探索及对血小板浓缩质量的评价。评价指标主要包括:①血小板浓度(PC);②血小板富集系数(PEF),即 PRP 血小板浓度/静脉血血小板浓度;③血小板回收率(PRR),即 PRP 中血小板浓度×PRP 体积/(全血中血小板浓度×抽取的全血体积)×100%;④血小板活化率(PV)。

有多种因素可影响 PRP 血小板浓度梯度,包括血小板大小、个体之间的生物学差异、血细胞比容(HCT)变异性等。但影响血小板浓度的最关键因素是第二次离心之后的操作,因为一些红细胞不可避免会混入血小板沉淀中,这些红细胞表面会吸附血小板和白细胞,影响血小板的质量。短时间的手动混合不足以完全重悬血小板,大约有 20% 的血小板仍然被吸附在红细胞颗粒中,所以充分重悬血小板至关重要。

早期的 PRP 是用细胞分离仪制取的,需要抽血 400 ~ 450 mL,分离提取出富血小板层后,其余成分再回输体内。这种设备体积较大,抽血量多,对环境和技术要求过高,费用也比较昂贵,必须在对患者进行生命体征的监控下由麻醉医师来制作。这些都不利于 PRP 的应用和推广。随后,专门制作 PRP 的设备迅速发展。使得 PRP 的制作简便、安全和快捷,大大推动了 PRP 的临床应用。一般需抽血 30 ~ 60 mL 即可,全部制作时间在 30 ~ 60 min。由于设备体积小、操作简单,门诊诊室即可制作应用。PRP 制作方法主要有如下 3 类。

1. 细胞分离技术/血浆分离法　为最早期的制作方法。

缺点:所需要的血浆分离器庞大,价格昂贵;抽血量大(450 mL);操作条件要求高。

优点:剩余成分回输人体,整个过程需要患者在心电监护下才能进行。上述条件要求限制了 PRP 的临床应用和推广。

2. 一次离心技术　又分为加抗凝剂和不加抗凝剂两种。

(1)加抗凝剂:进行一次离心,血液分 3 层,上层是上清液,下层是红细胞,两层交界处可见一很薄的浅黄色层,即 PRP 层。用塑料吸管口接触液面,小心吸取上清液至交界面上 3 mm,弃掉,吸取剩下的上清液至红细胞层下 2 ~ 3 mm,转移到另一管中即为 PRP。制备 PRP 浓度受人员操作影响较大,制备浓度不稳定。

(2)不加抗凝剂:血液在离心过程中凝固,根据血液中各成分的沉降速度不同,PRF 上端为血清,下端为红细胞,分别剪去上端的血清和下端的红细胞,中间即为 PRF。

缺点:血小板回收率低,浓度低,不能制作出有效的 PRP。第一次离心之后,仍有相当数量的血小板在上清液里。因此,一次离心技术丢弃了大部分的上清液,造成血小板回收率低。

3. 二次离心技术　将血液抽取后分二次离心来制作 PRP,是目前主流的制作方法。

优点:血小板回收率高,比较容易获得有效的 PRP。

缺点:二次离心技术的离心时间和离心力千差万别,存在争议。根据实验数据测定,推荐第一次离心力低于第二次离心力,离心力与时间可以根据血液离心后血清分离界面进行调整。

附:二次离心法制作简要流程

1. 物品准备　碘伏、棉签、采血针、压脉带、电子秤(配平用)、手套、采集容器(离心管)、枸橼酸钠等。

2. 采集　容器中抽取适量枸橼酸钠,并摇匀(枸橼酸钠∶采血量 =1∶9)。

3. 在患者肘关节上方扎止血带　肘静脉常规用碘伏消毒,抽取适量血液后颠倒几次,使血液与抗凝剂混合均匀(枸橼酸钠∶采血量 =1∶9)。

4. 如离心机需配平　①用电子秤将相同的采集容器加水与血液重量相同;②简易常规方法为血液量∶水 =1∶1.1。

5. 两次离心方法　第一次离心,全血低速离心(200 ~ 600 g),时间 8 ~ 10 min;抽取血清至交界面下 1~3 mm,转移至另一个采集容器中,再次配平后行第二次离心,为高速离心(700~2 300 g),时间 10 min。第二次离心后取出上层贫血小板血浆(PPP),剩余血清摇匀,即为富血小板血浆(PRP),如彩图 1 所示。取 0.5 mL PRP 常规行检测,确定血小板浓度。

6.活化 加入血小板活化剂,促使血小板聚集,于是 PRP 形成 PG。血小板活化剂的选择会影响生长因子释放的水平。但目前对于 PRP 使用前应用何种活化剂激活血小板没有统一的认识。目前普遍使用的活化剂为牛凝血酶和氯化钙:牛凝血酶和 10% 氯化钙(100 mg/mL)按比例与 PRP 溶液混合用于制备 PRP 凝胶。研究发现,凝血酶对 PRP 的激活属于快速激活,纤维蛋白形成的网格结构密集、均匀,凝胶回缩快,血小板 α 颗粒结构在凝血酶应用 1 h 后破坏完全;而钙离子制剂对 PRP 的激活属于缓慢激活,纤维蛋白形成的网格结构较疏松,凝胶回缩慢,在钙离子制剂应用 1 h 后仍有血小板 α 颗粒结构未被破坏。因此两类活化剂可影响 PRP 的结构及生长因子释放速度,牛凝血酶禁用于人体注射,临床应用中可根据需要做适当调整。

7.注意事项 PRP 最终要回输到人体,所以制作 PRP 的全过程需严格无菌操作。

五、质量评价标准

1.血小板计数 包括全血血小板计数及 PRP 中血小板计数。PRP 中血小板计数与全血血小板计数呈正相关趋势。因此,在相同离心力、离心时间和相同最终 PRP 体积的情况下,全血血小板计数高的患者,PRP 血小板浓度亦高。

【注意事项】PRP 中血小板浓度高,而全自动血小板分析仪允许的血小板计数有一个最大值,超过此浓度后,计算结果不能测出,所以 PRP 在制作完成后,用抗凝剂 ACD-A 以 1:1 稀释后测定。PRP 中的血小板不能保持其悬浮状态,数秒后就开始有沉淀,刚制备好就立即计数的 PRP 样品的平均血小板计数低于在振荡器上重新悬浮的样品的平均血小板计数。因此,PRP 在血小板计数前应在振荡器上振荡不少于 5 min 才能得到较准确的血小板计数。

2.血小板回收率 (PRP 中血小板总数/全血中血小板总数)×100%。

3.血小板浓度 (PRP 中血小板总数/PRP 体积)×100%。

4.血小板活化率 检测血小板活性。CD62P 属于选择素家族的成员之一,又称 P-选择素,α 颗粒膜蛋白质-140(GMP-140),位于静止血小板 α 颗粒膜上和内皮细胞的 Weibel-Palade 小体中,当血小板活化时,血小板内的 α 颗粒膜与开放管道系统融合,α 颗粒内的 CD62P 随之出现于血小板膜表面,而静止状态的血小板表面是没有 CD62P 表达的。所以用流式细胞仪测定 CD62P 的表达率来检测血小板活化率。可用以检测不同方法制作 PRP 过程中对血小板的破坏情况,观察血小板质量。

六、制作的影响因素

1. 离心方法　PRP 的制作方法还没有统一的标准。在离心过程中,离心力、离心时间和离心次数这 3 个要素都起着重要作用。不同的离心力、离心时间或者离心次数制作出来的 PRP,其血小板浓度、活性和回收率都有显著的差异。另外,离心管的材质、长度和直径,离心机旋转半径,以及离心方式不同,制作的 PRP 浓度也不尽相同。

血小板在体外很脆弱,容易激活。离心力>200 g,血小板会出现聚集现象。采用二次离心技术制备 PRP,第一次离心力应较低,以减少上层的血小板沉积到红细胞层,第二次离心应适当提高离心力,以促进上清液中的血小板沉积,提高血小板回收率。原因在于离心时,红细胞和离心管下方的血小板较快沉积,上方的血小板由于沉降速度慢,将沉淀在红细胞层表面或进入红细胞间隙。最上方的血小板将沉积在前面形成的血小板层上。第一次离心力越大,沉积在红细胞层的血小板越多,随红细胞层被丢弃的血小板越多,易影响血小板回收率。同时提示我们,如果以较大离心力离心制作 PRP 可以在交界面以下取较多的红细胞层。

理想的离心应该是在一定的离心力下,能使最多的血小板沉积在红细胞层的上面。这样,在二次离心后就能得到体积最小、血小板浓度最高的 PRP。而不同类型的离心机(固定角式、悬摆式、垂直式、连续流动式)血液有形成分的沉降原理不一样,以及不同直径与长度的离心管在相同离心力下对应的离心时间是不一样的。因此,最佳的离心方式需要综合多种因素考虑,有待进一步研究完善。在其他条件一致的情况下,离心力过大、时间过长,以及离心次数过多会导致血小板活化率的升高。

2. 药物　很多药物会对血小板的数量和(或)功能产生影响。①解热镇痛药:安替比林、保泰松、阿司匹林、水杨酸钠、吲哚美辛(消炎痛)等。②金鸡纳生物碱:奎宁、奎尼丁。③镇静、催眠、抗惊厥药:苯妥英钠、苯巴比妥、安宁。④抗生素:头孢菌素、新生霉素、青霉素、链霉素、磺胺、利福平、红霉素。⑤磺胺衍生物:乙酰唑胺、氯磺丙脲、氯苯甲噻二嗪、甲磺丁脲。⑥其他:氯喹、地高辛、金盐、异烟肼、甲基多巴、百日咳菌苗、破伤风类毒素、氯噻嗪等。

3. 生理性波动　在体内,血小板本身存在生理性波动。有文献报道,不同年龄、季节,一天中不同时间段的血小板浓度呈规律性变化。另外,不同部位(静脉、末梢)、不同体位(卧位、坐位、立位)或运动前后、妇女月经前后及产前产后,均会对血小板计数产生影响。

4. 其他　在体外,血小板容易在外源性刺激后被破坏或激活,如抽血时间过长、针头过小、止血带的运用、不适当的抗凝剂和储血器、摇匀程度、放置时间等都会造成人为的血小板活化和破坏,影响计数。因此,为保证样本的质量,不扎止血带,以 18 号针头快速顺利地采血,用不易吸附血小板的塑料试管储血,用对血小板有保护性的 ACD-A 抗凝剂(酸性的柠檬酸葡萄糖)抗凝,样本在采血后 3 h 内测完,以尽量降低干扰因素的影响。

七、制备注意事项

采血过程中,收集到的血液样品应倒置 5 ~ 10 次,使抗凝剂和血液充分混合。如果未充分混合,则可能形成小的纤维蛋白凝块,导致血小板计数减少。供体 HCT(红细胞体积与血液总体积的比率)与 PRP 获得量有关,可以参考供体 HCT 的大小来预测 PRP 获得量。为了避免意外激活血小板,大多数制备方案都使用大口径采血针头。另外,过大的离心力或过长的离心时间都有可能激活血小板,但防止意外激活的最佳方案尚不清楚,只能根据经验或参考现有研究方案灵活选用。

在第一次离心后,血浆与红细胞比例 1∶1(彩图 2A),如果离心后获得血浆的比较大(彩图 2B),出现上述情况,说明第一次离心力较大,应减小离心力,即减小离心机转速,调整离心时间即可。如第一次离心后出现血浆较少,血浆中含红细胞较多(彩图 2C),则提高离心力即增加转速,调整时间。第二次离心后 PRP 必须很快与 PPP 分离,因为浓缩的血小板会随着时间推移慢慢扩散到 PPP 中,会减少 PRP 中血小板数量。为了准确测定 PRP 中血小板浓度,在第二次离心后,要充分振荡离心管,将其重新悬浮至少 5 ~ 10 min,以便在血小板计数前保持血小板均匀分布。

二次离心法在临床使用中主要存在以下缺点:①开放式的制备体系容易受到外界污染;②多个容器间的转移增加了血小板被污染和激活的概率;③制备人员的个人习惯及操作技巧会影响 PRP 中血小板的浓度;④制备的 PRP 中血小板回收率较低且各指标变异系数较大。

在基层医院为减少 PRP 制作成本,使用无菌注射器制备 PRP,使普通患者得到有效治疗,常规用注射器制备 PRP 时,容易造成污染(彩图 3),为避免出现污染情况,刘何英经改造后形成倒置方法离心(图 1-1),避免污染情况发生,并且提高了血小板回收率,使PRP 制备浓度更加稳定(彩图 4)。

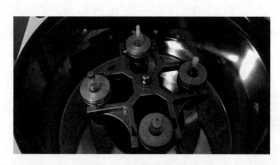

图 1-1　倒置方法离心

在制备过程中,相对离心力(RCF)和离心时间是决定提取物品质的关键。质量低劣的离心机上显示的离心力、转速数值误差较大,会直接影响所得 PRP 的质量,故选择合格的离心机非常重要。由于不同的离心机其离心半径不同,因此单纯用转速来表达离心方法是不科学的,也无法对比分析不同品牌离心机的离心效果,只有将转速换算为 RCF 才能统一标准进行对比研究。$RCF = 1.119 \times 10^{-5} \cdot RN^2$（$R$ 表示离心半径,单位 cm;N 表示离心转速,单位 r/min;RCF 单位 g）。同时,离心机要有良好的低恒温控制系统,以确保在离心过程中不会因高转速产热导致血液活性成分失效。

PRP 应用之前是否需要激活尚存在争议,一些医生会使用凝血酶或钙剂激活血小板;而另一些医生使用前不激活血小板,因为胶原蛋白是 PRP 的天然激活剂,所以在软组织中使用 PRP 时,无须进行体外激活,但注射时疼痛感可能会强烈一些。由于未激活的 PRP 保存和转运较难,因此大多数学者仍使用激活的 PRP,所用激活剂/激活方法包括凝血酶、氯化钙、葡萄糖酸钙、壳聚糖、巴曲酶、超声激活法及冷冻-融化循环技术等。激活剂可以单独使用,也可以同时使用;激活剂不同,其释放生长因子的数量和释放时间也不同。

八、程飙团队相关数据对比

1.制备系统 临床上制备 PRP 的总体过程大致相同,均是采集自体全血,通过离心的方法制备 PRP,但在实际操作中涉及的因素较多,如相对离心力(决定因素:离心半径、离心转速)、离心时间、离心管长度和直径、离心管材质、离心管形状、采血的时间段及速度、采血体位、设备稳定性、分离与提取技术水平及操作可重复性等。因此,任何一项因素的变化都有可能导致制备所得 PRP 不尽相同,甚至不能制备出符合要求的 PRP。目前制备 PRP 多采用二次离心法,但涉及人为因素较多,制备结果稳定性不强,我们通过查阅相关资料并改进提取工具,开发出一套稳定性较强、操作便捷,并能对白细胞(尤其是中性粒细胞)进行控制的制备系统。

具体如下:第一次离心参数为 350 g、10 min,把沉降系数最大的红细胞离心至管底,离心后肉眼观察能将血液分为 3 段:上段为不含红细胞的黄色液体,下段为红色的红细胞,两者之间的一小段(一层)为血小板与白细胞聚集形成的白膜层。抽走下段红细胞,留下上段及适量白膜层(若制备 P-PRP,则尽量少留白膜层;若制备 L-PRP,则尽量多留白膜层),进行第二次离心,参数为 400 g、10 min,其目的是把上段中的血小板尽可能多地收集至管底。当使用不同规格的离心机和离心管时,有必要首先制订出与之相配套的离心方法,而不是机械性采用文献中报道的转速和离心时间,这样才能制备出有效的 PRP。

2.制备步骤

(1)穿着白大褂或洗手衣,佩戴手术帽及口罩,在治疗室或手术室进行相关操作,严格执行无菌原则。

(2)预先在 50 mL 注射器内抽取 5 mL 枸橼酸钠抗凝剂。就诊者平卧于治疗床,取肘部静脉采血,上臂上压脉带或止血带,常规消毒铺巾。

(3)用直径 12 mm 采血针接 5 mL 注射器,采集 2 mL 静脉血送检验科检测血常规,再连接 50 mL 注射器采集静脉血至 50 mL,盖上封帽,轻轻摇晃均匀,使血液与枸橼酸钠充分混匀,放入离心机内,予以配平,行第一次离心。离心结束后戴无菌手套小心取出注射器,避免晃动,垂直放在无菌工作台试管固定器上,记录红细胞上端在注射器中的读数。

（4）准备好PRP提取连接器，去除注射器封帽，轻轻将注射器与连接器连接，在连接器另一侧连接50 mL空注射器，旋转连接器上的三通开关，拉动空注射器活塞抽吸走全部红细胞（按之前的读数数据进行抽吸）。旋下原注射器，盖上封帽，放入离心机内配平后行二次离心。离心结束后戴无菌手套小心取出注射器，避免晃动，垂直放在无菌工作台试管固定器上。

（5）准备好PRP提取连接器，去除注射器尾帽，轻轻将注射器与连接器连接，在连接器另一侧连接10 mL空注射器，抽取5~6 mL液体，即为PRP，并取0.5 mL送检验科做血常规检测。制备步骤如下。

1）准备好血常规管。

2）准备好含5 mL枸橼酸钠抗凝剂的50 mL注射器若干、封帽、输液贴、连接采血针的5 mL注射器。

3）就诊者平卧位，暴露采血部位。

4）上止血带。

5）常规消毒采血区域。

6）铺巾。

7）抽取静脉血待行血常规检测。

8）抽取50 mL静脉血至50 mL注射器中。

9）取下采血针。

10）注射器末端盖上封帽。

11）剪断注射器活塞柄。

12）对称放入离心机行第一次离心。

13）离心结束后轻轻取出注射器垂直放在固定器上。

14）准备好50 mL注射器、封帽及PRP提取连接器。

3. 说明　操作时，若将所有红细胞全部吸走，则第二次离心后所获得的PRP较为清亮，其中的血小板富集系数为3~5倍；清亮的PRP比较适合于美容注射治疗，能避免红细胞代谢产生的含铁血黄素沉积。

若保留少部分红细胞顶端部分，此处与白膜层融合紧密，富含大量的血小板，则第二次离心后所获得的PRP稍红，其中的血小板浓度较高，血小板富集系数达到5倍及以上；稍红的PRP适合于创面修复、骨不连治疗及运动系统慢性损伤性疾病的治疗。本团队在临床100多例的治疗中未出现不良反应，且效果良好。

通过反复实验检测，我们发现对白膜层（主要成分为血小板和白细胞）的吸取量直接关系到所获得的PRP中白细胞尤其是中性粒细胞的浓度。这一制备方法较既往报道的从试管上方进针抽取PRP会更加精准，避免了人工抽取过程中晃动、搅动等因素导致的白细胞含量不稳定。目前的文献认为，含低浓度白细胞（主要是中性粒细胞）的PRP即P-PRP，在治疗骨性关节炎等疾病时能较为有效地避免L-PRP治疗后所导致的关节疼痛、肿胀等不良反应。因此，探索能有效控制PRP中白细胞含量的技术方法很有必要。

4.注意事项　PRP制备涉及几个制备的科学问题,所有制备操作人员应该熟知:首先,血小板是一个特殊的细胞,血小板在血液中之所以能够存活14 d左右,是因其在流动的血液中受到流动力学作用,而一旦采血后使用抗凝剂静止放置,有活性的血小板会随着时间推移逐渐减少,所以采血后应尽快进行分离制备。其次,PRP的离心方法有多种,不管是一次离心法、二次离心法、多次离心法,还是使用套装进行离心,其原理都是利用红细胞、白细胞、血小板在血液中的密度梯度及悬浮力不同,使用适度的相对离心力使其分层,最终浓缩所需要的血小板层。相对离心力大小的不同在血浆、血小板、白细胞及红细胞是否可以充分分层中发挥重要作用。在离心作用下,最先沉淀分离的是红细胞,其次为白细胞,最后才是血小板。再次,在利用密度梯度进行离心制备PRP的过程中,因不同个体血液黏稠度的差异(人种、采血前饮水多少、血脂高低、血细胞比容等),细胞分层所需的离心力会存一定范围的波动,这就是为何国内外学者未统一最合适的相对离心力的原因之一,制备人员应该明白这一点,并且在第一次离心未达到满意结果后再次离心进行弥补。最后,二次离心法获取PRP的过程中,第一次最重要的目的是获得高回收率的血小板,第二次更注重离心获得高浓缩血小板。

前文已讨论相对离心力对血液细胞分层的影响。本团队进行了大量的PRP制备研究,基础研究和临床实践认为整形美容科使用的PRP中血小板浓度控制在1 000×10^9/L上下比较适宜。我们采用白膜法进行二次离心获取PRP,具体步骤如下。

(1)采集静脉血行血小板浓度检测,同时使用EDTA盐抗凝剂采血管采血40 mL。

(2)使用水平转子离心机,第一次离心时相对离心力控制在350~600 g,离心10 min。血液分为3段,即黄段(上段)、白膜层(中段)和红段(下段)。

(3)抽取全部黄段及适量白膜层(若制备P-PRP,则尽量少抽白膜层;若制备L-PRP,尽量多抽白膜层)转移到新的离心管中,行第二次离心,1 500 g、20 min。

(4)二次离心后试管上1/2为PPP,抽取PPP留用,剩下1/2即为PRP,进行振荡混匀即可。该方法制备的PRP血小板富集系数为(5.1±1.3)倍。

(5)可根据临床用途决定是否激活PRP。

制备过程中,操作者应熟知制备过程,严格执行无菌原则,每一个样本进行准确标记,再三核对,确保标本无误。

第四节　原理分析及技术流程研究

一、原理分析

(一)分组

1.血小板　PRP的核心成分是血小板,血小板作为血管及组织完整性受损后的第一个反应成分,充当血液的"创可贴",通过改变其形态,分泌其颗粒内含物并聚集形成血小板凝块来修复血管损伤,覆盖体内现有的损伤部位。血小板是无核的盘状细胞,主要起止血作用的调节作用,但在血管生成和先天免疫中也起作用。

基于自身的形态结构和生化特点,血小板参与多个生理和病理过程,包括止凝血、免疫应答以及肿瘤转移等。血小板主要包括3层重要结构,由外向内依次是外围层、凝胶层以及微器官层,其中外围层主要由外膜、单元膜及膜下微丝构成。静息状态下,血小板主要呈双面微凸的椭圆形或圆盘形,缺少黏性;一旦被激活,血小板便会伸出多个伪足,并具有一定的黏附性。血小板主要包括两大重要功能成分:①血小板糖蛋白(GP),主要包括一些糖蛋白及蛋白酶活化受体1/4(PAR 1/4)和P选择素等,这些成分主要参与血小板的聚集、黏附以及与内皮细胞的相互作用等过程。②血小板内含物,包括α颗粒、致密颗粒及λ颗粒。α颗粒呈圆形,外有界膜包围,主要成分有纤维蛋白原、PF-4、胶原组织活化肽Ⅲ以及多种生长因子等;致密颗粒又称为δ颗粒,具有较高的电子密度,主要成分包括5-HT、ADP、腺苷三磷酸(ATP)、钙离子及焦磷酸盐等;λ颗粒即溶酶体,数量较少,主要成分为组织蛋白酶和多种酸性水解酶。

血小板的生理特性主要有黏着、聚集、收缩、吸附和释放反应等。这些特性与血小板的止血和凝血功能密切相关,一旦这些特性失常,血小板的功能也就发生紊乱。①当血管内皮细胞的完整性受到损害,暴露出血管内膜下的组织如胶原组织时,血小板就黏着在胶原组织上,这一现象是血小板具有黏着特性所产生的。②血小板彼此之间互相聚合起来,叫作聚集。聚集后还可解聚的称可逆聚集,这一步发生迅速;聚集后不再能解聚的称不可逆聚集,这一步发生缓慢。血小板聚集后,膜的通透性发生改变,出现释放反应,最后膜破裂,血小板解体。③血小板的收缩特性是通过血小板收缩蛋白收缩。血小板的收缩可使血凝块回缩,使血栓硬化,并使血小板发生释放反应,这些变化均有助于止血。④血小板能吸附血浆内许多凝血因子于其磷脂表面,促进凝血过程的发生。血小板受到刺激后,可将储藏颗粒中的物质向外排出,这一过程称为血小板释放反应。经释放反应排出的生物活性物质可以使小动脉收缩,有助于止血。

近年来,国内外学者研究发现血小板在创伤修复中有重要的作用,成为组织修复与再生领域研究的热点。PRP概念的提出从临床和基础多层面验证了血小板促进创面修复再生的作用。基于这些特性,PRP在口腔颌面外科、整形美容科、皮肤科及骨科等多学科领域广泛应用,越来越多的基础研究也进一步证实了血小板促进损伤组织再生的作用,极大程度地拓展了血小板的应用价值。

2. 生长因子和细胞因子 PRP发挥其在组织修复与再生的关键作用是依赖血小板释放的多种因子。研究证明,激活状态下的血小板α颗粒可以释放多种生长因子,包括IGF、VEGF、TGF-β、PDGF、EGF、碱性成纤维细胞生长因子(bFGF)等。VEGF、TGF-β和PDGF是血小板的关键生长因子。IGF增强成纤维细胞增殖,对于肌腱修复至关重要。IGF主要由肝产生,存在于血浆中,因此在大多数PRP制品中的IGF是恒定的,与血小板计数关系不大。VEGF是一种强大的血管生成刺激因子,可以促进组织建立新的脉管系统。TGF-β能加强胶原合成和沉积,调节细胞增殖、分裂和凋亡。PDGF被发现主要储存在血小板颗粒中,因此与 PRP 中的血小板数量成正比,它对巨噬细胞和成纤维细胞具有趋化作用,可增强纤维连接蛋白(FN)和糖胺聚糖(GAG)的沉积,并在愈合反应的早期增加细胞活性。bFGF 通过刺激细胞增殖促进血管内皮细胞生成,它与 TGF-β 和 PDGF-BB 相互作用,以增加成熟肌肉干细胞和卫星细胞的增殖。

这些因子作用于靶细胞和靶组织,激活包括成纤维细胞、角质形成细胞、间充质干细胞、成骨细胞等在内的功能细胞,进而促进创伤部位功能细胞的生物学功能发挥,例如增殖、分化、诱导血管新生等,促进细胞外基质的沉积以及胶原的合成与分泌,从而推动组织修复的进程,最终促进再生(表1-2)。

表 1-2 PRP 中主要生长因子的功能

生长因子	组成	主要受体	作用	主要来源
HGF	肝素结合糖蛋白	C-Met	刺激多种细胞生长(肝细胞、内皮细胞、上皮细胞等)启动肝组织再生	肝间质细胞 成纤维细胞等
VEGF	二聚体糖蛋白	VEGFR1(Fltl) VEGFR2(KDR/Flk1) VEGFR3(Flk4)	促进内皮细胞增殖 诱导血管新生 促进骨折愈合等	血管内皮细胞 骨细胞 巨噬细胞等
TGF-β	多肽	TGF-β receptor Ⅰ TGF-β receptor Ⅱ	炎症反应,促进细胞外基质分泌,刺激骨基质沉积,抑制破骨细胞形成和骨吸收	血小板 成纤维细胞 骨细胞等
IGF	单链多肽	IGF-Ⅰ R IGF-Ⅱ R	成纤维细胞趋化作用,促进胶原合成;促进软骨基质形成,刺激 ESCs 增殖分化	肝细胞 骨与软骨细胞等
EGF	小分子多肽	EGFR(ERBB1)	刺激上皮细胞和内皮细胞生长,促进细胞外基质合成,促进纤维组织形成及骨折愈合等	内皮细胞 平滑肌细胞 巨噬细胞等
bFGF	阳离子多肽	FGFR1 FGFR2 FGFR3	胚胎发育,促血管形成,促神经生长,参与骨形成与修复等	内皮细胞 平滑肌细胞 巨噬细胞等

事实上,PRP 还可以产生和释放多种炎症介质参与炎症及免疫反应:①炎症细胞因子,包括白介素(IL),如 IL-1b、IL-1Ra、IL-4、IL-6、IL-8 等,肿瘤坏死因子-α(TNF-α),γ 干扰素(INF-γ)以及 CD40L 等;②趋化因子,包括单核细胞趋化蛋白-1(MCP-1)、嗜酸性粒细胞活化趋化因子、巨噬细胞炎症蛋白-1a/1b(MIP-1a/1b)、活化 T 细胞表达和分泌的调节因子(RANTES)、CCL-3、CCL-4、CCL-5 及 CCL-11 等;③趋化因子受体,特别是 CCR1、CCR3 和 CCR4,能够调节与愈合过程相关的炎症反应;④分解代谢相关因子,如基质金属蛋白酶-9(MMP-9)和 IL-1。研究发现 MMP-9 参与胶原蛋白和其他细胞外基

质的降解,并且与伤口愈合不良有关;IL-1 是一种典型的炎症细胞因子,与自身炎症性疾病、肌腱炎和创伤有关。

3. 白细胞 PRP 手工提取技术的关键在于白膜层的纯化,其中白细胞是白膜层内除血小板外的另一主要成分。白细胞是血液中的一类细胞,通常被称为免疫细胞。成人白细胞的数量在$(4 \sim 10) \times 10^9/L$,主要分为中性粒细胞、淋巴细胞、嗜碱性粒细胞、嗜酸性粒细胞和单核细胞(表 1-3)。作为免疫系统的一部分,白细胞可以抵抗外来物质的入侵,主要表现为吞噬功能和特异性免疫功能等,重点在于清除有害物质和坏死组织,抵御病原体入侵,并参与组织的修复与再生过程,有利于修复进入增殖阶段,避免慢性创面等难愈性创伤的形成。

表 1-3　白细胞的分类和功能

细胞分类	主要功能
中性粒细胞	固有免疫细胞,吞噬杀伤病原微生物,分泌抗菌物质,分泌细胞因子参与免疫调节
单核细胞	体积最大,含有大量的非特异性脂酶,吞噬异物产生抗体,参与机体损伤愈合,抵御病原微生物的入侵和对疾病的免疫调节等
淋巴细胞	免疫应答功能的重要组成部分:T 淋巴细胞参与机体细胞免疫反应,在免疫应答中起重要调节作用;B 淋巴细胞产生抗体,提呈抗原,参与特异性免疫应答
嗜酸性粒细胞	维持组织的动态平衡,调节针对特定微生物的适应性和固有免疫应答,是具有促炎和损伤作用的效应细胞
嗜碱性粒细胞	释放组胺等生物活性物质,参与变态反应,调节固有免疫应答等

白细胞中的中性粒细胞能释放毒性分子导致肌肉二次损伤,其颗粒中含有的胶原酶、明胶酶、溶菌酶、弹性蛋白酶和髓过氧化物酶(MPO)能促进肌腱和韧带降解。PRP 中的白细胞浓度与肌腱和韧带中的分解代谢基因表达呈正相关,与肌腱和韧带基质合成呈负相关。但目前还很难从 PRP 中分离出不同类型的白细胞,无法准确地去避免不良反应。

关于 PRP 中是否存留白细胞尚有许多争议,PRP 临床应用应符合个性化的治疗理念,不同的疾病需要不同种类的 PRP。相关的研究表明,L-PRP 具有抗菌活性,有助于预防伤口感染,这种作用主要由白细胞发挥,特别是在感染风险较大的情况下。成分分析表明,与 L-PRP 相比,P-PRP 具有较低的白细胞和促炎症细胞因子浓度;细胞增殖和分化测定表明,与 L-PRP 相比,P-PRP 显著促进了兔骨髓间充质干细胞(BMSCs)的生长和软骨形成。尽管在外观上相似,但根据组织学检查,在体内结合兔 BMSCs 植入 P-PRP 的软骨修复效果优于 L-PRP 组。因此,P-PRP 可能更适合于治疗关节软骨病变。

4. 纤维蛋白 未激活的 PRP 液态制品含有可溶性纤维蛋白原,其是纤维蛋白单体的前体分子。纤维蛋白原调节单核细胞和巨噬细胞活性,介导损伤反应的炎症向再生阶段转变。

活化后的 PRP 凝胶形成的纤维蛋白基质对伤口愈合具有刺激作用。在用钙剂或凝血酶进行外部激活或通过内源性组织凝血活酶进行内部激活后,血浆纤维蛋白原聚合形成不溶性纤维蛋白聚合物。最终,这些纤维蛋白聚合物在损伤部位形成临时基质,该基质为伤口于细胞和成纤维细胞的迁移以及其他生物介质(如黏附糖蛋白)的呈递提供了物理支架。

PRP 凝胶包含不同形式的纤维蛋白基质,可用作组织再生的支架,其中的纤维蛋白密度由制备期间纤维蛋白原的浓度决定。大多数 PRP 方案最终产生适合外科应用的低密度纤维蛋白基质,但其支架对于再生愈合尚不是最理想的。

5. 细胞外囊泡 血小板的细胞外囊泡(EVs)是从血小板释放的膜囊泡,包括微囊泡(直径 100 ~ 1 000 nm)和外体(直径 30 ~ 100 nm)。

EVs 已被发现在激活的血小板生物学功能中发挥了非常重要的作用,其被认为是细胞运输"货物"的一种方式,能够携带蛋白质、脂质、核酸(RNA、DNA)和酶等生物活性分子在细胞间传递信号,并可以决定传递给受体细胞的胞外信号类型。血小板的 EVs 是健康和疾病期间细胞通信的介质,在激活或衰老过程中会被血小板大量释放。人类血液中最丰富的 EVs 来源于血小板或巨核细胞,占所有外周血 EVs 的一半以上。研究表明血小板源性 EVs 参与多种疾病的发生发展和组织修复与再生过程。在凝血功能障碍性疾病、类风湿关节炎、系统性红斑狼疮、癌症、心血管疾病和感染等多种疾病过程中,血液循环中的 EVs 水平发生了变化,提示其可以作为诊断这些疾病的生物标志物。

外体是细胞外小泡的一种形式,属于 EVs 的一个亚群。外体具有在同一物种甚至跨物种之间细胞通信介质的潜力,同时外体也无免疫原性或致瘤性。近年来,外体成为各个领域研究的热点之一。多种细胞均可分泌外体,包括内皮细胞、免疫细胞、血小板、平滑肌细胞等。外体通过调节细胞的生物活性参与机体多种病理生理过程,主要包括免疫应答和肿瘤侵袭等。2014 年,Torreggiani 等首次分离出了 PRP 源性外体(PRP-Exos),证明了其对 BMSCs 的增殖、迁移和成骨分化的潜在有益作用。这是第一份描述血小板衍生的外体在组织再生中作用的报告。此后更多的研究证实了 PRP-Exos 能够封装来自血小板的主要生长因子,可能参与 PRP 促修复功能的发挥。我国学者也对 PRP-Exos 做了大量研究,证实了其可以显著降低骨关节炎软骨细胞损伤程度,通过激活 Wnt/β-catenin 信号传导途径降低骨关节炎软骨细胞凋亡率;与 PRP 相比,研究发现 PRP-Exos 能有效诱导内皮细胞和成纤维细胞的增殖和迁移,可能通过激活 Erk 和 Akt 信号通路促进血管新生,并激活 YAP 触发上皮化进程,促进慢性创面有效愈合;通过上调 TLR4 信号通路来介导高血糖诱导的视网膜内皮损伤。

由于外体不具有种属特异性,没有物种限制,随着外体研究的逐渐深入,将外体某些指标作为 PRP 治疗的质控指标也将是未来研究的重要方向。因此,笔者认为 PRP-Exos 将成为 PRP 促再生领域不可忽视的研究方向。

6.其他活性物质 PRP 中包含多种蛋白质分子,还包含一些纤维蛋白、纤维连接蛋白、玻连蛋白、血小板反应蛋白、骨连接蛋白、细胞骨架调节蛋白、血栓黏合素、生长分化因子-11(GDF-11)、电解质、水分以及其他生物活性肽等。血栓载合素和玻连蛋白等参与细胞黏附、增殖和分化等生物学过程。纤维连接蛋白参与趋化炎症细胞向创面部位聚集,有利于预防伤口感染。GDF-11 也叫骨形态发生蛋白(BMP),是 TGF-β 超家族成员之一,其血液浓度随着年龄的增长而下降。近期的一项研究表明,GDF-11 可以逆转与年龄有关的疾病,并可以对抗皮肤衰老。研究人员通过分析 23 名志愿者的血清、血浆和血小板裂解液(PL),发现 GDF-11 在血小板中高度集中,并证实其或许可以通过提高皮肤 Ⅰ型胶原和透明质酸的合成增加皮肤弹性,降低色素合成来抵抗皮肤衰老,对多种皮肤相关基因的表达具有有益作用。

关于 PRP 中的蛋白质种类及数量,各研究结果差别较大。Coppinger 等通过血小板蛋白质组学方法研究发现,凝血酶激活的人体血小板可释放出 300 多种蛋白质。随着研究的深入,也有研究认为血小板可分泌超过 1 000 种不同的蛋白质。Coppinger 等的研究提示凝血酶激活的 PRP 中存在 RNA 结合蛋白(RBP)及热激蛋白(HSP),但究竟存在哪种类型的 RBP 及 HSP,目前尚不甚清楚。

总之,PRP 通过释放包括生长因子在内的多种活性成分,促进多种细胞趋化性以及细胞外基质的合成和促进血管生成;还可以作用于巨噬细胞等细胞,促进其继续分泌生长因子,这才是 PRP 作用于局部且生长因子浓度得以维持的关键。另外,不能只重视其生长因子的作用,也不能把它看成是一个生长因子的储存库,还要重视研究其包含的其他成分及其具体作用机制,这样才能更好地理解和使用 PRP。

(二)制备原理

PRP 作为一种生物治疗手段,在骨科、运动医学科、口腔科、耳鼻喉科、神经外科、眼科、泌尿外科、整形美容科、烧伤科、心胸外科和颌面外科等领域得到了广泛应用。

血小板是凝血过程中的重要因子之一,作为 PRP 的核心部分可以通过释放储存在 α 颗粒中的生长因子来调节周围细胞迁移、细胞增殖以及血管张力以促进组织愈合。在伤口等组织愈合的初始阶段,活化的血小板通过聚集释放生物因子来促进细胞募集与分化。PRP 中所含的多种细胞因子为其修复多种组织提供了理论基础。其中,PDGF 可以影响细胞外基质沉积,促进细胞增殖分化和血管生成,以及促进巨噬细胞和中性粒细胞等炎症细胞的趋化作用。PDGF 在肌腱愈合中起到重要的作用,可以与细胞膜上的酪氨酸激酶受体结合,触发细胞内生物活动,激活 *c-fos* 等基因。转化生长因子-β 可以促进腱鞘细胞、内皮细胞以及上皮细胞的 Ⅰ、Ⅲ型胶原的形成,抑制胶原降解,促进间充质干细胞增殖。表皮生长因子可以调节细胞增殖与凋亡,加速成纤维细胞迁移,促进再上皮化。β-成纤维细胞生长因子可以促进间充质干细胞向软骨细胞分化,促进血管形成,促进胶原生成以及组织修复。胰岛素样生长因子可以调节细胞增殖分化,促进蛋白多糖、胶原以及非胶原蛋白的分泌。血管内皮生长因子可以促进上皮细胞的迁移与增殖,促进血管发生。结缔组织生长因子可以促进血小板黏附、白细胞迁移和血管生成,并调节胶原合成。通过释放多种不同生物因子,PRP 可以修复多种组织,这也为 PRP 用于临床慢性软组织疾病的治疗提供了理论基础。

目前,PRP 的制备方法较多,包括成分血单采制备、试管法手工制备、PRP 专用套装制备和标准血袋制备等。由中国输血协会输血管理学专业委员会牵头组织专家团队,对 PRP 的制备、人员、设备、耗材、方法和环境等条件进行研讨,已形成了对 PRP 制备具有指导意义的规范。采用不同制备方法采集的 PRP 质量也有差异,手工制备法是通过采集患者的血液进行抗凝和离心,一次离心收集到 PRP 再次离心,进一步提取浓缩 PRP。由于其成本低、简单、易操作的特点,此前是最为常用的方法,但是它造成的血液损失量偏大,且存在一定的污染风险。已不作为推荐方法。成分血单采制备法因其采集的 PRP 浓度较高,成分更加稳定和均一、用时短、污染概率小、成本-效益比高等优点,目前成为专家共识首选推荐方案,并且已经在临床上进行推广和应用。

(三)修复原理分析与研究

PRP 中含有高浓度血小板以及少量的白细胞和红细胞,血小板激活后能释放大量活性因子。血小板是 PRP 中最主要的成分,在止血、凝血及炎症反应等生理病理过程中发挥重要作用。血小板中含有大量组织修复所需的生长因子和细胞因子,但 PRP 中血小板的浓度并不是越高越好。其原因是浓度过高或过低都不利于组织愈合,血小板最有利于组织愈合的浓度为 $(1.5 \sim 3.0) \times 10^6 / \mu L$,为全血血小板生理浓度的 $3 \sim 8$ 倍。在损伤炎症期后立即使用血小板对组织愈合可发挥最大作用,因此一些学者认为,PRP 给药时机的重要性高于 PRP 中所含血小板的数量。

白细胞在组织重建和免疫应答过程中有重要功能,但其可能会加剧炎症,因此在 PRP 制备时是否保留白仍存在争议。白细胞中的中性粒细胞在损伤炎症期会产生过量的基质金属蛋白酶(MMP)和白介素(IL),可能引起肌肉损伤,加剧炎症反应。但中性粒细胞能释放大量的蛋白酶和活性氧来对抗微生物,是对抗病原微生物和局部炎症反应的主要防御系统。另一类白细胞即来源于循环血单核细胞的单核巨噬细胞,有助于清除组织损伤修复过程中的坏死物质。单核和多核粒细胞可锚定局部炎症反应,适当的炎症反应有利于组织修复进程;再者,适当浓度的中性粒细胞还能控制感染,含有一定浓度白细胞的 PRP 常用于预防关节置换和其他外科手术操作中可能发生的感染。

此外,PRP 中的生长因子浓度较高,含有特定浓度生长因子的 PRP 对组织修复有促进作用。PRP 还含有能够潜在促进组织愈合的细胞,如 CD34+细胞,它是来源于循环血单核细胞的一类干细胞,能为组织愈合创造最佳的微环境,但 PRP 中是否含有足够浓度的 CD3+细胞,目前尚不能确定。

1. 促进新生血管生成　促血管化过程主要包括蛋白酶降解血管基膜、血管内皮细胞增殖并迁移、血管腔的形成、基膜重排、外周或血管平滑肌细胞征集、血管壁成熟。在血管再生的各个阶段,不同生长因子发挥不同的作用。发育、创面愈合及组织再生都离不开血管再生,因此各类促血管形成因子的比例十分关键。在体情况下,血小板提取物包含的丰富血管生成素-1(Ang1)和其他血管生成因子可刺激血管内皮细胞生长、迁移。

PRP 与内皮祖细胞（EPCs）体外共同培养显示，PRP 可明显促进 EPCs 形成血管样管状结构。PRP-Exos（包括 bFGF、PDGF-BB、VEGF 和 TFG-β）与人微血管内皮细胞（HMEC-1）体外培养显示，PRP-Exos 能够促进 HMEC-1 的增殖与迁移。PRP-Exos 与 HMEC-1 一起孵育会显著增加蛋白激酶 B（protein kinase B，Akt/Pkb）和细胞外信号调节激酶（Erk）的磷酸化，表明 HMEC-1 中的 PRP-Exos 激活了 Akt 和 Erk 的信号转导。Akt 和 Erk 途径的激活可能是 PRP-Exos 对内皮细胞发挥促血管生成及诱导增殖作用的潜在机制。

2. 促进组织修复　PRP 中富含的生长因子对胶原蛋白、弹性蛋白、腔外基质和血管网形成具有生物刺激再生作用，表现在以下方面：①促进肉芽形成、血管生成、胶原沉淀，从而加速急性皮肤创伤愈合；②促进创面再上皮化，减少瘢痕形成，具有抗炎和抗菌作用；③能够提高自体皮肤移植物的效果，研究显示利用自体全厚皮片和分层皮片移植治疗创面加用富含血小板的纤维蛋白基质（PRFM）能够增加 I 型胶原的形成。

在 PRP-Exos 与成纤维细胞体外共培养的实验中，PRP-Exos 能够促进成纤维细胞增殖与迁移。为了验证 YAP 是否是成纤维细胞增殖和迁移过程中 PRP-Exos 依赖性调节的关键介体，首先使用短发夹 RNA（shRNA）降低成纤维细胞中的 YAP 水平，结果显示 PRP-Exos 诱导的促进成纤维细胞增殖和迁移作用被阻断。再通过转染 YAP 的突变体 S127A 至成纤维细胞，发现 PRP-Exos 能够促进 S127A 过度表达。这些结果表明，PRP 诱导的再上皮化可能是通过激活 YAP 触发的。

3. 促进脂肪来源干细胞的增殖及分化，提高脂肪存活率　PRP 中含有多种促愈合生长因子及细胞因子，脂肪移植过程中加入 PRP 能够提高脂肪移植物的存活率，然而介导这种效应的分子机制仍然不明确。脂肪来源干细胞（ADSCs）对脂肪移植物的存活起着重要作用，并且很可能是 PRP 介导作用的靶点。体外实验显示，PRP 能够促进 ADSCs 增殖。曲辉等报道 PRP 可促进兔 ADSCs 增殖并明显提高 *wnt3* 基因（一种脂质修饰糖蛋白基因）和 *Klotho* 基因（一种抗衰老基因）的表达。Liao 等研究 PRP 对 ADSCs 增殖及脂肪细胞分化的影响，其分离人 ADSCs 应用的实验室方法共分为 4 个部分：①ADSCs 在普通培养基中单独培养；②ADSCs 在加入 5%、10%、15% 和 20% PRP 的普通培养基中分别培养；③ADSCs 在脂肪分化培养基中单独培养；④ADSCs 在加入 5%、10%、15% 和 20% PRP 的脂肪分化培养基中分别培养；而后分析各培养基中细胞增殖情况，通过定量聚合酶链反应（polymerase chain reaction，PCR）检测脂肪基因 mRNA 的表达水平，结果发现各种浓度的 PRP 均可显著促进 ADSCs 增殖。Felthaus 等研究不同浓度 PRP 对 ADSCs 活力和分化的影响，发现 PRP 浓度为 10%~20% 时，ADSCs 活力和脂肪细胞分化均提高；当 PRP 浓度为 30% 时，细胞活力和分化能力反而下降。

脂肪移植在临床应用中存在一些短板，其中之一就是难以预测游离脂肪移植物的存活率。为提高存活率，将再吸收速率降到最低是很重要的。Seyhan 等将大鼠随机分为 4 组（$n=10$），A 组与 DulbCo 改性 EGO 培养基混合，B 组为 PRP，C 组为 ADSCs，D 组为 PRP+ADSCs，注入头皮，ELISA 法比较生长因子（VEGF、TGF-β 和 FGF），12 周后，对移植物重量、体积及组织学方面进行评估;结果显示,脂肪移植物的平均重量和体积最高组为 D 组,组织学检查示活细胞数和血管数最高组也为 D 组,而且 D 组生长因子水平显著高于其他对照组,结果证实 PRP 联合 ADSCs 能提高脂肪移植物的存活率。Li 等在有和没有 PRP 的情况下,分别以 10^7/mL、10^6/mL、10^5/mL、10^4/mL 和 0/mL 不同浓度的 ADSCs 制备脂肪移植物并注射至裸鼠皮下;90 d 后,10^5/mL ADSCs+PRP 组的残余脂肪体积显著高于其他组别;与其他组别相比,10^5/mL ADSCs+PRP 处理的移植物中正常脂肪细胞体积和毛细血管形成显著增加,说明由 PRP 和 10^5/mL ADSCs 组成的脂肪移植物是理想的移植策略,可使吸收减少并加速脂肪再生,这种简单可靠的方法为整形外科重建修复提供了有价值的工具。

PRP 不仅能够促进 ADSCs 的增殖及分化,在脂肪移植物中加入 PRP 本身就能够提高脂肪移植物的存活率。Blumenschein 等从 47 只雌性大鼠的腹股获取脂肪并移植到颅骨区域,实验组的脂肪移植物中加入 PRP($n=22$),对照组仅行脂肪移植($n=25$),100 d 后处死动物,在光学显微镜下使用从 0(缺失)到 4(丰富)的分数分析脂肪移植物;结果显示在移植脂肪细胞存活率方面,PRP 组 63% 的病例评分为中度/丰度,单纯脂肪移植组 72% 的病例评分为缺失/轻度($P=0.03$)。与单纯脂肪移植组相比,PRP 组也显示出较低的脂肪坏死评分($P=0.03$)。PRP 可提高大鼠脂肪移植物的存活率,但尚需进一步探讨其确切机制,并评估该方法用于人体的有效性。在脂肪移植过程中加入 PRP 可以提高脂肪移植物的存活率,但是各种不同实验间脂肪移植物的存活率有显著差异。激活与未激活的 PRP 也能影响脂肪移植物的存活率。Hersant 等证实氯化钙激活的 PRP 比非激活的 PRP 更能有效地延长裸鼠脂肪移植物的存活时间,活化的 PRP 对炎症和脂肪细胞死亡有保护作用。因此,不同的 PRP 制备方法对脂肪移植物的存活率及效果会存在一定的差异性。

4. 促进毛发再生

(1)对毛囊干细胞的影响:毛囊干细胞(FSC)是毛发再生过程中研究最多的干细胞,其能够分化成多种机体所需的细胞,补充机体脱落和缺失的细胞。PRP 释放的多种高浓度的生长因子及促愈合细胞因子能够在组织愈合过程中促进种子细胞的增殖、迁移和分化。彭或等研究证实在体外培养 FSC 时加入 PRP 能够显著促进 FSC 的增殖;而且 PRP 促进增殖的强度与其体积分数有关,通过 3 次离心法制备的体积分数为 4% 的 PRP 促增殖作用最明显。

(2)对真皮乳头间叶细胞的影响:人体头发从生长期过渡到休止期至少需要 3 个月的时间,头发生长受发根部的毛囊细胞影响。毛囊底部的真皮乳头间叶细胞(DPC)是联系和控制整个毛囊细胞群的核心。DPC 不仅帮助合成新发和传输养分,还是帮助毛母细胞分裂合成新发的关键。DPC 出现问题会造成毛囊内部环境恶化,导致发根营养不良、毛母细胞分裂受阻,最终使得整个毛囊细胞一直处于休止期。此时人体不但容易出现脱发、断发、发质变差、新发难生长的情况,还会造成发根细胞的死亡。如果发根细胞大量死亡,会出现新头发不能再生长、旧头发不断脱落的现象。这种情况只有恢复 DPC 功能,才可彻底终止脱发并使头发重新长出来。细胞实验表明,PRP 可增加 DPC 的增殖,刺激

Erk 和 Akt 信号通路传导而抗细胞凋亡、上调 FGF-7 和 β-catenin 表达以有效刺激头发生长。另外，动物体内实验表明，实验组小鼠与对照组相比，注射激活 PRP 的小鼠诱发端粒–新生转换更快，毛发生长更好。

5. 组织工程 PRP 具有强大的促组织修复能力，其含有包括生长因子在内的多种促生长活性物质，在组织工程支架中加入 PRP 有促增殖作用。相对于单纯支架，复合 PRP 的组织工程支架对软骨细胞、骨细胞、间充质干细胞、人骨髓间充质干细胞的增殖和分化具有更明显的促进作用。

（1）与胎牛血清比较：PRP 在组织工程中不仅有促生长作用，还是某些成分的潜在替代材料。胎牛血清（FBS）作为细胞治疗和临床组织工程中的培养基补充，越来越受到免疫学和疾病传播风险的挑战。有研究显示将从脂肪组织中获取的血管基质成分（SVF）灌注于多孔羟基磷灰石支架中进行细胞培养，培养基中用 PRP 替代 FBS，结果显示 PRP 比 FBS 对 SVF 中的细胞有更高的成骨效率，且在显著增强细胞体外扩增的同时还能保持血管生成特性。

（2）水凝胶特点：在制备 PRP 水凝胶支架过程中，PRP 可替代 Ⅰ 型胶原蛋白。将 PRP 水凝胶支架植入大鼠背部全层皮肤缺损处，与胶原支架相比，PRP 水凝胶能够从新鲜皮肤组织募集更多的真皮来源干细胞，而且能加速伤口愈合、血管生成及毛发和汗腺的形成，最终再生出真皮样组织，为治疗大面积皮肤缺损伤提供了一种新方法。

PRP 因其含有多种有利于创伤修复的生长因子而备受关注。然而，现有的 PRP 给药方法存在生物学固定不稳定、生长因子释放急剧等缺点，使得其在组织修复中的应用变得复杂，影响其治疗效果。组织工程能够弥补 PRP 半衰期很短且很快失活的缺点。制备 PRP 水凝胶时在 PRP 中加入邻硝基苄基类光扳机分子（NB）修饰的透明质酸（HA）来发展原位光交联的 PRP 水凝胶（HNPRP）。研究表明 HNPRP 水凝胶具有细胞相容性，可以方便快速地原位制备形成坚固的水凝胶支架。HNPRP 水凝胶不仅实现了生长因子的控释，而且表现出较强的组织黏附能力。进一步的体外实验显示，HNPRP 水凝胶能促进软骨细胞和骨髓干细胞的增殖及迁移。用兔全层软骨缺损模型进行体内实验，证明 HNPRP 水凝胶可实现透明软骨再生，其疗效优于凝血酶激活的 PRP 凝胶。

6. 干细胞的培养基 间充质干细胞（MSCs）是一类具有自我更新、多向分化能力的干细胞，因其免疫原性低，具有炎症趋化、免疫调节、易于转染外源基因、生物安全性较高等优点，成为实施细胞治疗的理想细胞，有着广阔的临床应用前景。人体细胞治疗所需的细胞数量约为 $1\times10^6/kg$，一个 50 kg 的成人所需输注的细胞量约为 5×10^7，但很多组织来源的 MSCs 含量较低，用于临床治疗时必须经过体外培养扩增才能达到足够的细胞量。

既往 MSCs 体外分离和扩增是采用一定浓度的胎牛血清（FBS）培养基，但有导致朊病毒或者某些未知动物传染病传播的风险，在培养过程中有动物源蛋白或肽对 MSCs 免疫排斥的可能，甚至输注后无明显疗效，因此，如何解决体外分离的 MSCs 非分化性增殖能力低，保证其多向分化及增殖能力尤为关键。不断探寻和改进 MSCs 的培养体系，是深入研究和利用 MSCs 的必要前提。目前对 MSCs 的培养体系进行了很多研究，包括成人血清、血小板衍生物、血小板裂解液、凝血酶激活血小板释放因子、脐血清及 PRP 等,用血清或血清衍生物来作为新培养体系成为热点。通过冻融裂解法来制备人浓缩血小板裂解液,制备过程中未添加其他异源成分,如凝血酶、氯化钙等激活剂,血小板裂解后不仅释放并保留了存在于血小板内部的生长因子,对 MSCs 的增殖有促进作用,而且去除了细胞结构并降低了免疫原性。目前国内外已有研究将人血小板裂解液用于体外培养各种来源(骨髓、脐血、脐带、脂肪等)的 MSCs,与动物血清相比,血小板裂解液培养的 MSCs 其形态、免疫表型及分化能力等基本生物学特性没有改变。因此,在今后的细胞培养扩增体系中,包括 PRP 在内的浓缩血小板制品具有很好的应用前景。

自噬被认为是一种参与衰老过程的细胞内降解系统。细胞在正常情况下很少发生自噬,除非有诱发因素存在,诱发因素有来自细胞外的因素(如外界营养成分缺乏、缺血缺氧、生长因子浓度过低等),也有细胞内的因素(如代谢应激、衰老或受损的细胞器、折叠错误或聚集的蛋白质等)。机体保持了一种很低的、基础的自噬活性以维持自稳态。老年个体由于自噬功能紊乱,当发生皮肤创伤后,容易出现愈合进程改变。PRP 对 Beclin-1、LC3 和 P62 自噬蛋白的影响在创伤修复各个阶段表现不尽相同,可能是由于 PRP 含有多种生长因子、细胞因子、趋化因子和氧化应激蛋白,对自噬的作用不尽相同,这种调控可有助于增强老年患者全层皮肤缺损的修复能力。

二、制备的主要方法

如何进行有效分离和提高 PRP 中血小板浓度并保持血小板的活性是 PRP 制备技术的关键。标准化制备的 PRP 可为基础研究和临床应用提供可靠的质量保证,但目前 PRP 制备技术尚未形成统一的标准。PRP 制备技术根据制备原理的不同可分为密度梯度离心法和滤膜式分离法,前者是利用离心力将不同沉降系数的血液成分分层分离,后者是通过滤膜过滤的方法获得一定颗粒大小的血液成分,如血小板等,目前临床上主要使用密度梯度离心法制备 PRP。

(一)密度梯度离心法

手工分离法即密度梯度离心法,即在无菌条件下采集自体抗凝血后进行离心。自体血离心后,各种成分根据密度梯度可分 3 层:血浆层(上层)、白细胞和血小板层(中间层)、红细胞层(下层),去除血浆层和红细胞层,留取中间层后混合均匀即制得富血小板血浆。手工提取富血小板血浆按制备程序可分为一次离心法、二次离心法和三次离心法。一次离心法血小板的回收率不足,生长因子的浓度相对也比较低;二次离心法富血小板血浆的提取率最高,三次离心法操作烦琐且血小板回收率下降,故临床上应用二次离心最为广泛。传统实验室制备富血小板血浆的方法较多,如 Anitua 法、Petrungaro 法、Landesberg 法、Aghaloo 法等,目前尚无统一的制备标准。由于各种方法的离心力、离心次数和离心时间不同,所制备的富血小板血浆中血小板及生长因子的量及活性亦不相同。此外,各实验室的条件不同(如温度、离心设备、离心管材质、抗凝剂种类等),同时由于在离心及多次移液过程中以人工操作为主,每个制备者的操作习惯及衡量标准不一,故即便使用同一种制备方法,所获得的富血小板血浆仍会有误差(表1-4)。

表1-4 血液各成分沉降系数

血液成分	血浆	血小板	淋巴细胞	单核细胞	中性粒细胞	红细胞	全血
沉降系数	1.027	1.040	1.055	1.065	1.090	1.096	1.050

1. 根据制备工具不同分类 密度梯度离心法根据制备工具不同可分为PRP制备套装法、血细胞分离机单采法、手工一体性血袋法和手工试管法。

(1)PRP制备套装法:PRP制备套装是一类专门用于制备PRP的整套装置,包括采血和离心材料,通常配备专用的离心机。使用的PRP制备套装须是在国家药品监督管理局注册的Ⅲ类医疗器械。PRP制备套装多在半封闭或全封闭状态下采集和制备,一次采集一次使用,制品安全性相对较高,操作简单。PRP制备套装种类繁多,制备方法各异,PRP产量及血小板富集度相差很大,临床应用时要注意相互之间的差别。①二次离心法PRP制备套装如山东威高PRP制备套装、韩国瑞维PRP制备套装等。采用二次离心法制备PRP,不仅血小板富集度和血小板回收率较高,而且可以通过对第一次离心后分离的3个部分吸取比例的不同实现制备L-PRP或P-PRP。②一次离心法PRP制备套装如瑞士瑞珍PRP制备套装、德国锐适PRP制备器、美国泰尔茂比司特PRP制备套包等。单次离心后直接吸取中间层,获得PRP。部分品牌的制备套装还联合使用专用血小板分离胶/滤膜获得PRP,套装使用专用血小板分离胶制备PRP,不含红细胞及白细胞,目前国内品牌较多,价格不一。

(2)血细胞分离机单采法:离心式血细胞分离机以全自动方式分离血小板,同时将红细胞、白细胞和血浆回输到供血者体内。本法是在全密闭条件下操作,不易污染,一次可采集较多血小板,满足分次使用,而且供血者自体血液损失少,所得血小板纯度高、浓度高。但此法所需设备价格昂贵,多为血液制品相关机构或科室使用,主要用于输血性血小板输注治疗,总体成本较高,而且储存的血小板分次使用可能会影响血小板活性,与临床科室实际需求存在一定的差距,所以目前并未在临床上广泛应用。

(3)手工一体性血袋法:离心方法可用富浆法或白膜法。使用串联的血袋在密闭状态下采血、分离和制备PRP,安全性高,也可一次采集较多血小板,其余血液成分可回输供血者体内。其缺点是所需环境和设备要求高,操作复杂,历时长,难以在临床广泛使用。

(4)手工试管法:试管法手工采集全血制备PRP,主要有Anitua、Petrungarp、Landesberg及Aghaloo等4种方法。这类制备方法操作简单、设备要求低、成本低,但其开放式制备方式容易受到外界污染,制备的PRP质和量易受操作者习惯等影响,在国家药品监督管理局批准注册PRP专用离心管之前,临床上不推荐使用手工试管法制备PRP。①应用无菌采血管代替PRP离心管:由于无菌采血管是Ⅱ类医疗器械,未进行特定的生物学检验检测,安全性较低,不能满足国家Ⅲ类医疗器械管理的规定要求,如果用来替代PRP离心管,一方面未按注册预期用途使用,另一方面也不安全。②利用无菌注射器改装成 PRP 离心管:虽然无菌注射器是Ⅲ类医疗器械,但利用无菌注射器改装成离心管,用来制备 PRP,属于未按注册预期用途使用,而且采集和制备过程为开放性操作,存在较高的污染风险。③使用尚未在国内注册的 PRP 专用离心管:根据中国药品监督管理局网站查询的信息,国内尚无注册并被批准的 PRP 专用离心管。因此,不推荐使用国外或国内生产的尚未在国内注册的 PRP 专用离心管。

2. 根据离心力不同选择分类　PRP 制备可用一次、二次或三次离心法,其中二次离心法提取的 PRP 质量较高,在临床上应用最广泛。二次离心法根据离心力选择的不同又可分为富血小板血浆法和白膜法。

(1)富血小板血浆法(富浆法):第一次离心为轻离心,使全血分两层。红细胞和白细胞沉淀形成下层,而上层中血小板不沉淀,形成富含血小板的血浆层;取上层富含血小板血浆,行第二次离心,为重离心,使血小板沉淀,弃去部分上层的贫血小板血浆后,形成符合要求的 PRP。本法的特点是血小板回收率高,但白细胞和红细胞残留率也较高。

(2)白膜法:同样包括两次离心。首先将全血重离心,形成 3 层,即贫血小板血浆层、白膜层(血小板、白细胞层)和少白细胞的红细胞层。然后分离白膜层,行第二次离心(轻离心),得上清液为少白 PRP。本法的特点是所得 PRP 中白细胞混入少,但血小板回收率偏低。

(二)滤膜式分离法

人体全血中血小板直径为 2~3 μm,红细胞平均直径为 9 μm 左右,白细胞直径为 7~20 μm,滤膜式分离法是利用特定孔径滤膜的分子筛特性,将全血中不同颗粒大小的成分(红细胞、白细胞等)与血小板分离的方法。比如第一层大孔径膜截留红细胞和白细胞,第二层小孔径膜获得血小板,洗脱后形成符合要求的 PRP。滤膜式分离法也可与离心法组合使用,以提高 PRP 制备纯度和效率。

三、制备的具体要求及材料

(一)机构资质要求

虽然目前 PRP 制备及临床应用尚无严格统一标准的医疗机构资质要求,但考虑到 PRP 是血液相关制品,PRP 制备必须遵循血液制品制备和使用规范,具备严格的无菌条件及操作流程,符合国家规定的卫生标准和要求。

(二)制备环境要求

1. 空间布局　设置 PRP 制备无菌治疗室或手术室,面积应满足 PRP 采集及制备工作需求。治疗室内空间布局合理,治疗床、操作台、仪器设备、无菌物品等有序摆放。治疗室制度、技术操作规范与流程图上墙。

2. 卫生环境　PRP 制备需在洁净室条件下进行,采血、制备等工作区域环境须达到医院消毒卫生国家标准中的Ⅱ类及以上环境标准要求。无法达到洁净室标准的医疗机构应配置超净工作台,在超净工作台内完成 PRP 制备。

3. 无菌操作 须使用无菌预防措施制备 PRP。操作前,医务人员应佩戴一次性口罩和帽子、手消毒、戴无菌一次性的手套,制备过程中严格遵循技术规范,保证全程无菌操作,防止感染事件的发生。

(三)制备场地要求

1. 基本设施 PRP 制备应符合感染控制要求,无菌区、缓冲区、污染区布局合理,医务人员及患者通道相对独立。治疗室内配置层流系统或必要的消毒设施,安装温度调节装置,设置必要的供氧及负压吸引系统。

2. 基本设备

(1)PRP 制备设备:离心机是必备的设备,建议配备 PRP 专用离心机。冰箱、酶标仪、血细胞分析仪、血小板振荡保存箱、生物安全柜或超净工作台等都属于可选设备,根据所在单位的实际情况有选择地配备。

(2)抢救设备:如呼吸机、简易呼吸器、气管插管等。

(3)监护设备:如多功能生命体征监测仪、听诊器、血压计、体温计等。

3. 抢救药品

(1)补充体液类:5%、10% 葡萄糖注射液,0.9% 氯化钠溶液等。

(2)抗过敏抗休克类:地塞米松、肾上腺素、阿托品、多巴胺等。

(3)抗惊厥类:地西泮、硫酸镁等。

(4)呼吸兴奋剂:尼可刹米等。

(5)其他:必要的钙剂、止吐药及其他药品。

【注意事项】所有药品须在有效期内使用,存药近效期前应及时更新为较新批号的药品。

(四)制备人员资质要求

PRP 制备应当由具有执业医师资格、执业护士资格等医疗资质人员操作。制备者需经过严格的无菌操作培训和 PRP 制备技术培训并取得培训合格认证,熟练掌握 PRP 制备的基础理论知识和相关操作流程,熟悉 PRP 配套耗材及制备设备的使用方法,对可能的设备故障等具有初步应急处理能力。

(五)制备需要的材料

PRP 制备所用材料应符合国家和(或)行业的相关标准,满足国家药品监督管理局Ⅲ类医疗器械管理规定。

1. 试剂 抗凝剂、激活剂、生长因子检测试剂盒等。

2. 耗材

(1)PRP 制备套装:专用于 PRP 制备而设计的整套制备耗材,国产 PRP 制备套装(如中国山东威高等)和进口 PRP 制备套装(如韩国瑞维、瑞士瑞珍、德国锐适、美国泰尔茂比司特等)均为Ⅲ类医疗器械。

(2)单采机配套耗材:成分血单采机一次性配套耗材为Ⅲ类医疗器械。

(3)自配耗材:在国家药品监督管理局批准注册 PRP 专用离心管之前,临床上不推荐自配耗材制备 PRP。

(六)制备系统的模式

1.完全开放系统　将 PRP 制备暴露在工作区域内环境中,与制备 PRP 所需的材料和设备接触。虽然这种系统成本低、方便快捷,但存在血小板易被激活、感染控制风险高、制备效率难均一等问题。

2.半密闭系统　采血后,将血液注入密闭制备套件中,通过制备套件内部的分离分割装置制备 PRP,制备过程中血液处于密闭系统。这种系统具有方便快捷、成本稍高、感染风险较低、制备效率高等特点。制备环境要求同开放式系统。

3.完全密闭系统　整个制备过程都在密闭容器内完成,不与外界直接接触,避免转移操作中的污染和血小板激活。优先选择在完全封闭系统内采集制备 PRP,以防止血液和细胞组分暴露在空气中受到污染。虽然这种系统感染控制风险较低、容易质控,但存在价格昂贵、高红细胞污染等问题。

四、国内常用制备套装

根据国家市场监督管理总局网站上查询的数据整理出国内常用 PRP 制备套装资料(表1-5)。

表1-5　国内常用 PRP 制备套装资料

通用名	品牌	采血量/mL	离心次数/次	适用范围/预期用途
富血小板血浆制备用套装	中国山东威高	50	2	用于创伤闭合性骨折手术
富血小板血浆制备装置	韩国瑞维	3	2	从自体血血样中制备自体富血小板血浆
富血小板血浆制备用套装	瑞士瑞珍	8	1	抽取患者自体血液制备富血小板血浆,可应用于治疗慢性伤口
富血小板血浆制备器	德国锐适	15	1	用于从人体自体血血样中制备自体富血小板血浆
自体富血小板血浆制备套包	美国 Harvest	35	1	从自体血血样中制备自体富血小板血浆

五、制备流程的具体分析

(一)患者评估

1. 一般情况评估 患者性别、年龄、健康状况、既往病史、心理状态、教育程度、经济状况等。疾病主诉、现病史、治疗经过、治疗效果、治疗需求等。

详细的体格检查,以及必要的影像学检查、实验室检查等。排除治疗影响因素,妥善进行医患沟通和患者教育,操作前签署知情同意书。

2. 禁忌证排查

(1)绝对禁忌证:血小板功能障碍综合征、重度血小板减少症、血流动力学不稳定、脾功能亢进、败血症、注射部位或手术部位存在局部感染、不愿意接受血液制品治疗风险者、明确患有心理疾病、对治疗期望值过高等患者禁用PRP。

(2)相对禁忌证:服用NSAID停药未超过48 h;1个月内治疗部位局部注射糖皮质激素;全身性使用糖皮质激素停用未超过2周;抗凝药停用未超过5 d;近期发热或其他疾病(自身免疫性)患者;恶性肿瘤(尤其是造血系统或骨骼系统肿瘤)患者;血红蛋白<100 g/L,血小板计数<100×10^9/L等患者慎用PRP。

3. 注意事项 避开女性月经期等。

(二)采血

1. 采血条件 采血前应对患者进行安全性综合评估,确保患者身体功能处于良好状态;检查患者备采血血管充盈良好,局部皮肤无异常表现;采血环境符合无菌要求等。

2. 安全检查 相关试剂、耗材包装完好,生产日期及失效期标注明确,且在有效保质期内;制备设备、监护设备、抢救设备、抢救物品等状态良好;消毒设施及温度调节装置处于良好工作状态等。

3. 操作规范 严格执行查对制度,遵守无菌操作及PRP制备等相关操作规范和指南,采血过程中密切关注患者反应,及时处理各种可能的意外情况。

4. 采血操作

(1)采血部位:采血部位常规选取肘部静脉,也可采用其他部位作为备选方法,如尺动脉、桡动脉、股静脉等。如果患者过度肥胖或其他原因造成体表血管难以定位时,可考虑使用超声仪器引导下辅助定位。

(2)血液类型:多数采集静脉血,少数采集动脉血。

(3)采血方法:操作者佩戴无菌手套,对患者皮肤常规消毒后,用采血针进行穿刺采血,等待软管中出现血液,将采血针与PRP制备套装中采血管或注射器连接。

(4)血液混匀:血液采集完毕后,操作者需将采血管轻轻地反复倒置几次,使抗凝剂与血液充分混合,防止血液凝固。血液和抗凝剂混匀后取适量(约0.1 mL)混合血用于测定其中血液中血小板的数量,以便用于后续过程比照和监控。

(5)采血量:抽取全血量通常为8~50 mL,常用采血量为30 mL。抽取的血液量根据所需的 PRP 量和血小板富集度不同而有所变化,比如要制备 5 mL 的 PRP,假如血小板富集度为 5 倍,血小板回收率为 80%,那至少需要抽取 31.25 mL(5×5÷80%=31.25)血液。

(6)采血针:建议使用宽口径针,最好是 21G 或更粗的针头或蝴蝶套管用于抽血,以避免血小板意外激活。

(7)采血时间:临床上基本采用"现采现制",少数采用库存血来提取 PRP。如果从抽血到离心开始所耗的时间超 120 s,会减少 23% 的 PRP 产量。

(三)抗凝剂

PRP 制备过程中,抗凝剂的选择非常重要。是否加抗凝剂及何时加抗凝剂都会影响 PRP 中组分构成和生长因子的浓度。抗凝剂放在试管、注射器或血袋中,能够避免血小板的自我激活。一旦血小板被激活,大量生长因子释放出来,PRP 生物学效应就会下降。

1. 抗凝剂种类 选择正确的抗凝剂是制备 PRP 的关键步骤。常用的抗凝剂主要有柠檬酸葡萄糖-A(ACD-A)、柠檬酸盐-磷酸葡萄糖(CPD)、乙二胺四乙酸(EDTA)、肝素等(表1-6)。

表1-6 主要抗凝剂组成

抗凝剂名称	抗凝剂组成
ACD-A	柠檬酸三钠(22.0 g/L)、柠檬酸(8.0 g/L)和葡萄糖(24.5 g/L)
CPD	柠檬酸盐-磷酸盐-葡萄糖
EDTA	每毫升血液中含 1.8 mg EDTA
肝素	每毫升血液中含 10.0~12.5 U 肝素

(1)ACD-A 又名枸橼酸钠,是制备 PRP 的首选抗凝剂。ACD-A 具有更低的 pH 值和细胞外钙离子浓度,能够较长时间保持血小板结构的完整性,降低血小板的活化率,预防血小板聚集。研究表明 ACD-A 制备 PRP 可获得较高的血小板浓度,且血小板形态良好,细胞碎片及聚集体最少。

(2)CPD 可作为制备 PRP 的备选抗凝剂。但与 ACD-A 相比,其 PRP 制品中血小板计数较少,且细胞因形态改变、结块或无细胞碎片的产生等可能会对 PRP 的生物学效应产生影响。

(3)EDTA 对血小板膜具有破坏作用,使得 PRP 制品中含有大量非细胞碎片及聚集体,不推荐用于 PRP 制备。

(4)肝素与血小板表面结合可引起血小板聚集、释放、破坏,造成血小板功能下降,不推荐用于 PRP 制备。

2. 抗凝剂用量 建议抗凝剂体积与采血量的比例为 1∶9 或 1∶10。

(四)离心

PRP 制备的核心步骤是离心。PRP 最终制备效果与相对离心力(RCF)、离心次数、离心时间、离心温度等密切相关,临床中应根据治疗需求、环境及设备的不同,选择合适的离心参数。在无菌环境下进行离心,离心机必须始终保持水平,离心管必须相互保持平衡。

1. 相对离心力 RCF是离心机产生的离心力。离心机通过联轴器带动转头高速运转所产生的RCF可使全血中不同沉降系数的血液成分有效分离。RCF的大小取决于样品所处的位置至轴心的水平距离即旋转半径 r 和转速 n,其计算公式为 RCF = 1.118×10^{-5} $n^2 r \times g$,其中 n 指转速(rpm), r 指旋转半径(cm), g 为重力加速度。PRP制备时,无论所用离心机类型如何,RCF都是相同的。RCF参数的大小对PRP中血小板的浓度、形态结构、分布密度及生长因子的释放等均有影响。较高的RCF所产生的高剪切应力可能会导致血小板破坏过多或血小板激活诱导血小板自发聚集,减少PRP中生长因子释放,并进一步影响临床效果。相关研究表明,二次离心法中,第一次离心时最常见的离心力设置为 200 g(34.6%),最常见的离心转速为 2 000 rpm(27.5%);第二次离心时,比较常见的离心力设置有 1 500 g(17.9%)和 200 g(17.9%),最常见的离心转速为 2 000 rpm(28.9%)。一次离心法中,常见的离心力设置范围为 150~1 500 g,转速设置范围为 400~3 400 rpm。不同厂家的PRP制备套装,不同的医务人员选择的离心参数都可能不一样。在二次离心法中,国外有学者推荐,第一次离心参数为离心力为 100~300 g,离心时间为 5~10 min,第二次离心参数为离心力为 400~700 g,离心时间为 10~17 min。本共识专家组推荐第一次离心参数为 RCF 200 g 或离心速度 2 000 rpm,离心时间 10 min,第二次离心参数为 RCF 200 g 或 1 500 g 及离心速度 2 000 rpm,离心时间 10 min。临床医生可根据实际情况或具体要求进行调整。

2. 离心次数 制备PRP通常分为一次离心法、二次离心法和三次离心法。一次离心法常需较大RCF,尽管操作简单,但制备的PRP中血小板浓度较低,生长因子含量相对较少。二次离心法获得的PRP中血小板含量和血小板回收率均较高,但红细胞混入量相对较高。三次离心法操作相对烦琐,与二次离心法相比,虽可获得血小板纯度更高的PRP,但也会导致血小板回收率下降,目前临床上几乎很少采用。目前国内临床上PRP制备主要采用二次离心法(80.2%),一次离心法较少(18.8%)使用。

3. 离心时间 离心时间对制备的PRP中血小板浓度及活性有较大影响。离心时间过短,PRP中血小板浓度难以达到治疗需求,但长时间高速离心则可能破坏血小板细胞膜而影响生长因子释放。因此,应根据临床需求合理选择离心参数,当RCF较大时,离心时间应尽量短,RCF较小时,离心时间可适当延长。

目前临床上离心时间通常是 5~15 min。第一次离心时最常见的时间设置为 10 min(78.1%),第二次离心时最常见的时间设置为 10 min(70.3%),这样制备的PRP血小板含量较高。

4. 离心温度 温度过高或过低都会影响血小板的活性。常温台式离心机的离心速度越大,离心管表面的温度越高,过高的温度可能会导致血小板提前激活,致使血小板回收率下降。美国血库学会推荐PRP的离心温度为 21~24 ℃,可获得更佳的血小板回收率。

5. 离心机

(1)离心机类型:①普通离心机和温控离心机相较于普通离心机,温控离心机可以设定并维持 PRP 制备温度,提高 PRP 制备效率,但并非制备 PRP 所必需。②固定角度离心机和水平式离心机固定角度离心机由于向后的离心力,细胞首先被推到管的远端,然后沿着管后壁向上或向下移动,可能导致试管后端的细胞活化或损伤;水平式离心机中血小板、红细胞等成分的运动则不受阻碍。PRP 制备时优先选择水平式离心机。

(2)离心机要求:只有刻度盘且没有数字显示的离心机不得用于 PRP 制备,因为无法设置所需的 RCF。建议选择合适的 PRP 制备专用离心机,离心操作简单,无须设置参数,只需离心按键即可完成离心,不仅使用方便,而且可有效防止人为误差。

6. 离心管

(1)材料要求:离心管材料属性在 PRP 制备中起着重要作用。玻璃管具有亲水性,允许血小板与管壁接触激活并促进凝血;塑料管和 PETA 管是疏水性,可以排斥血小板,防止在离心过程中血小板激活,延迟血凝块的形成。制备 PRP 时,塑料离心管优于玻璃离心管。

(2)容量要求:根据所需制备的 PRP 量及采血量,选择合适容量的 PRP 离心管,临床上离心管容量多为 10～50 mL。

(3)形状要求:离心管形状不同可能影响 PRP 提取效率,临床上主要有普通试管形状、窄管形状、特殊形状等。

(4)离心管是否预装抗凝剂:独立的 PRP 专用离心管通常预装抗凝剂,部分 PRP 制备套装中离心管预装抗凝剂。

(5)离心开始时间:为避免所采集的全血中血小板损失和失活,采血完成后应立即将血液转移至装有抗凝剂的离心管并摇匀,第一时间置于离心机中开始离心。

(五)抽取

离心后必须立即将 PRP 与贫血小板血浆(PPP)分离,因为浓缩的血小板会随着时间慢慢扩散到 PPP 中。操作人员的个人习惯、拿捏尺度、熟练程度等均会影响 PRP 制备效率。

(六)制备量

PRP 制备量根据临床治疗需求的不同而有较大差异,文献报道其范围为 0.4～30.0 mL。一般来说,PRP 制备量约占离心前全血(含抗凝剂)体积的 12.9%。

(七)激活

PRP 制备完毕后,需要使用相应的激活剂来激发它的生物学活性,激活剂的选择对生长因子的释放方式及释放量有明显影响。

1. 血小板激活概念　在正常血液循环中血小板处于无活性状态,当血管内皮损伤等凝血因素启动后,血小板被激活。血小板活化包括血小板黏附、聚集和释放 3 个过程,几乎同时发生。能引起血小板聚集的因素,多数能引起血小板释放反应。血小板释放是指血小板受刺激后将储存在 d 颗粒、α 颗粒或 l 颗粒内的物质排出的现象。d 颗粒释放二磷酸腺苷、三磷酸腺苷、5-羟色胺、钙离子等;α 颗粒释放 β-血小板球蛋白、血小板因子 4(PF4)、vWF、纤维蛋白原、凝血因子 V(FV)、PDGF、TGF-β、IGF、EGF、VEGF 等。

2.血小板激活方式

(1)外源性激活(体外激活):PRP 使用前在体外通过化学方式或物理方式使血小板激活,称为外源性激活。血小板激活导致生长因子快速释放,10 min 内可释放大部分生长因子。鉴于许多生长因子的半衰期很短,在注射时或注射前激活 PRP,可能会产生最大的生物学效应。一旦 PRP 被激活,纤维蛋白网络即开始形成,凝固血浆并形成纤维蛋白凝块或膜。常用的化学激活剂包括凝血酶、10% 氯化钙等,物理激活方式有创伤、光照、冷热、冻融等。

关于是否需要外源性激活的问题仍存在争议,因为不同的 PRP 激活剂会影响最终产物的物理形态,也可能影响生长因子的释放曲线。临床中某些特殊治疗需要外源性激活,如 PRP 治疗骨折等硬组织时必须使用激活的 PRP。目前临床大多数商用 PRP 制备套装通常不行体外激活 PRP。

(2)内源性激活(体内激活):未激活的 PRP 注入机体后,在体内与纤维状胶原蛋白、凝血酶等接触时会被激活,称为内源性激活。胶原蛋白、体内凝血酶等是 PRP 的天然激活剂,也是一种较弱血小板激活剂。内源性激活可使生长因子长时间持续释放,与外源性激活相比,其应用于软组织时 PRP 效率更高。

3.血小板激活检测　血小板被激活后会释放 β-血小板球蛋白、PF4、P-选择素、D-二聚体、颗粒膜蛋白-140(GMP-140)等,临床上可通过测定这些分子的含量,来了解体内血小板的活化情况。

4.血小板激活方案　本共识专家讨论时,金晓红主任提出,能否第一次 PRP 注射选择外源性激活,以保证一定浓度的生长因子。第二次及以后 PRP 注射选择内源性激活,以保证生长因子在体内持续释放。本共识专家组认为这种方案提议非常好,但这种血小板激活方案是否可行、是否能达到预期效果,需要在临床上进一步探索。

(八)保存

1.保存温度　PRP 在 4 ℃、22 ℃、37 ℃和-80 ℃保存均有报道,部分学者推荐 22 ℃振荡保存。但低温会启动血小板内的活化过程,导致聚集和细胞死亡;而室温保存时,介质中细菌生长有导致 PRP 制品污染的风险。因此建议 PRP 制备后立即使用,以保障最佳治疗效果及治疗安全。

2.保存期限　美国食品药品监督管理局将血小板的储存时间限定为 5 d。但 PRP 制备 60 min 后,血小板浓度明显下降,因此不建议 PRP 长时间储存后使用。

六、制备的质量控制

1.血小板富集度　血小板富集度(倍)= PRP 中血小板浓度/全血中血小板浓度。血小板富集度是评价 PRP 制备质量的主要指标之一。PRP 中血小板浓度对其临床疗效和决定其生物学转归具有重要意义。适当血小板浓度可以促进细胞生长,但血小板浓度过高可能会抑制细胞生长,因此使用 PRP 时应选择最合适血小板浓度。已报道的研究中,血小板富集度多在 1.4~8.1 倍,75% 的 PRP 中血小板富集度≥4 倍。一般认为,为了保证效果,PRP 中血小板富集度应达到 3~5 倍。

虽然有学者认为 4~6 倍血小板富集度 PRP 是"治疗性 PRP",但临床上不同疾病或不同用途,需要的血小板浓度也不一样,比如医学美容用的血小板浓度较低,而治疗骨性关节炎需要的血小板浓度较高。因而 PRP 中血小板浓度并非越高越好,符合临床用途的最合适血小板浓度才是最佳浓度。

2. **血小板回收率** 又称为血小板产量或 PRP 生产效率,指从血液中回收所有血小板的能力,是评价 PRP 制备质量的主要指标之一。血小板回收率=（PRP 体积×PRP 中血小板浓度)/（抽取的全血体积×全血中血小板浓度)。在各种研究中,血小板回收率平均范围为 50%~80%。大多数回收率高于 80% 的 PRP 会有较高的红细胞污染率。

3. **血小板质量评估** 血小板计数、平均血小板容积（MPV）和血小板分布宽度（PDW）是评价血小板质量的三大指标。离心会影响血小板相关参数,如 PRP 中血小板的 MPV 低于全血的 MPV,可反映血小板的大小,可将血小板浓度和体积与 MPV 一起评估。血小板聚集试验等可用来检测血小板功能。

4. **白细胞清除率**

L-PRP:L-PRP 内白细胞浓度是全血的 3 倍以上。

P-PRP:含很低浓度白细胞（低于全血白细胞浓度）或不含白细胞的 PRP。

5. **生长因子浓度** 血小板活化后,α 颗粒通过脱粒形式释放生长因子。10 min 内会释放 70% 储存的生长因子,几乎 100% 的生长因子在 1 h 内被释放。随后血小板在其生命周期中可继续合成并释放少量的生长因子,持续大约 8 d,直至耗尽死亡。

(1)PRP 中血小板活化后释放的常见生长因子种类及功能。①PDGF:血管生成、成纤维细胞增殖与趋化、增加胶原蛋白的合成、促进内皮细胞生成等。②TGF-β:上皮细胞增生、被公认为软骨的促成剂、促进伤口愈合等。③VEGF:血管内皮细胞的增殖、新生血管形成、增加微血管通透性等。④EGF:促进伤口愈合、参与血管生成和多种细胞的分裂与增殖、加速骨折愈合等。⑤IGF:参与细胞增殖与分化、促进软骨和骨基质的形成、抑制骨关节炎软骨细胞凋亡等。⑥FGF:参与细胞活化、组织修复、成骨细胞生成、软骨细胞及间充质干细胞的生长和分化等。

(2)生长因子浓度检测:酶标仪定量测量释放的生长因子浓度。

第五节 临床应用的禁忌证及适应证

一、禁忌证

1. **绝对禁忌证** 包括血小板功能障碍综合征、血小板减少症、血流动力学不稳定、败血症、低纤维蛋白原血症等。

2.相对禁忌证 包括长时间使用抗炎药物及全身使用类固醇皮质激素患者、近期发热或体弱、骨肿瘤、白血病、感染肠球菌、假单胞菌、克雷伯菌病史及注射部位局部皮疹等。

二、适应证

PRP已逐渐应用于骨科、创面、医美、口腔颌面等领域的组织修复中。

1.骨科 PRP被引入骨科治疗后,用于退行性骨关节炎、股骨头坏死、骨髓水肿、滑膜炎、软骨损伤、网球肘、肩周炎、跟腱炎、关节感染、骨髓炎的治疗,还包括软组织修复如半月板关节软骨损伤、肩袖损伤、髌腱炎等的治疗,另外还有骨缺损修复、脊柱融合等,都有非常显著的效果。

2.创面 如慢性难愈合创面、窦道、压疮、糖尿病足等疑难杂症的治疗。

3.医疗美容 如皮肤松弛、祛皱、祛瘢、美白祛斑、缩小毛孔、斑秃、泌尿生殖系统老化等领域的应用。

4.口腔颌面 近年来PRP在颌骨缺损重建方面的应用得到了很好的发展,并且在颌面部根治性外科切除术后、颌骨重建、牙槽嵴裂修复、牙种植外科及其他骨科领域应用已有众多成功案例。

第六节 相关制备装置的操作规范及技巧

PRP目前已在临床上广泛应用,特别是在最近10多年,PRP的临床应用呈爆发式增长。根据制备方法不同,现有的PRP制备装置大致可以分为血浆过滤法装置和离心法装置两大类。血浆过滤法成本昂贵,临床使用受到较大限制;离心法操作简单,成本低廉,被应用于多数PRP制备装置。各类PRP制备装置制备获得的PRP中所含血小板、白细胞以及其他各种成分的浓度不尽相同,在选用PRP制备装置时可依据患者自身条件、健康状况以及制备装置本身特点来决定,总体原则是PRP的血小板浓度要在有效范围内,设备材料安全,治疗有效,临床操作方便。目前,已获得国家市场监督管理总局(CFDA)批准的三类医疗器械注册证的PRP制备装置(离心法装置)有富血小板血浆制备用套装(中国山东威高集团医用高分子制品股份有限公司)、富血小板血浆制备装置(韩国瑞维医疗有限公司)、富血小板血浆制备用套装Regen ACR-C(瑞士瑞珍科技有限公司)、富血小板血浆制备器Arthrex ACP Double Syringe(德国锐适公司)、自体富血小板血浆制备套包SmartPReP2 APC+Autologous Platelet Concentrate+Procedure Pack(美国Harvest技术有限公司)。

一、制备装置及操作

1. 富血小板血浆制备用套装(中国山东威高集团医用高分子制品股份有限公司)

(1)结构及组成:采血针(静脉输液针)、50 mL 注射器、20 mL 注射器、10 mL 注射器、1 mL 注射器、2 mL 注射器、离心管、吸管、枸橼酸钠溶液(ACD-A)、手柄、喷雾三通、推进板、锥形喷嘴(喷管)、喷雾头、加长注射针。

(2)操作流程:以抗凝剂和所需静脉血按 1∶9 比例抽取适量抗凝剂入 50 mL 注射器,来回推动注射器拉杆,使抗凝剂充分接触针筒内壁,连接采血针,抽取所需静脉血,抽血时需缓慢转动注射器,使血液和抗凝剂充分混合。采血完毕后从离心管中间孔把血液缓慢注入,配平,进行第一次离心。第一次离心完毕后,从离心管中间孔抽取红细胞至离心管锥形结构下 1 mm 后进行第二次离心,同时制备凝血酶溶液备用。第二次离心完毕后,从离心管右侧孔贴近液面从上而下抽取上清液至所需刻度。余下液体即 PRP,摇匀重悬血小板,可制备 PRP 凝胶或与凝血酶溶液通过喷枪喷洒至创面。

2. 富血小板血浆制备装置(韩国瑞维医疗有限公司)

(1)结构及组成:上端舱室、中端舱室(含注射器插入端口)、内锁装置、硅胶帽、下端舱室(含注射器插入端口)、硅胶环、硅胶盖和血液注入端口。

(2)操作流程:预先在注射器内抽取 3 mL ACD-A,连接采血针,抽取 27 mL 静脉血。打开空气阀门,针头与水平线呈 30° 将全血注入装置后进行第一次离心;第一次离心结束后,打开空气阀门,旋转上端舱室直至白膜层于所需位置后,旋转关闭中端舱室以分离红细胞,关闭空气阀门。翻转设备进行第二次离心,旋转下端舱室分离 PRP 和 PPP,从注射器插入端口将 PRP 抽出,获得 PRP。

(3)制备不同浓度的 PRP:在第一次离心后,根据需要调整白膜层的位置,可获得3 种不同浓度的 PRP:PCP、PLC、PRC。PRP 制备过程如下:①将全血注入装置内;②第一次离心;③依次旋转上端舱室和中端舱室分离红细胞;④翻转装置;⑤第二次离心;⑥旋转下端舱室分离 PPP;⑦从注射器插入端口将 PRP 抽出;⑧获得 PRP。

3. 富血小板血浆制备用套装 Regen ACR-C(瑞士瑞珍科技有限公司)

(1)结构及组成:采血针、采血管、固定器、注射器、转移针、无菌转换器、注射针。

(2)操作流程:取出采血管(内含抗凝剂及特殊生物分离胶,该分离胶可以有效分隔红细胞和上清液),静脉采血 8 mL,与抗凝剂充分混合后进行差速离心。离心后在近生物分离胶层抽取适量 PRP。

4. 富血小板血浆制备器 Arthrex ACP Double Syringe(德国锐适公司)

(1)结构及组成:产品有 ABS-10010 和 ABS-10014 两个型号。型号 ABS-10010 由容量 10 mL 和 5 mL 的两个独立一次性注射器嵌套组成,型号 ABS-10014 由容量 15 mL 和 6 mL 的两个独立一次性注射器嵌套组成。容量较小的注射器还充当较大的注射器的芯杆,以达到抽取、注射的双重作用。注射器为中头型,由聚丙烯材料制成。

(2)操作流程:以型号 ABS-10014 为例,预先在注射器内抽取 1.5 mL ACD-A,连接采血针,抽取 14 mL 静脉血,充分混匀后进行梯度离心。离心完成后,用 6 mL 注射器抽取 PRP,尽可能小心避免抽取到红细胞。PRP 制备过程:①物品准备;②抽取 ACD-A;③采血;④完成采血;⑤梯度离心后;⑥抽取 PRP;⑦获得 PRP。

5. 自体富血小板血浆制备套包 SmartPReP2 APC + Autologous Platelet Concentrate + Procedure Pack(**美国 Harvest 技术有限公司**)

(1)结构及组成:一次性使用静脉输液针、抗凝用注射器、一次性使用溶药针、抽血用注射器、离心杯(其中自校准浮动架可自行调整漂浮于白膜层上方,并选择性地捕获白细胞中的单核细胞和 CD34+细胞)、带钝头套管和垫片的血浆用注射器、带钝头套管的血小板用注射器、10 mL 注射器(备用)、排气样品处理管、无菌塑料杯及患者标签包。

(2)操作流程:预先在采血注射器内抽取适量 ACD-A,连接采血针,抽取所需静脉血后将其注入离心杯的全血舱,进行自动双旋离心 14 min;用带钝头套管和垫片的血浆用注射器抽取 2/3 体积 PPP 转移至无菌塑料杯中;用带钝头套管的血小板用注射器抽取剩余上清液后,再注入血小板舱中实现血小板重悬;最后抽出 PRP。PRP 制备过程:①抽取抗凝剂;②采血;③将全血注入全血舱;④抽取 PPP;⑤抽取 PRP;⑥获得 PRP。

二、制备装置的合理选择

PRP 制备装置操作方便快捷,降低了污染的风险,但不同装置在采血量、PRP 获取量、离心参数等方面存在诸多不同,导致所获取的 PRP 中组分及浓度迥异。目前,PRP 中各组分的最佳浓度并无完全一致的共识,争议较大的主要是 PRP 中血小板和生长因子的浓度以及 L-PRP 和 P-PRP 的选择。在血小板和生长因子方面,有研究者认为 PRP 富集度应在 5 倍以上,而有些研究者认为过高浓度的血小板和生长因子可能抑制组织修复,介于 2~6 倍的富集度对促进组织修复作用最为显著。L-PRP 支持者认为白细胞的存在可在 PRP 注射部位增强免疫调节能力,有助于预防或控制损伤部位的感染,同时白细胞也有可能通过自身释放生长因子或刺激血小板释放生长因子来提高 PRP 生长因子浓度。而 P-PRP 支持者认为白细胞可以通过分泌 IL-1 和 TNF-α 发挥炎症效应,其中最主要的成分是中性粒细胞,应降低 PRP 中白细胞的含量。

临床医生应熟悉各制备装置的特点并充分把握临床适应证,以便于对不同的 PRP 制备装置进行合理有效的选择。

第七节　临床应用技术要点

虽然已有大量研究证实了 PRP 的有效性,但不同的研究结果之间仍存在一定的差异。其主要原因是目前临床上 PRP 的制备过程及相关浓缩血小板制品没有标准化,制备方式、浓缩血小板浓度、患者年龄及疾病状态等因素的不同都会造成 PRP 治疗效果的差异。因此,对 PRP 及相关浓缩血小板制品进行质量控制及选择合适的适应证是保证其有效性的前提。本节将重点阐述如何提高 PRP 及相关浓缩血小板制品的制备质量、治疗适应证的选择、治疗前后注意事项及术后并发症防治,以保证临床应用的有效开展。

一、提高制备质量的注意事项

参照本章第四节"原理分析及技术流程研究"中的"制备的质量控制"。

二、治疗适应证的选择

PRP 在整形美容科和皮肤科最常应用于慢性难愈合创面修复,联合脂肪移植组织填充,淡化色素沉着及色斑,治疗痤疮及痤疮瘢痕,毛发再生,皮肤屏障功能的修复及眶周、唇周年轻化治疗等。

1. 单纯涂抹类治疗

(1)联合激光治疗:可以明显加快皮肤修复,减少炎性渗出,减轻炎症反应、水肿和红斑。原因可能为使用激光治疗后,面部涂抹的 PRP 由点阵激光产生的微孔进入真皮层,释放 VEGF、EGF、IL 等多种促进皮肤生长的因子,直接与创面表皮发生作用,强化白细胞的杀菌作用,保护创面不受感染,加快表皮的愈合速度。术后应注意保持局部清洁、干燥,做好保湿、防晒。

(2)联合微针治疗:微针治疗是利用微针将相关物质导入至皮肤相应层次,达到治疗皮肤疾病或皮肤美容作用的一种技术。微针本身的物理性破皮也能促进局部皮肤修复、再生。因此,在使用微针对皮肤进行治疗的过程中,可以边治疗边涂抹 PRP,这样既有利于 PRP 向皮肤内的渗入,也有利于减轻微针治疗后局部皮肤的红肿等情况。在微针治疗结束后即刻可将 PRP 涂抹在局部皮肤,15～20 min 涂抹 1 次,连续涂抹 2～3 次,使皮肤对 PRP 的吸收更进一步。

2. 注射类治疗

(1)用于年轻化治疗:PRP 常被用于注射年轻化治疗,包括面颈部、手部等部位,可促进皮肤真皮干细胞的增殖;PRP 释放的大量生长因子能有效促进 Ⅲ 型和 Ⅳ 型胶原的增生;PRP 形成的凝胶还可填充凹陷或组织塌陷区,从而减轻或消除皱纹,起到美容作用。

(2)用于黄褐斑治疗:黄褐斑治疗手段多样,包括激光、强脉冲光、化学剥脱术、口服及外用药物等,但是其根治对于皮肤科仍是一个难题。目前单一治疗的疗效欠佳,联合治疗是趋势。水光注射是 PRP 治疗黄褐斑的常用方式之一。水光注射是通过电子负压注射器,将药液定量、定点、定深度、准确地导入皮肤相应层次。通过建立皮肤细微孔道来输送营养,激活自体组织修复机制,提高皮肤的自愈能力。通过水光注射 PRP,可使多种自体生长因子深入整个皮肤组织,调整皮肤全层结构、修复受损皮肤组织、促进肌肤微循环的建立,加速新陈代谢,全面改善肤质和肤色,提升肌肤状态;结合其抑菌抗菌、抑制炎症反应等作用,从而有效改善色斑,使暗淡灰黄的皮肤外观改善、质地好转。

(3)用于改善泌尿生殖系统功能:PRP 应用于改善男、女泌尿生殖系统时,可以增加注射部位的血流量,促进细胞增殖、分化。

在男性泌尿生殖系统的应用中,将 PRP 注射到阴茎和腺体后几周或几个月,组织会新生血管和软组织,阴茎灌注改善,从而提高敏感度和勃起功能。建议在注射后间断使用负压吸引泵 3 周,可使阴茎功能得到持续的改善,并维持 9～12 个月。有研究称通过建立双侧阴茎海绵体神经(CN)切断后立即显微修复这种损伤模型,并局部联合应用激活的 PRP,来观察 PRP 对 CN 损伤的修复效应。以阴茎海绵体内压(ICP)的恢复情况和 CN 轴突数目为评价指标,PRP 组效果虽然与手术组相比有一定差距,但明显优于单纯缝合组。由此可见,PRP 对 CN 损伤的修复有明显的促进作用。大量实验证实外周神经的生长需要各种因子,因此 IGF-1、TGF-β_2 在 CN 的再生中起重要作用,能明显促进阴茎受损 CN 的再生及其勃起功能的恢复。一方面,局部应用激活的呈凝胶状的 PRP 可以覆盖伤口并起止血作用;另一方面,PRP 可促进轴突的再生,实现结构和功能的恢复。

在女性泌尿生殖系统的应用中,有研究发现 PRP 被激活(氯化钙)后注射于阴蒂、耻骨筋膜、G 点、Skene 腺等区域后,PRP 分泌的生长因子会促进多能干细胞增殖,使得血管新生、成纤维细胞和神经纤维生长,并刺激皮下组织中胶原蛋白和感觉神经纤维再生,从而缓解性交过程中的不适,同时增强阴道敏感性,改善压力性大小便失禁和膀胱过度活动症(OAB)等症状。

3. 涂抹+注射联合治疗

(1)用于痤疮治疗:大量的基础实验及临床实践证明 PRP 对痤疮有较好的治疗效果,不同类型的痤疮选择不同的 PRP 治疗方案尤为重要。痤疮类型较多,可分为丘疹性痤疮、脓疱性痤疮、囊肿性痤疮、结节性痤疮、萎缩性痤疮、聚合性痤疮及恶病质性痤疮。

单纯 PRP 治疗并不适用于严重的炎症性痤疮和闭合性痤疮,因 PRP 含有血清,是细菌很好的培养基,故对于闭合性丘疹不推荐使用 PRP 治疗。单纯 PRP 治疗要达到患者满意的疗效常常需要 5 次以上的治疗,有部分患者甚至经过 8～10 次单纯 PRP 治疗仍无法痊愈。因此,单纯 PRP 治疗需要患者有较好的依从性。

对于炎症明显的丘疹性痤疮、脓疱性痤疮、囊肿性痤疮及聚合性痤疮,建议先清除痤疮脓液后再行点阵激光治疗,随后进行 PRP 注射治疗。部分炎症期痤疮患者会因 PRP 注射导致炎症加重,因此不推荐单纯 PRP 治疗。

(2)用于创面治疗:已证实 PRP 在治疗众多慢性创面中有显著疗效,如血管性溃疡、代谢性溃疡、压力性溃疡、感染性溃疡、放射性溃疡、损伤性溃疡、难治性硬皮病皮肤溃疡等。在促进烧伤、创伤、难愈性创面修复的过程中,常用 PRP 凝胶局部填充,如彩图 5。采取局部注射 PRP 的治疗方式较外用 PRP 凝胶更为有效,可以显著缩短急慢性创面的治疗周期,降低患者治疗费用,改善患者生活质量。

用于创面治疗时应注意以下几点:①应用前要慎用阿司匹林等可能影响血小板功能的药物,以免影响疗效;②女性患者最好避开月经期;③活动少的老年、新生儿及儿童患者不适合频繁采血或一次采取量过大;④创面有污染甚至感染时,行细菌培养后视情况应用抗感染治疗,必须做彻底清创,以减少因细菌负荷量过大对 PRP 治疗效果的影响。

目前,异体 PRP 的应用有较多限制,需要注意传染病的交叉感染、继发恶性肿瘤和免疫反应等相关风险。需要做临床备案,并征得患者本人或家属同意,签署治疗知情同意书。

4. 用于毛发再生 临床最常见的脱发类型为雄激素性脱发(AGA),也称为"脂溢性脱发"或"遗传性脱发",90% 以上患者为男性。女性由于内分泌腺体功能异常,造成体内激素失调而导致的脱发为内分泌失调性脱发,常见于产后、围绝经期、口服避孕药等情况。

不管何种类型的脱发以及是否适合 PRP 治疗,关键取决于毛囊组织是否凋亡。对于常年斑秃患者,无可再生毛囊,PRP 治疗效果有限;对于雄激素性脱发,毛囊处于休止期或毛发稀疏的患者,可通过 PRP 注射治疗激活休止期毛囊,促进毛发增多、增粗;女性产后脱发及发际线毛发稀疏者,PRP 治疗同样适用。

三、治疗前后注意事项

浓缩血小板属于血液制品,质控要求务必严格。在治疗前,临床医师须详细询问患者病史并进行术前免疫四项、血常规及凝血功能检查,同时要注意以下情况。

1. 术前注意事项

(1)血红蛋白>110 g/L,血小板计数>$100×10^9$/L。

(2)近期无口服阿司匹林等影响凝血功能或者血小板功能的药物。

(3)无血液相关疾病、严重心血管疾病及感染。

(4)无癌症,尤其是造血系统或骨骼系统方面的癌症。

(5)术前 1 d 禁酒。

(6)避免在经期、孕期和哺乳期治疗。

(7)避免在感冒、疱疹发作时治疗。

2. 术后应注意事项

(1)忌食辛辣刺激食物,避免烟、酒。

(2)忌服阿司匹林类药物。

(3)术后 2 d 冰敷。

(4)术后 3 d 内禁止按摩、蒸桑拿。

(5)建议注射后 6 h 内避免接触注射区域。

(6)部分患者术后 1~2 d 在注射部位可能会有充血、水肿等现象,可通过冰敷等物理治疗来缓解症状。

四、术后并发症及处理

目前国内尚未有 PRP 注射后出现严重并发症的报道,但国外学者曾报道 1 例 PRP 注射眶周年轻化引起单侧眼失明。因此,PRP 注射需要注意掌握各种注射技巧,以减少血管损伤和避免血管内注射。常见的并发症如下。

1. 局部色素沉着 由于注射局部出血未及时按压或患者凝血功能障碍所致,一般

1~2周可以自然吸收。对于因制备PRP过程中混入过多的红细胞而在皮肤中胚层治疗后留下的色素沉着,通常需要数月才能完全代谢;部分患者会留下永久性色素沉着,可通过光电治疗改善。

2. **术后低热** 比较常见,是一种自体免疫反应,一般出现在术后第2天,不需要特殊处理,对症处理即可;持续低热患者需要排除细菌、病毒感染等疾病。

3. **术后局部红肿或全面部红疹** 局部感染所致,PRP本身具有抗感染作用,其发生率较低,主要原因为无菌操作不严格造成,规范化操作可避免发生,必要时需要清创及给予抗生素等联合治疗。

4. **术后疼痛** PRP含有的炎症调节因子,可以减轻80%的疼痛,疼痛发生率极低,与关节腔注射技术不过关、误注到半月板及韧带等软组织有关,PRP可自行吸收,一般24 h后疼痛缓解,72 h疼痛消失,如出现疼痛,应对症处理,可以应用止痛药物,必要时可注射吗啡等强效止痛药物,也可通过术后冰敷面膜及持续间断冰敷缓解疼痛。

第二章 富血小板血浆在骨科及疼痛中的临床应用

肌肉骨骼疾病是导致人们长期痛苦和身体残疾的最常见原因。由于机械因素,关节周围肌腱或韧带容易受到损伤,并且常常难以愈合,如肩袖损伤、跟腱炎和网球肘等。如果关节的不断运动使损伤进一步发展,疼痛明显加重,会导致关节功能障碍,以往治疗上多采用 RICE 法,即休息、冷敷、热敷患处和抬高患肢,同时可用非甾体抗炎药帮助减轻炎症和疼痛,也可局部注射类固醇皮质激素治疗。但上述方法均不能改变肌腱自身愈合不佳的固有特性。并且,用于局部注射的皮质类固醇的不良反应,包括肌腱萎缩、脆性增加和持久影响的结构改变;非甾体抗炎药长期口服具有重大风险,包括出血性溃疡和肾脏损害。自源性 PRP 拥有许多其他药物不具备的优势,随着近年来对其在肌腱及关节周围韧带损伤或软骨缺损中修复作用实验研究和临床使用的增加。PRP 治疗有希望成为一种替代手术治疗并促进组织自然愈合的有效治疗办法,但是由于肌腱组织缺乏血供、生长因子贫乏、胶原纤维生长缓慢的固有特性决定了其自身愈合不佳。如何加速肌腱的修复一直是临床医师的共同目标,也是再生医学的研究热点,尤其肌腱-骨连接损伤的治疗更是一项挑战。肌腱-骨界面通常愈合不良,并且很难重新形成纤维软骨区,PRP 作为一种生物学方法可加速肌腱-骨之间的联系,建立胶原纤维爬行支架,促进肌腱骨的愈合基于多项体外细胞培养和动物实验研究结果,PRP 能增强受伤肌腱新生血管化以此促进瘢痕愈合;PRP 释出物在人类肌腱细胞的增殖和基质代谢中有积极作用,可加强肌腱的修复,这也就为临床应用 PRP 治疗肌腱韧带损伤提供了理论和实验支持。随着对 PRP 认识的深入,PRP 在临床上的多种用途也被发掘出来,并得以应用。目前仍然缺乏大样本的临床应用和长期的随访报道,相信通过更大规模的临床验证,PRP 对运动系统的治疗效果将进一步得到肯定,通过多学科、多领域的交叉和合作,能够制作出更加高效的 PRP 制品,或者能更精确、更集中地作用于局部,从而取得更佳的临床效果。如超声引导 PRP 注射,已被建议作为顽固性肌腱病的二线治疗方案,包括肌腱退行性改变、慢性肌腱炎、肌腱病和肌腱部分撕裂等。在超声引导下皮质类固醇治疗失败后 PRP 治疗值得考虑。

2003—2015 年,在多项 PRP 应用于肌腱韧带领域的临床研究中,最常见用于肱骨外上髁炎,有 9 项随机对照试验和 7 项前瞻性对照研究,其中 6 项研究与皮质类固醇注射对比,3 项与自体血对比,2 项与局部麻醉对比、2016 年的一项荟萃分析中指出,PRP 和自体血在减轻疼痛和改善功能方面均优于皮质类固醇,PRP 对冈上肌腱撕裂的疗效是有争议的,5 项研究中有 2 项认为 PRP 疗效优于皮质类固醇组。在髌腱病变的 4 项对照研究中和 8 个病例报道中,PRP 改善了临床疗效,但并非所有病例,是否需要超过 1 次的注射仍在讨论中。在跟腱病的 3 项前瞻性对照研究(单次注射)和 6 个病例报道中,患者表现出基线值的改进,但其中 2 项研究未能揭示与对照组的差异。

在 Fitzpatrick 等对 PRP 治疗肌腱病变临床实验的荟萃分析中发现,使用 L-PRP 治疗的患者总体效果显著;与使用 P-PRP 的治疗组相比,L-PRP 组有强烈的阳性效应。Kim 等报道对肩袖部分撕裂患者在超声引导下于撕裂部位注射 PRP,将单纯用康复疗法作为对照组,PRP 组治疗后 3 周及 3 个月时撕裂范围(通过最大纵向撕裂长度测量撕裂尺寸)均减小,VAS、MMT 及 ASES 评分改善均优于对照组,差异有统计学意义。

Shams 等为了验证 PRP 局部注射是否能改善肩袖肌腱病变的预后,对 40 例有症状的肩袖撕裂患者进行了一个随机、双盲的对照试验,观察肩峰下注射 PRP 与皮质类固醇的治疗效果,结果显示两组患者注射后临床疗效均较注射前显著改善;但在注射后 12 周,PRP 组的 VAS、ASES、CMS 和 SST 评分改善均优于皮质类固醇组,差异存在统计学意义($P<0.05$)。注射后 6 个月,MRI 显示两组肌腱病变/撕裂等级总体有改善,虽然并不显著。Dallaudiere 等评估超声引导腱内注射 PRP 对肌腱撕裂和肌腱病的潜在治疗效果,对 408 例患者做了最长达 32 个月(平均 20.2 个月)的随访研究、注射 6 周后,DASH 和 WOMAC 评分明显改善,超声测量病变范围减小,且随访期间无临床并发症。为超声引导腱体内注射 PRP 可使肌腱快速愈合提供了有效依据。Nidihi 等用 PRP 治疗肌腱损伤的专业舞者也取得了很好的效果。大部分舞者在 6 个月或更短时间内恢复,小部分舞者需要超过 6 个月的恢复时间。除个别舞者需要重复注射并都在二次注射后 11 个月内恢复之外,其余均为单次注射。在注射后 6 个月的随访中,超声评估显示肌腱的低回声区域较术前范围减小,肌腱纤维性回声纹理广泛改善,肌腱病变区域的能量多普勒血管减少。

第一节　治疗骨病的范围

在骨科的应用范围相当广泛,包括骨折、骨不连、骨缺损、急慢性创面、关节软骨损伤、退行性骨关节炎、肌腱韧带损伤、半月板损伤、股骨头坏死以及急慢性骨髓炎等。

大量的基础研究以及 PRP 在骨科的临床应用报道表明,PRP 可以显著加速和促进骨与软组织损伤的修复。其主要机制在于 PRP 释放出的多种高浓度的生长因子促进修复细胞的增殖、分化以及迁移,加速血管再生,促使细胞外基质合成。除生长因子之外,PRP 中还含有高浓度的白细胞和纤维蛋白,白细胞在骨与软组织修复中表现出良好的抗菌和抗炎作用,而纤维蛋白结构相当于细胞和血小板的载体,有利于周围修复干细胞的爬行和附着。

将 PRP 植入骨折区或骨缺损区来促进骨愈合已获得广泛认可。另外,有学者报道将 PRP 经皮注射入骨不连区,实现了骨不连的完全愈合,并认为这种微创方法有可能取代部分传统切开植骨手术。

将 PRP 应用于伤口局部修复创面可以增加胶原沉积,刺激血管再生,加速表皮化生长,减轻创伤后局部肿胀和疼痛,减少术后伤口渗出,促进伤口早期愈合。无论对于急性创面还是慢性难愈合创面,PRP均显示了优异的修复效果。

近几年,经膝关节腔内注射PRP治疗膝骨关节炎(KOA)、关节软骨损伤、半月板损伤等技术方法已逐渐在临床上被推广应用起来。研究表明,PRP富含多种生长因子和炎性调节因子,具有保护软骨细胞、促进软骨愈合和减轻关节内炎症反应的作用。具体作用机制包括PRP抑制了白介素-1β(IL-1β)或过度负重引起的软骨细胞核因子-κB(NF-κB)炎症通路的激活;促进软骨细胞增殖和分泌细胞外基质,调控细胞外基质蛋白多糖和胶原蛋白的合成;促进滑膜细胞分泌透明质酸,增加透明质酸合成酶-2(HAS-2)的表达,调节关节腔内炎症等。

对肌腱韧带损伤或肌腱病(如网球肘、高尔夫球肘、肩袖损伤、跖腱膜炎、跟腱炎、髌腱炎等)的治疗逐渐成为一种被广泛应用的方法。肌腱韧带由于缺乏微血管网,生长因子供应不足,一旦受损后修复缓慢、愈合困难。PRP为这类组织生长提供了丰富的生长因子,可以较好地启动和调控肌腱韧带组织的修复。

对神经组织的修复也有促进作用,不过目前此类研究还比较少。Takeuchi等通过PRP治疗脊髓损伤,发现PRP可促进脊髓组织的轴突生长,并认为这与PRP中IGF-1和VEGF有关。Ding以SD大鼠为模型,将PRP植入海绵体神经受损区,结果发现PRP可以促进神经的再生,恢复阴茎勃起功能。在面神经修复研究中,PRP与神经细胞诱导的基质干细胞的修复效果相似,并且两者合用效果更好。PRP在神经修复领域还被用来修复腕管综合征的正中神经卡压损伤、桡神经断裂及坐骨神经损伤。但目前还缺少大样本高级别临床研究的验证。

将PRP用于治疗股骨头坏死,其中一个重要的原因是PRP具有良好的促进细胞增殖分化以及促进血管再生的作用。体外实验发现,将PRP作用于内皮细胞,与对照组相比,PRP组表现出良好的血管形成。新生血管的形成为细胞再生提供足够的营养和氧,防止股骨头细胞凋亡,促进骨再生。

治疗骨髓炎已有较多的临床报道,并且得到了较为广泛的认可,其对于缩短病程、降低经济负担、改善预后显示出积极作用。PRP治疗骨髓炎的原理可能在于:①慢性骨髓炎生长因子降解较快、浓度低,PRP提供的大量高浓度生长因子弥补了局部生长因子的不足,刺激了组织再生;②PRP中高浓度的白细胞能抑制甚至吞噬杀灭有害菌,清除坏死组织,减轻炎症反应,减少脓性渗液;③骨髓炎由于早期髓腔压力过高以及长期的炎性液浸泡,血运破坏严重,血管再生缓慢,血供差,而PRP里高浓度的PDGF、VEGF和EGF有促进血管再生的协同作用;④PRP能显著促进软组织的修复,良好的软组织条件是骨髓炎愈合的重要基础。虽然诸多报道显示PRP具有较好的治疗效果,但由于骨髓炎大多病情复杂、迁延、反复,要判断PRP治疗骨髓炎是否有确定的疗效,仍需大样本的循证医学证据。

第二节 肩关节疾病

一、治疗肩袖损伤

1.概念 肩部有内外两层肌肉,外侧为三角肌,内侧为冈上肌、冈下肌、小圆肌和肩胛下肌的肌腱组成的肩袖,其中冈上肌是主要的。肩胛下肌止于肱骨小结节,其余三肌自前至后抵止于大结节上。它们总的作用是使肩关节内旋和外旋,因此肩袖又称旋转袖。这些肌腱的损伤及无菌性炎症或冈上肌腱的断裂即为肩袖损伤。

肩袖撕裂并非单一病因所致,病因可能包括外伤、肩袖撞击或组织退行性变。尸体解剖证实,尸检中至少 25% 的肩关节有肩袖撕裂或退行性变,本病常发生在 40 岁以后,因而退行性变是一种常见的诱发因素。

肩袖撕裂从程度上讲,可分为部分撕裂和完全撕裂。部分撕裂通常位于冈上肌靠近其止点的关节面一侧,并可累及冈下肌,不易察觉和确定损伤范围,需经关节造影或关节镜检查才能确诊;完全撕裂指全层撕裂,关节腔和肩峰下滑囊相通。全层撕裂轻者仅 1 cm 长,重者则肩袖与肱骨头广泛分离。

肩袖撕裂可分为横形、垂直形、撕裂伴回缩、巨大撕裂以及涉及二头肌区的前份撕裂5 型。撕裂部位按发生频率次序排列,先后为单纯冈上肌腱、冈上肌加冈下肌、冈上肌与肩胛下之间、冈上肌、冈下肌和小圆肌腱完全性撕裂。裂口以"L"形最常见,横向裂口通过冈上肌腱,垂直裂口前方在冈上肌与肩胛下肌腱之间,后方则在冈上、冈下肌间。

患者常有明确的肩部外伤史,结合上述临床症状和体征,可初步考虑肩袖损伤。依靠影像学检查可进一步明确诊断。病程较长者 X 射线检查大结节顶部可有骨刺形成,表面皮质不规则,整个大结节由散在囊性区和骨坏死、皮质下骨侵蚀,甚至有解剖颈形成沟状影。肩袖和肩峰下滑囊有时可见钙化物沉积,肱骨头和肩峰的间距变小,小于 5 mm。肩关节造影有助于诊断。完全性撕裂时,造影显示关节腔与肩峰下滑囊相通。部分撕裂时,关节面滑膜侧的损伤可由造影显示,但不能显示滑囊侧的损伤。肩关节 MRI 检查,冠状位 T_2 加权像可以理想地显示大多数肩袖的病理状况。与所有的其他部位的肌腱的情况一样,在正常情况下冈上肌、冈下肌、小圆肌在所有的脉冲序列上均保持低信号。肩袖撕裂在 T_2 加权像上表现为信号增高,表示在肌腱内有液体存在。此种信号可横越整个肌腱,提示为肌腱全层断裂。在部分断裂中,沿着关节面、滑液囊或两者表面仍可看见连续的肩袖纤维。在肩峰下—三角肌下滑液囊内可发现液体。在大范围或慢性撕裂伤的患者中,肩袖可以明显萎缩,以至无法辨别。在盂肱关节与肩峰下滑液囊之间可出现滑液自由交通,肱骨头可向上方移位。

肩关节镜作为诊断肩关节疾病的一种先进方法,可进一步明确诊断肩袖撕裂性损伤。镜下可见被撕裂的组织块,如是全层撕裂可通过破损处直接看到肩峰下滑囊的滑膜层,且常伴有肱二头肌腱断裂、移位等其他病理变化。浅层破裂一般仅2～3 mm深,多见于仅附于肱骨头的冈上肌腱区域。至于肩袖上方的浅层破裂,可经肩峰下滑囊观察。新鲜损伤有反应性滑膜炎病理变化,损伤的肩袖呈急性出血性变化。陈旧损伤的创缘光滑,呈纤维性变,损伤的腱性组织可脱垂于关节腔内,产生交锁或弹响症状。

肩袖是由冈上肌、冈下肌、肩胛下肌和小圆肌的肌腱在肱骨头前上方、后方形成的袖套样肌样结构。这些肌肉是肩关节活动的原动肌,同时在运动中将肱骨固定于肩胛骨关节窝内。肩袖肌腱位于喙肩和肱骨大结节这两种骨性结构之间,当肩关节外展上举时肩袖很容易受到挤压、碰撞而受伤。同时,通过对肩部大体解剖血管分布的研究发现,肩胛上、下动脉的分支和旋肱前动脉的分支在离冈上肌止点1 cm处有明显的乏血管区,通过肩袖血管造影也同样证实了此乏血管区的存在,因此认为此区是导致肩袖易发生撕裂、退变等的内在因素。

肩袖损伤是指肩袖肌腱的撕裂。既往肩袖损伤常被归入肩周炎的范畴,但年轻的肩袖损伤患者并不少见。年轻的肩袖损伤患者以运动员、受高速冲击伤者和重体力劳动者居多。

由于肩袖肌腱易受研磨、撞击和夹挤及本身因素,所以肩袖肌腱的退变发生较早,肌纤维断裂发生率也较高。中老年人在退行性变化基础上,当在无准备之下的外展位急速内收上臂时,或大块钙盐沉积物浸润冈上肌腱时可导致肌腱的大部分或完全性断裂。年轻人也可以是急性创伤引起,比如跌倒时手撑地、投掷动作、过头挥球拍、上肢牵拉、突然用力、搬抬重物等。随着全球人口老龄化步伐的加快,由退变、外伤导致的肩袖损伤患者越来越多,给患者及家属带来了沉重的社会经济负担。肩袖是包绕在肱骨头周围的一组肌腱的总称,包括冈上肌、冈下肌、小圆肌、肩胛下肌的肌腱,对于维持肩关节的稳定及肩关节的活动起着十分重要的作用。

损伤程度分级如下。一级撕裂:撕裂的宽度小于肌腱的1/4,厚度<3 mm;二级撕裂:宽度小于肌腱的1/2,厚度3～6 mm;三级撕裂:宽度大于肌腱的1/2,厚度>6 mm。通常定义>5 mm的肩袖撕裂为巨大肩袖撕裂。

本病多见于40岁以上患者,特别是重体力劳动者。大多数伤员有明显外伤,伤后肩部有一时性疼痛,疼痛多限于肩顶,时有向三角肌止点部放射痛,隔日疼痛加剧,夜间疼痛加重,不能卧向患侧。由于当时症状较轻,常被忽略而延误治疗,而逐渐造成疼痛及功能障碍。当肩袖破裂时,患者自觉有撕裂响声,局部肿胀,有皮下出血。由于疼痛和肌肉紧张而影响肩关节活动。而部分撕裂时,患者仍能外展上臂,但有60°～120°疼痛弧。

肩袖新鲜和比较小的破裂损伤保守治疗极为有效。完全性断裂应行手术修补,且于伤后3周以上、肌力恢复不满意时进行为宜。此时断端已形成坚强瘢痕,有利于缝合固定。

2. **治疗** 作为肩袖损伤保守治疗的重要治疗方法之一,近年来开始越来越多地应用于肩袖损伤的治疗当中。许多基础研究显示PRP可以通过释放相应生物活性因子促进肩袖腱-骨界面愈合,降低局部炎症反应,最后起到缓解肩部疼痛、促进肩袖修复的治疗效果。在肩袖损伤的保守治疗方面,有研究者通过随机对照研究对比分析PRP与激素的治疗效果后发现,PRP 比激素具备更好的短期肩袖损伤治疗效果。但是,另外一项临床研究显示,对于肩袖部分损伤患者,在 1 年的随访观察中 PRP 注射患者与安慰剂注射患者肩关节功能没有明显的差异。一项纳入了 32 篇研究文献的 Meta 分析结果表明,在保守治疗中,单次 PRP 注射和多次 PRP 注射在肩袖损伤修复的效果方面无差异。虽然 PRP 对肩袖损伤的治疗效果仍然存在争议,但是有研究证实 PRP 注射联合关节镜下缝合术与单纯关节镜下缝合术相比,前者术后肩袖肌腱再发断裂的概率明显降低。一项纳入了 5 项随机对照研究的系统评价显示,对于肩袖损伤行保守治疗的患者,PRP 注射组与空白对照组相比,临床结果以及疼痛评分无明显差异。而另外一项纳入了 8 项随机对照研究的系统评价显示,对于全层肩袖损伤行关节镜下修复的患者来说,术中应用 PRP 可以有效缓解术后短期肩关节疼痛,提高肩关节功能评分,降低肩袖再发断裂的风险。因此,笔者认为 PRP 可以作为一种辅助治疗应用于肩袖损伤需行关节镜手术治疗的患者。

PRP 是富含大量血小板的浓缩液,众所周知血小板最早被血液学家用于治疗血小板减少症。血小板来源于骨髓中的巨核细胞,为圆盘形有核细胞,体积微小,易受刺激而呈现不规则,其细胞膜能够吸附凝血因子和血浆蛋白。当机体受损出血时,血小板就发挥凝血止血的作用,通过黏附、释放及聚集的过程,并释放一系列因子参与内源性和外源性凝血途径中,完成各种酶促反应,使纤维蛋白原转变为纤维蛋白,聚集在损伤部位起到凝血的作用。关于 PRP 的作用机制一直是近年来的研究热点,目前公认的还是 PRP 中富含多种生长因子、血小板、白细胞和纤维蛋白发挥着作用。从目前研究的循证医学来看,PRP 经活化后可释放出多种功能强大的生长因子,包括血小板衍生生长因子(PDGF)、转化生长因子-β(TGF-β)、表皮生长因子(EGF)、血管内皮生长因子(VEGF)、碱性成纤维细胞生长因子(bFGF)、成纤维细胞生长因子(FGF)、胰岛素样生长因子-1(IGF-1)。PDGF 是一种糖蛋白,由血小板 α 颗粒释放,其受体为酪氨酸激酶(RTK)型受体,作用于受体靶细胞细胞膜上形成高能量磷酸键。这就诱导成纤维细胞的信号蛋白趋化和有丝分裂,激活巨噬细胞,调节胶原蛋白合成,最后促进细胞增殖生长。TGF-β 是一种多功能细胞因子,多来源于成骨细胞、骨髓等,它可以调节炎症的过程。对细胞的生长分化有重要调节作用,能够诱导内皮细胞趋化和血管生成,促进成纤维细胞、成骨细胞的生长,促进细胞外基质表达,从而促进细胞的增殖分化,加速伤口的愈合。EGF 主要来源于组织液,它有很强促进细胞分裂和生长的能力,还能刺激胶原合成,促进血管生成和伤口愈合。VEGF 能够刺激血管内皮细胞的分裂和血管生成,增加血管通透性,诱导内皮细胞增生,还可以促进新生毛细血管形成。bFGF 是一种肝素结合生长因子,有很强的促血管生成能力,能够促进软骨细胞和成骨细胞生长、分化和增殖。FGF 多由内皮细胞和平滑肌细胞分泌,并刺激这些细胞的生长,促进血管再生,通过胶原蛋白的合成和收缩伤口以达到组织修复的目的。IGF-1 在生长激素的生理过程中起重要作用,它是一种蛋白质多肽,能够促成纤维细胞生长分化,参与骨代谢和创伤修复过程。PRP 中还含有高浓度的白细胞,能够控制机体的炎症反应,增强机体抗感染能力。PRP 中包含的纤维蛋白、纤连蛋白等黏附因子,能够包裹血小板和白细胞,防止治疗过程中浓缩物的流失,从而协助各种生长因子更好促进肌膜的修复和愈合。因此在 PRP 的作用机制中各种生长因子发挥着至关重要的作用,这些生长因子间可能存在协同作用,PRP 的整体促进愈合的作用机制也不能够单独用某个生长因子作用来代替,但 PRP 的制备方案不同可以影响它的作用机制。

富血小板血浆因富含多种生长因子被广泛应用于医学各个领域,现已有大量的基础研究和临床试验探索 PRP 对肩袖损伤修复的有效性。目前已有许多的动物实验模型证明了 PRP 对促进肩袖肌腱修复和愈合有积极作用,Ali Prsen 等通过建立大鼠肩袖撕裂修复模型,对肌腱进行生物力学和组织学评估,发现 PRP 可以显著改善肩袖肌腱–骨界面的生物力学性能。Chris 等的一项基础研究也提出 PRP 能够促进肩袖肌腱细胞的增殖,增强基因表达和肌腱基质的合成。Sadoghi 等人通过一项体外培养实验,用不同浓度 PRP 培养人肩袖的成纤维细胞,发现 PRP 可以促进肌腱细胞增殖。许多的临床试验也在积极探索 PRP 对肩袖撕裂的作用,Sengodan 等人的一项关于 20 例有症状的部分肩袖撕裂患者在超声引导下进行 PRP 注射治疗,结果显示 PRP 可显著减少疼痛,改善肩关节功能。Chen 等人的一篇 Meta 分析评估整理了 17 篇临床研究的文献,发现 PRP 可显著降低肩袖的长期再撕裂率,显著改善患者的肩关节功能活动,PRP 可能对临床结果有积极的影响。这些研究表明 PRP 在肩袖损伤中有很大的前景,但还有部分研究指出 PRP 并没有预期中的效果甚至无效。我们分析这可能与目前 PRP 的制备标准不统一,不同研究者的 PRP 浓度和注射次数、注射剂量存在差异;PRP 在肩袖疾病的作用机制研究不确切;循证医学证据不足等因素有关。在未来还需要更多的研究来探索 PRP 对肩袖撕裂的作用,为部分肩袖撕裂的保守治疗提供新的治疗方向。

根据作者个人治疗经验,PRP 治疗肩袖损伤一、二级撕裂效果较好,方法局部注射 3 次为 1 个疗程,每次量 2～3 mL,间隔时间 7～14 d,PRP 浓度应在 4～6 倍。严重损伤可行肩关节镜治疗,术后应用 PRP 注射。

二、推拿手法治疗冻结肩

1. **概念**　冻结肩又称粘连性关节囊炎,传统上认为冻结肩是一种自限性疾病,持续 12～18 个月,无远期的后遗症,然而,约 10% 患者出现远期问题。目前对粘连性关节囊炎的许多认识都来源于 Neviaser 和 Lundberg 的研究结果。粘连性关节囊炎分为原发性和继发性两类,Lundberg 根据诱因的有无建立了一套粘连性关节囊炎分类系统。若患者主诉无明确诱因,查体无明显异常(除肩关节活动受限外)或 X 射线片无阳性发现者,则属于原发性;若诱因是创伤损害,则属于继发性。普通人群中粘连性关节囊炎的总发病率约 2%,原发性粘连性关节囊炎好发于 40 岁以上,50 岁左右的女性多见,病变存在自愈性。但在下列几类疾病中并发粘连性关节囊炎的可能性大大提高,包括糖尿病(高达 5 倍或更多)、颈椎间盘疾病、甲状腺功能亢进症、胸腔的病变及创伤,且 40～70 岁的人群中更常见此病。

原发性粘连性关节囊炎这是一种病因尚未明确的疾病,极少在同一肩关节中复发。

与原发性粘连性关节囊炎不同,继发性粘连性关节囊炎的患者可回忆起疾病发生的特殊诱因,通常与肩关节的过度使用和损伤有关。

Neviaser 描述粘连性关节囊炎的病理表现为关节腔内的关节液较少、关节囊滑膜下层出现慢性炎性改变、关节囊增厚挛缩,紧紧包裹肱骨头。

原发性(特发性)粘连性关节囊炎的病理过程包括三期。第一期:急性期(或称冻结前期)。患者通常出现渐进性的弥散性肩关节疼痛,这个过程可持续数周或数月。疼痛经常在夜间加重,并且在患侧卧位、肩关节受压时,症状更加明显。一旦患者使用患肢减少,疼痛就导致肩关节僵硬。第二期:冻结期(或粘连期)。患者为了使疼痛减轻,常限制肩关节的活动,这就预示着僵硬期的开始。这一阶段通常持续 4～12 个月。患者主诉在日常生活中活动受限。当肩关节僵硬进一步发展后,则产生持续性钝痛(尤其在夜间),并常在肩关节达到或接近其新的活动范围极限点时出现锐痛。第三期:缓解期(或称恢复期)。这一期持续数周或数月,随着肩关节活动度的增加,疼痛将减轻。不经治疗,绝大多数肩关节的活动可逐渐恢复,但可能永远也无法恢复到客观上正常的状态,尽管大多数患者主观上感觉已接近正常,这可能归功于患者日常活动的代偿或调整。

继发性粘连性关节囊炎典型的粘连性关节囊炎的 3 个阶段可能不全出现,也可以不按照上述各阶段的先后顺序出现。无论原发性还是继发性粘连性关节囊炎,患者都曾有一段时间的肩关节丧失活动能力,这几乎是所有患者的一个共同点,尽管其病因是各种各样的,也是可能唯一的与发病最显著相关的因素。

目前尚没有一个被广泛认可的粘连性关节囊炎诊断标准。患肩最先出现内旋受限,随后出现屈曲和外旋受限。多数患者内旋肩关节时,手只能达骶骨平面;外旋活动度丧失 50%;外展<90°。可以将这些都归入粘连性关节囊炎的诊断中。除了合并内科疾病的患者,对粘连性关节囊炎患者的临床检查(包括普通 X 射线片)通常都是正常的。有些患者骨扫描有阳性结果。关节造影可特征性显示关节间隙的减小以及不规则的边缘。

2. 治疗 患者在采用自体 PRP 局部注射基础上结合推拿手法治疗,具体如下:①PRP 制备,采用 PRP 制备用套装及 PRP 专用离心机制备 PRP。抽取患者上肢肘部静脉血,参照 PRP 制备说明书严格操作,两次机器离心均在 25～26 ℃条件下,最后制备完成至 5 mL,检测血小板计数约为全血时的 4～6 倍。②PRP 注射,嘱患者取舒适坐位,例行消毒、铺单。以最痛点(通常为喙肱韧带止点)辐射 1.0～1.5 cm 直角对角线 4 点为注射点。随后用 22G 针头在每个注射点进行注射,每个注射点注射 1 mL PRP,共计 5 mL。治疗过程中严密观察患者反应,注射后平卧休息 15 min,直至患者无异常反应。在注射24 h 后进行推拿手法治疗,具体可根据疼痛情况取坐位/卧位,实施前纱布平铺于推拿位置,通过叩诊、捶按等方法对压痛点由点到面实施推拿,感觉以舒适至自觉肌肉明显酸胀为止,对每个压痛点推拿操作 1～2 min,频次为 1 次/d。

患者在第 1 次治疗后隔 1 d 进行功能康复锻炼,常用方法:①患肢爬墙法。患者离墙40 cm 站立姿势,脸侧面对墙壁,健侧叉腰,患肢手沿墙尽力往上爬。②低位画圈法。患者弓背下弯,患肢自然低垂,以患肩关节为轴中心点画圈,动作幅度逐步加大。锻炼频次为 3～5 次/d,每次以 15～30 min 为宜。PRP 注射每周 1 次或每 10 d 1 次,治疗时间共 4 周。

第三节　膝关节疾病

PRP 被广泛应用于不同的肌肉骨骼疾病,特别是在运动损伤领域。由于其安全性以及制备和使用方便,极大地增加了 PRP 的功效和临床应用,被广泛应用于膝关节骨性关节炎、修复韧带肌腱损伤、促进半月板愈合、软骨损伤等方面的治疗。

一、治疗膝关节骨性关节炎

骨性关节炎是膝关节炎症最常见的病因,是一种以关节软骨变性和丢失及关节边缘和软骨下骨骨质再生为特征的特性骨关节炎疾病,简称 OA,可分为原发性和继发性两类。该病的始发部位在软骨,在老年人群中最为常见,男女均可发病。导致疾病的原因尚不明确,研究表明遗传、激素水平、年龄、体重及过度使用等因素与膝关节骨性关节炎发生密切相关。多数学者认为骨性关节炎是力学与生物学等多种原因导致软骨周围组织胶原基质变化、水分增多、蛋白载多糖成分减少的慢性关节疾病,其表现为关节软骨脱失、破裂、变性,软骨下骨质、关节边缘再生。大部分早期膝关节骨性关节炎患者通过关节腔内注射玻璃酸钠、口服氨基葡萄糖、应用非甾体抗炎药、物理治疗、运动辅助治疗、调整生活方式等非手术治疗可取得较好的效果,但是随年龄和病程发展许多患者最终需要手术治疗。

膝关节骨性关节炎(KOA)是膝关节以软骨退化伴随软骨下骨增生性改变为特征的疾病。KOA 的临床表现主要包括关节疼痛、活动受限、关节肿大、浮髌试验阳性(关节积液)、触痛(或压痛)、骨摩擦音(感)、关节畸形等。

Kellgren-Lawrence 分级评分系统是 KOA 严重程度的分级方法,根据膝关节的 X 射线片表现将 KOA 从轻度到重度分为 5 级。

0 级(正常膝关节):膝关节 X 射线片表现完全正常,没有明显骨质增生,没有关节间隙的狭窄。

Ⅰ级:有可疑的膝关节关节间隙狭窄现象,有可能出现骨赘(膝关节边缘出现骨性凸起),但较轻微,如图 2-1。

Ⅱ级:在 X 射线片上出现明确小的骨赘及可能的关节间隙狭窄,如图 2-2。

Ⅲ级:特点是具有大量中等程度的骨赘,明确的关节间隙狭窄,可能有软骨下骨硬化(X 射线片上显示为关节边缘增加的白亮区域),并可能出现膝关节骨性畸形(内翻畸形、外翻畸形、屈曲畸形),如图 2-3。

Ⅳ级:特点是出现大量骨赘,严重的关节间隙狭窄,明显的软骨下骨硬化(X 射线片上显示为关节边缘增加的白亮区域),并出现明显的膝关节骨性畸形(内翻畸形、外翻畸形、屈曲畸形），如图2-4。

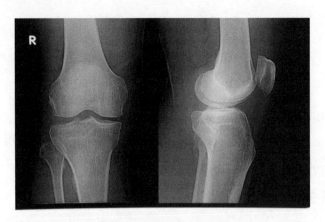

图2-1　膝关节边缘出现骨性凸起

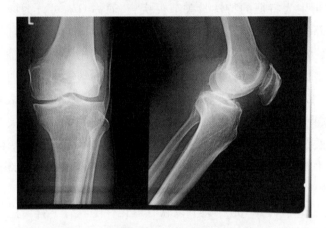

图2-2　小的骨赘及可能的关节间隙狭窄

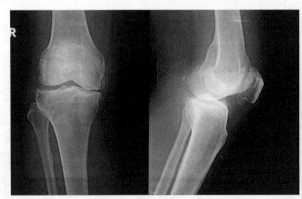

图2-3　膝关节骨性畸形(1)

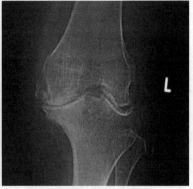

图2-4　膝关节骨性畸形(2)

　　富血小板血浆作用机制尚不明确，目前研究主要包括两个方面：①富血小板血浆提供和释放细胞因子、生长因子及α颗粒，具有恢复刺激、促进愈合和修复组织等作用；

②富血小板血浆也可以促进纤维蛋白原、白介素-1 受体拮抗剂(IL-1RA)、血小板衍生生长因子(PDGF)、组织生长因子(TGF)和血管内皮生长因子(VEGF)的释放,这些生长因子局部和全身性参与,可调节炎症和局部血管生成,聚集局部干细胞和成纤维细胞到损伤部位,并诱导附近健康的细胞产生更多生长因子。膝骨关节炎是一种以软骨细胞外基质(ECM)降解和丢失为特征的慢性炎症性疾病。一些文献报道,白介素-1β(IL-1β)在软骨损伤中起关键作用,它通过刺激 Bax 和 Caspase-3 的表达以及降低多腺苷二磷酸核糖聚合酶(PARP)和 Bcl-2 的表达来诱导软骨细胞凋亡。此外,IL-1β 通过抑制细胞外基质蛋白的合成,促进多种蛋白水解酶的分泌,从而影响软骨细胞的代谢。Yang 等通过实验得到缺氧诱导因子-2α(HIF-2α)负调控富血小板血浆诱导的软骨保护,其通过靶向HIF-2β 信号转导来对抗 IL-1β 诱导的软骨细胞损伤,提示富血小板血浆治疗膝骨关节炎可能是一种潜在的治疗策略。

目前已有大量研究评估了自体富血小板血浆在膝关节骨性关节炎治疗方面的效果,与关节腔内注射透明质酸组比较,自体富血小板血浆组的 IKDC 评分、WOMAC 评分显著降低。自体富血小板血浆含有高浓度、强活性的生长因子,其注射入膝关节腔内能够促进软骨细胞再生和软骨基质生成,同时对膝关节滑膜炎症起到抑制作用,调节膝关节局部微环境。膝关节腔内注射富血小板血浆后,经钙激活并释放大量的生长因子,对软骨损伤修复起到积极作用,主要体现在:①纤维软骨修复与再生需要多种生长因子和细胞因子参与,依靠自身关节内分泌自给不能满足,此时补充外源性生长因子和细胞因子有助于促进软骨细胞再生和软骨细胞外基质合成,同时各种因子在促进纤维软骨细胞和类透明软骨细胞的生长过程中相互协同;②自体富血小板血浆能抑制软骨基质分解代谢,降低软骨细胞凋亡的作用;③对内源性玻璃酸钠产生具有一定的调控作用,并且可以有效提升高分子量玻璃酸钠产生,同时增加关节液容量,促进关节液新陈代谢。目前有研究发现自体富血小板血浆给药方式会影响其治疗膝关节骨性关节炎的疗效。杜薇等将采用自体富血小板血浆治疗的膝关节骨性关节炎患者分为关节腔内注射组与关节腔外注射组,研究发现在治疗后 6 个月内两种注射方式均能改善患者疼痛 VAS 评分及Lysholm 评分,然而 6 个月以后关节腔内注射组疗效优于关节腔外注射组。Taniguchiy 等的研究结果表明,骨内联合关节腔内注射自体富血小板血浆在改善患者疼痛 VAS 评分与WOMAC 评分方面更优。自体富血小板血浆联合手术治疗膝关节骨性关节炎也有明显优势。文献报道在关节镜下微骨折术基础上联合富血小板血浆注射治疗膝关节骨性关节炎可加快软骨损伤的修复速度,降低患者疼痛感,提高患者的生活质量。

(一)适应证

对 Ⅰ ~ Ⅲ 级 KOA 患者推荐使用 PRP 注射治疗,每 2 ~ 4 周 1 次,PRP 浓度在 3 ~ 5 倍,每次注射量 3 ~ 5 mL,每年 3 ~ 5 次。Ⅳ级 KOA 应将全膝关节置换术(TKA)作为首选治疗方式,PRP 可以作为无法接受 TKA 患者的可选治疗方式。

(二)禁忌证

1.**绝对禁忌证** 不愿接受 PRP 治疗的患者、败血症、重度血小板减少症、发热伴血小板减少综合征(SFTS)、血小板功能障碍性疾病、血流动力学异常、关节及关节周围存在感染灶。

2. 相对禁忌证 发热、吸烟、血小板计数$<10^5/\mu L$、血红蛋白<10 g/dL、非甾体抗炎药(NSAID)停药未超过48 h,1个月内曾注射糖皮质激素、全身皮质激素治疗停药未超过2周、恶性肿瘤(尤其是造血系统或骨骼系统恶性肿瘤)。

(三)治疗流程

1. 术前注意事项

(1)术前3个月内不得接受任何侵入性操作。如穿刺部位既往进行过有创操作,需详细评估。

(2)术前戒烟1个月以上。

(3)术前1周内绝对禁止使用抗凝药物。使用阿司匹林者,术前评估凝血指标情况。

(4)术前3 d不饮用烈酒或酒精含量高的饮料,低盐、低脂饮食,治疗当天不要空腹。

(5)术前1 d手术部位需保持清洁,术前需将外用药物清洗干净。

(6)术前相关检查:血液检查(血常规、肝肾功能、电解质、出凝血时间、术前及输血前全套、C反应蛋白);心电图、胸片、治疗部位X射线+MRI、CT或超声;高血压和糖尿病患者评估血压和血糖指标。

(7)术前专科评估:术前对相关疾病和注射部位进行专科评估。

(8)治疗当天穿宽大、舒适、柔软的前面系扣或拉链的衣服,避免穿脱不便的衣服等。PRP注射后3 d内手术区可能有不适感,尽量穿宽松的衣服。

(9)术前签署知情同意书,留下紧急联络信息。

(10)如有必要,术前可给予镇痛或抗焦虑药物。

2. 术前准备

(1)根据注射部位安排患者处于一个舒适的坐位或卧位。

(2)合理使用及处理一次性无菌注射器及针头。

(3)在无菌条件下,按规范化流程根据治疗需要采取适量静脉血。应单次抽血以减少PRP激活概率。如果穿透血管,血液流动不畅,针穿出静脉或多次在一处尝试无效时,应考虑换其他部位抽血。如果患者抽血困难,可以考虑使用超声血管引导。

(4)在无菌条件下将静脉血转移至离心机,优先选择封闭的制备系统,以防止血液和细胞成分暴露在空气中,并尽量减少操作步骤。

(5)如同时准备多个患者的PRP治疗,试管应做好明确标识,防止交叉污染或误用。

3. 影像引导 注射PRP时可使用超声做实时影像引导,使用超声前需考虑以下因素。①无菌凝胶:普遍使用该凝胶对降低感染率并无益处,对于简单的软组织注射,合理运用无菌技术即可。②无菌探头覆盖:在使用前后清洗探头,坚持无菌操作;也可采用无菌产品(敷料)或无菌手套覆盖探针。③在最终消毒皮肤前标明探测及注射针入口位置。

4. PRP膝关节注射

(1)让患者处于舒适的体位,可行坐位膝关节屈曲90°,平卧位膝关节伸直位,平卧位膝关节下垫枕使膝关节屈曲位,选择穿刺点,膝关节内外膝眼等均可,如图2-5。

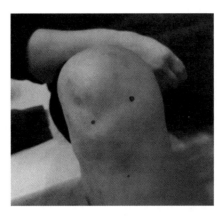

图 2-5 PRP 膝关节注射点(膝关节内外膝眼)

做好体表标记,注射点通常定位于髌骨外上缘与股外侧肌交界处。定位于此处的优点包括:该部位神经分布少,感觉不敏感,皮下组织薄,较安全,定位较容易;关节内滑膜少,不易引起疼痛,患者容易配合;穿刺部位组织少,针头易到达关节腔;靠近髌上囊,如患者合并关节腔积液,可同时做穿刺抽液,即将髌上囊的液体往下挤,从而抽液比较彻底,而且针头向上移动可以直接抽取髌上囊的液体。

(2)准备好注射所需的相关物品(PRP、注射器、消毒用品)并放置在邻近医生的无菌台上,以方便取用。

(3)局部消毒,铺巾,建立无菌区。

(4)采用髌骨外上缘穿刺法,按压股外侧肌下凹陷处,针头向胫骨平台内侧方向斜向下 10°穿刺进入,有落空感即可,注射适量 PRP 后退出针头。

(5)如使用超声,凝胶的应用部位应和预标记部位一致。

(6)在实时影像记录下完成注射过程。

(7)应用敷料或绷带保护穿刺进针处。

5. 术后管理

(1)监测术后并发症。

(2)在患者功能完整或者达到稳定水平前尽量不使用 NSAID 或减少用量。

(3)在下一个患者使用前对污染区域进行消毒。

(4)书写操作记录,包括患者信息、诊断、操作名称、操作过程、执行医生、助手等。

(5)术后医嘱及宣教。

6. 随访

(1)常规 2 周后复诊,随访评估病变部位的疼痛、功能状态及注射部位的情况。

(2)与患者讨论注意事项和随后的康复训练安排。

(3)记录患者反应并使用有效的结果评估方法进行评估。

(4)并发症(感染、出血、神经损伤)、不适反应(疼痛)和所有其他相关数据应录入随访系统。

（5）是否需要进行再次注射应由患者功能状态决定。

二、治疗髌腱炎

1.**概念** 髌腱是髌骨（即膝盖骨）与小腿胫骨之间的肌腱。髌腱在腿部的正常活动中起着极其重要的作用，可帮助肌肉控制小腿运动，但是反复性的跳跃动作或是股四头肌反复拉扯髌腱，如踢球、打排球、骑自行车和跳跃等，致使髌腱过度使刚劳损或外伤会出现炎症。髌腱炎患者经过短暂休息后疼痛会明显舒缓，常被认为是微不足道的伤害而被忽略，但是时间长了可导致发作频繁，疼痛变严重，并会进一步影响膝关节的活动，使髌骨活动轨迹异常，患者会感到髌骨下方疼痛，膝关节周围肌肉肌力超不平衡而进一步发展为膝关节多种骨性关节炎。

2.**治疗** 目前相关研究表明 PRP 可有效治疗髌腱疾病。Charousset 等在一项包含28 例慢性髌腱炎患者的前瞻性研究中发现，多次注射（1 次/周，共 3 次）PRP 能够显著减轻患者的症状及恢复关节功能。Vetrano 等进行了一项随机对照研究，将 56 例跳跃膝运动员患者随机分为 2 组，分别采用 PRP 和体外冲击波治疗，治疗后 2 组患者临床症状均明显改善，注射 PRP 治疗的运动员跳跃膝较体外冲击波治疗能取得更好的中期疗效。

尽管以上研究均显示 PRP 对髌腱疾病治疗有效，但这些研究同样存在设计缺陷，未来应该采用更多随机双盲对照实验以提供最佳证据。

第四节　骨性关节炎

骨性关节炎（OA），也称退行性骨关节病、退行性骨关节炎、骨关节病或肥大性关节炎，是骨科医生临床最常见的病种。骨性关节炎的临床症状主要表现为疼痛、关节僵硬、功能受限和关节畸形。目前对 OA 的病因尚未完全明了。大多数 OA 的发病缺乏已知病因，被称为原发性 OA。原发性 OA 和年龄有密切关系，多发生在老年人。较少的情况下是由于关节创伤、感染或一些遗传、发育、代谢及神经源性疾病的后果被称为继发性 OA，继发性 OA 则在青壮年甚至儿童均可发生。

现已逐步明确是多种因素包括生物因素（如遗传、年龄、炎症等）及机械性损伤造成关节软骨的破坏。引起一系列病理生理变化，造成结构上的损坏，又进一步引起生物学方面的紊乱而致骨性关节炎的表现更加明显。无论原发性或继发性 OA 与已引起生物力学紊乱后的病理学的进展并无明显差异。

OA 包括普遍的进行性关节软骨丢失，伴随关节软骨的修复、重塑形、软骨下骨硬化以及许多病例中有软骨下骨囊肿和边缘骨赘的形成。除了滑膜关节的改变外，OA 临床综合征的诊断还需要症状和体征，可以包括关节疼痛、活动受限、活动时摩擦音、关节渗出和变形。病理学上，该病以裂隙、病灶性侵蚀性软骨损害、软骨丢失和结构破坏、软骨下骨硬化、囊肿和关节边缘大骨赘形成为特征。OA 的发病从软骨开始,实际上该组织的特征性病变随着疾病的发展进行性加剧。它总是伴随着下层骨的结构畸变。

伴随 OA 的发展和进展,关节组织发生的改变包括关节软骨原纤维形成和溃疡、关节囊和滑膜增厚、骨重塑和硬化、骨赘和骨囊肿形成。

1984 年,Okuda 等研究发现,PRP 中含有多种生长因子且能促进骨缺损的修复。PRP 中含有的多种生长因子在促进软骨细胞分裂、加速软骨修复及保持软骨生理功能中发挥重要作用,并能诱导多能干细胞向软骨细胞分化。将 PRP 应用于临床上修复骨组织最早见于 1997 年 Whitman 和 1998 年 Marx 的研究报告。Whitman 将 PRP 与自体骨或异体骨相结合用于口腔颌面外科手术获得了良好的临床效果。PRP 的制备与手术同步进行,不增加手术时间,制备简单,无不良反应。另外,经激活的 PRP 凝胶可以在局部黏合移植骨颗粒,防止碎骨颗粒移位和流失。Marx 对 88 名下颌骨缺损 5 cm 以上的患者进行随机对照研究(RCT),对照组进行单纯骨移植,而实验组复合使用 PRP;术后第 2、4、6 个月的 X 射线片显示,对照组患者骨成熟指数为 0.92、0.88 和 1.06,而实验组患者骨成熟指数为 2.16、1.88 和 1.62,两组之间差异有显著性($P = 0.001$);术后 6 个月的组织形态学检测显示,PRP 组平均成骨面积为 74.4% ±11.0%,而对照组为 55.1% ±8.0%($P = 0.005$),实验结果显示 PRP 显著促进了骨再生,缩短了骨修复的过程。

随着关于 PRP 的研究逐年增多,其应用范围也越来越广。前期的研究主要集中在 PRP 修复骨与软组织这一领域,将 PRP 植入骨折区或骨缺损区加速骨愈合的方法已获得广泛认可。另外,Bielecki 将 PRP 经皮注射入骨不连区,实现了骨不连的完全愈合,并提出这种微创治疗方法有可能取代部分传统切开植骨手术。袁霆等报道使用 PRP 治疗骨髓炎,也取得了良好疗效。他们认为,由于骨不连和骨髓炎病灶局部缺乏生长因子,因此无法启动愈合过程,而 PRP 的加入可为其提供生长刺激因素,启动并加速了愈合。

PRP 修复软骨组织近几年也成为研究和临床应用的热点。2010 年 3 月,美国骨科医师学会年会上报道了多篇关于 PRP 在关节软骨修复方面的研究。软骨组织由于缺乏血供及生长因子供应不足,一旦受损,修复起来相当缓慢,甚至难以愈合,而 PRP 为这类组织生长提供了丰富的生长因子。Kon 等学者使用 PRP 和透明质酸(HA)作为对照注射入膝关节腔来治疗 OA,结果发现 PRP 的疗效要优于传统的 HA 注射。

一些基础研究已证实了 PRP 可以促进软骨细胞的增殖和软骨基质的合成,刺激软骨形成;同时对减轻疼痛和功能恢复也有显著疗效,对关节软骨损伤较轻的年轻患者临床效果更为明显。虽然部分患者注射 PRP 后会出现轻微的关节肿胀和疼痛,但大多在数分钟至数小时后可自行缓解。这可能与注射速度快、注射量多或注入邻近软组织中有关,也有研究认为与 PRP 中白细胞引发的炎症反应有关。而另一项研究表明,PRP 结合 HA 治疗 OA 是以病理生理过程为出发点,除了能减少炎症因子的释放和缓解症状外,由于 PRP 富含多种生长因子以及具有富集间充质干细胞的特性,结合干细胞具有向骨/较骨分化的特点,还可以修复受损的软骨及软骨下骨,在 OA 的治疗上有很大突破。此外,采用自体血制备 PRP 作为多种生长因子的来源,没有医学伦理和传染病方面的顾虑。因此,使用自体 PRP 结合 HA 治疗 OA 是一种安全可靠、疗效确切的治疗方法。

OA 改变了正常的关节代谢机制,分解代谢增加而合成代谢减少。血小板 α 颗粒中含有并释放的生长因子包括 VEGF、PDGF、IGF、TGF 等,它们在软骨中降低了分解代谢,改善了合成代谢并促进了软骨重塑,在各个层面发挥作用以维持关节稳态。

Akeda 和 Pereira 等的研究不仅发现 PRP 能促进更多 II 型胶原蛋白和前列腺素(PG)合成,还发现软骨细胞的增殖和基质分子的产生。滑膜细胞受到分泌增加的 HA 的影响,产生更有利的和平衡的血管生成状态。PRP 中的 IGF-1 可能下调程序性细胞死亡 5(PDCD5)的表达,故使 OA 中软骨细胞的凋亡途径受到影响。在 Mifune 等的 PRP 体内研究中检测到较低水平的软骨细胞凋亡,作者认为 PRP 在关节内的复杂相互作用可能对软骨细胞凋亡产生积极影响。KOA 最突出及最主要的致残症状表现为逐渐加重与难以忍受的疼痛,相关研究认为这种疼痛的产生及渐进性加重与关节炎症(无菌性炎症)密切相关,而 PRP 对整体下调关节炎症具有积极作用,其机制可能是与调节核因子 κB(NF-κB)和环氧合酶-2(COX-2)等炎症级联有关。在 Wen 等的一篇 Meta 分析中,作者发现在包含 1 069 名 OA 患者的 10 项随机对照实验中,注射治疗 6 个月以后,PRP 和 HA 治疗组在疼痛评分、WOMAC 及 IKDC 这两项功能评分上无明显差异;在注射治疗 12 个月以后,PRP 治疗组疼痛评分及功能评分均较 HA 治疗组有明显改善。而与注射生理盐水治疗组相比,PRP 治疗组在 6 个月和 12 个月注射治疗后的疼痛评分及功能评分均有明显改善。同时,与注射 HA 和生理盐水相比,PRP 注射治疗没有不良反应增加的风险。

第五节　肌腱韧带损伤

骨骼肌的结构包括肌腹和肌腱两部分。肌性部分主要由肌纤维组成,色红而柔软。肌腱部分主要由平行致密的胶原纤维束构成,色白、强韧,但无收缩功能,位于肌性部分的两端,其抗张强度强,附着于骨骼端。当肌肉受到突然暴力时,通常是肌腹断裂而肌腱不发生断裂,或者肌腹与肌腱连接处及附着处被撕裂。

筋膜是肌肉的辅助装置,遍布全身分为浅筋膜和深筋膜两种。浅筋膜又称为皮下筋膜,位于真皮之下,包被全身各部,由疏松结缔组织构成,富含脂肪。深筋膜又称固有筋膜,由致密结缔组织构成,位于浅筋膜的深面,它包被体壁、皮肤四肢的肌肉和血管神经。深筋膜与浅筋膜肌肉的关系非常密切,随肌肉的分层而分层。在四肢,深筋膜深入肌群之间,并附着于骨骼,构成肌间隔,将功能、发育过程和神经支配不同的肌群分隔开来。当一块肌肉由于水肿等原因肿胀时,筋膜可限制其体积膨胀而出现疼痛。背部深筋膜浅层很薄,覆盖在斜方肌、背阔肌表面,而深层则很发达,称为腰背筋膜,其向内附着于棘突和横突,向外深浅两层合为腹横肌和腹内斜肌的起始腱膜,上端附着于第 12 肋下缘,下端附着于髂嵴。

腱鞘是包围在肌腱外面的鞘管,存在于活动性较大的部位,如腕、踝、手指和足趾等处。腱鞘可分为纤维层和滑膜层两部分。纤维层位于外层,为深筋膜增厚所形成的骨性纤维管道,它起着滑动和约束肌腱的作用。滑膜层位于腱纤维鞘内,是由滑膜构成的双层圆筒形的鞘。两层之间含少量的滑液,使肌腱能在鞘内自由滑动。如手指不恰当地长期、过度且快速的活动,可导致腱鞘损伤,产生疼痛并影响肌腱的滑动,称为腱鞘炎。

关节囊和滑膜囊为封闭的结缔组织囊,壁薄,内有滑液,多位于腱与骨面相接触处,以减少两者之间的摩擦。有的滑膜囊在关节附近和关节腔相通。滑膜囊炎症可影响肢体局部的运动功能。

临床上所指的软组织疼痛通常是指运动系统的骨骼肌、筋膜、韧带、关节囊和滑囊等组织受到损害性因素或慢性劳损以及由此而产生的疼痛。因软组织疼痛的病因繁多,临床表现复杂,是临床上的常见病和多发病。因此,为了能更好地诊断和治疗软组织疼痛,进一步明确软组织疼痛的病因、病理及临床表现是非常重要的。

一、韧带、肌腱损伤急性期应用

目前在急性韧带损伤 PRP 应用较多的是前交叉韧带损伤。如 Seijas 等人通过 MRI 比较了前交叉韧带重建结合与不结合 PRP 治疗膝部肌腱移植重塑的情况,98 名前交叉韧带完全撕裂的患者随机分成两组分别接受自体膝部肌腱移植重塑手术结合与不结合 PRP 治疗,结合 PRP 治疗组是在手术入路缝合后将收集的 PRP 经皮注射到膝上关节处,在术后第 4、6、12 个月的随访结果显示的患者结合 PRP 治疗组比不结合 PRP 治疗组的重塑情况较好,提示 PRP 能够加快膝部肌腱移植重塑。Fleming 等在前交叉韧带移植手术中使用 PRP 与未使用组的对照,PRP 使用后提高了传统前交叉韧带重建的愈合,但同时也发现,提高血小板浓度并没有提高移植物的力学性能。Figueroa 对 516 例患者(266 例 ACL 重建没有使用 PRP,使用 PRP 250 例)做出回顾性系统评价认为术中使用 PRP 后,能促进移植 ACL 的成熟。熊小龙等对大鼠跟腱断裂早期使用 PRP 注射治疗的动物实验观察到,术后 1、2、3 周 PRP 组 I 型胶原纤维多于对照组,早期于断端周围注射 PRP 能促进跟腱愈合。但也有学者认为,PRP 在损伤的早期应用并没有提高治疗目标的愈合率,如 Wang 等在肩袖修补术后使用 PRP 的随机对照研究,PRP 治疗没有改善早期功能恢复、运动范围、力量或影响疼痛评分,在 MRI 的显示上组间的冈上肌腱修复结构的完整性没有差异。Lubowitz 在对 ACL 手术使用 PRP 治疗后观察,患者临床功能有改善,但缺乏长期的、足够数量的积累,临床证据还处于起步阶段。

二、慢性期韧带、肌腱损伤治疗

目前 PRP 治疗肱骨外上髁炎、足底筋膜炎、肩周韧带劳损、膝踝韧带损伤等已在广泛使用,甚至部分替代传统方法的治疗。Gautam 和 Behera 等使用 PRP、皮质激素和布比卡因治疗顽固性肱骨外上髁炎做出超声及临床评价,认为 PRP 使病变组织生物愈合,激素、布比卡因提供短期症状缓解,并且应用激素会导致肌腱变性。Khaliq 在肱骨外上髁炎 102 例患者使用 PRP 和糖皮质激素随机对照研究,PRP 组缓解疼痛的有效率明显高于使用激素组,认为 PRP 能有效替代激素治疗肱骨外上髁炎。加拿大人 Wesner 在格伦 Sather 运动医学诊所队列研究 178 例慢性肌腱损伤患者,B 超引导下注射 PRP,在疼痛、肌腱功能和磁共振成像记录的病理结果进行了比较,治疗组有明显的改善。Fader 使用 PRP 治疗慢性腘绳肌腱病,大部分患者运动能力可以恢复到损伤前水平,PRP 注射治疗是安全的。但也有不同的论据,如 De Vos 使用 PRP 和安慰剂生理盐水临床对照实验治疗慢性跟腱炎,患者疼痛评分和活动能力并无明显改善。Andia 对髌骨肌腱和内侧副韧带损伤的论文数据采集后认为,使用 PRP 治疗尚不能指导临床决策。

第六节　脊柱损伤修复

脊柱是身体的支柱,是由脊椎骨和椎间盘组成。前者占脊柱长度的 3/4,后者占 1/4;脊柱周围有坚强的韧带相连,还有很多肌肉附着,它不仅能负荷重力,缓冲震荡,而且参与组成胸、腹、盆壁,保护脊髓及神经根,也保护胸、腹、盆腔脏器。为了更好地研究脊柱相关疾病的发病原理,以及相关系统疾病的发生、发展与变化的机制,进一步探讨有效的防治方法,本节介绍了一些脊柱的应用解剖知识。

成年人脊柱由 26 块脊椎骨组成,即 7 块颈椎,12 块胸椎,5 块腰椎,1 块骶椎(小儿为 5 块,成人融合成 1 块),1 块尾椎(小儿为 3 ~ 5 块,成人亦融合成 1 块)。除第 1、第 2 颈椎,骶骨及尾骨外,其余各椎骨的解剖结构大致相同,均由椎体、椎弓、关节突(上下各 2 块)、横突(左右各 1 块)及棘突所组成。各椎骨上下由椎间盘及坚强的韧带相连接。

脊柱损伤是指脊柱受到直接或间接暴力所致的脊柱骨折、关节脱位及相关韧带损伤,常见于 $T_{12} \sim L_1$,其次为 $C_1 \sim C_2$、$C_5 \sim C_7$。采用急性脊柱损伤急诊分型法,将急性脊柱损伤分为 4 型。Ⅰ型:有严重合并伤的脊柱损伤。Ⅱ型:有神经症状的脊柱损伤。Ⅲ型:有神经损伤倾向的不稳定脊柱损伤。Ⅳ型:单纯稳定性的脊柱损伤。

因脊柱组织构成的多样性,且常合并其他重要器官或脊髓的损伤。脊髓损伤是脊柱骨折或脱位引起脊髓结构和功能的损害,造成损伤水平以下脊髓功能(运动、感觉、反射等)障碍。它是一种严重的致残性损伤,往往会造成患者不同程度的截瘫或四肢瘫。根据脊髓损伤病理及类型,脊髓损伤分为 3 种情况。①脊髓休克:表现损伤平面以下感觉、运动、括约肌功能完全丧失。单纯脊髓休克可在数分钟、数小时或数日后自行恢复。球海绵体反射的出现或深腱反射的出现是脊髓休克终止的标志。②脊髓挫裂伤:可以是轻度出血和水肿,也可以是脊髓完全挫裂或断裂,后期可出现囊性变或萎缩。③脊髓受压:由于突入椎管的移位椎体、碎骨块、椎间盘等组织直接压迫脊髓,导致出血、水肿、缺血变性等改变。

目前国内外开展的一些针对富血小板血浆的实验研究,发现富血小板血浆可单独应用于脊髓损伤的治疗中,也可联合如骨髓间充质干细胞(BMSC)等能够帮助中枢神经恢复的有效介质共同应用于脊柱脊髓损伤治疗中。

1. **脊髓损伤治疗中单独应用富血小板血浆**　余情等在利用自体 PRP 治疗大鼠脊髓损伤的实验研究中发现,自体 PRP 能减少脊髓损伤后伤区的坏死、萎缩并促进大鼠神经功能的早期恢复;对大鼠急性脊髓压迫伤后神经轴突穿越胶质瘢痕能力有促进作用;还可促进损伤后脊髓神经营养因子 NGF、BDNF 的表达;Takeuchi 等通过单独应用 PRP 治疗脊髓损伤的研究证明 PRP 通过与其自身所含有的 IGF-1 和 VEGF 共同作用能够促进脊髓组织中的轴突生长。可见单独应用 PRP 治疗对脊髓损伤的修复有明显的促进作用,这也让我们开始考虑在人类脊髓损伤中应用自体富血小板血浆,应该也同样会收到好的效果。

2. **富血小板血浆联合神经前体细胞移植治疗脊髓损伤**　孙一睿等根据 PRP 可以形成凝胶状态,并且能够促进对骨及神经组织修复,将 PRP-神经前体细胞复合物注射在髓鞘内,共同作用于脊髓损伤处。最终证实了 PRP 可以帮助中枢神经前体细胞迅速大量增殖,并能促进它分化成为多种脊髓损伤恢复所需的神经细胞;PRP 可形成凝胶状态的特性又帮助其具有填充损伤节段组织缺损和明显消除神经组织水肿的作用;利用 PRP 中富含的神经生长因子,为脊髓损伤的治疗及恢复创造有利环境,结合神经前体细胞促进脊髓损伤组织的修复以及损伤后功能的恢复,又一次证明了富血小板血浆对于脊髓损伤的恢复有着积极的作用。

3. **富血小板血浆复合骨髓间充质干细胞在脊髓损伤治疗中的应用**　国内外许多实验研究证实脑源性神经生长因子(BDNF)能帮助促进脊髓神经再生,PRP-BDNF 复合体可以诱导 BMSC 向神经元方向分化,PRP 和 BMSC 在损伤后神经恢复的过程中具有相互促进作用。T. Zhao 等利用 BDNF 及 PRP 的这些特性,建立了 PRP-BDNF 复合体联合 BMSC 应用于脊髓损伤治疗的研究实验。结果表明:PRP 对 BMSC 及其复合体分化成为脊髓损伤所需的中枢神经效能细胞具有明显的促进作用;含有 PRP-BDNF 复合体的 BMSC 能促进损伤处星型胶质细胞的生长及向上向下的蔓延,明显减少了星型胶质细胞在损伤处的堆积,加速损伤后运动功能的恢复。

富血小板血浆目前在临床中的应用已存在与多个领域,其中骨科领域的应用包括了修复骨缺损、促进骨再生,修复肌腱、韧带损伤,脊柱融合等多个方面。PRP 能够增强成骨细胞及成骨样细胞增殖分化能力。Marx 等应用 PRP-自体松质骨复合体证明 PRP 能够提高再生骨的骨密度,有利于骨再生。Kitoh 等将富血小板血浆与骨髓间充质干细胞联合用于临床骨延长手术中,患者恢复迅速,治疗效果良好,节省了治疗成本。PRP 在修复肌腱及韧带损伤的过程中发挥着促进增强的作用。Anitua 等认为 PRP 能够促进肌腱组织中再生部位的血管生成,加速其恢复,并可间接抑制损伤部位的瘢痕生成。Sanchez 等将 PRGF 体外注入所需移植的韧带,再进行韧带修复重建手术,术后经长期随访均获得良好的治疗效果。PRP 还可应用于脊柱融合中,利用其对骨生成的正性作用,取得更好的脊柱融合效果。G. L. Lowery 等证实 PRP 在帮助加速骨融合方面起到快速高效的作用,尤其是在治疗初期,在脊柱融合中联合 PRP 的治疗能够取得满意的疗效。以上各个方面的临床应用所取得的成功,为富血小板血浆在脊柱脊髓损伤的治疗方面能够及早应用于临床提供了坚实的基础。

富血小板血浆在目前大多数骨组织工程应用中充当着骨诱导因子的角色,即促进调节种子细胞向成骨细胞分化的作用。另外,富血小板血浆具有凝胶的孔隙结构,将孔隙控制在合适的范围,可以呈现出典型的多孔性结构,这便为骨组织工程支架提供了良好的材料。而且富血小板血浆来源于自体,可避免免疫排斥反应,还含有丰富的有利于成骨的生长因子,这些都为富血小板血浆成为骨组织工程支架材料创立了优势。尤其是在脊髓损伤的治疗中,利用富血小板血浆同时作为支架材料及诱导因子,即可创造支架孔隙便于神经元爬行,又能加速脊髓损伤恢复,可谓一举两得。但富血小板血浆应用于临床仍然有许多待解决的问题,如制备方法及标准的不统一,富血小板血浆所含生长因子种类及其相互作用机制仍不明确等。富血小板血浆将是未来发展的方向,若能规范制备、统一标准、明确机制,富血小板血浆应用于脊柱脊髓损伤的治疗会有良好的治疗前景。

第七节　股骨头坏死

股骨头缺血性坏死是由于不同病因破坏了股骨头的血液供应,所造成的最终结果,是临床常见的疾病之一。由于股骨头塌陷造成髋关节的病残较重,治疗上也较困难,因此,越来越引起医生们对这一疾病的关注。

引起股骨头坏死(ONFH)的原因很多,一般可分为创伤性和非创伤性两大类,创伤性的如股骨颈骨折、髋关节脱位、髋部外伤等,可直接或间接损伤股骨头血运,从而导致股骨头缺血坏死;非创伤性者诱发的因素较多,而且多数疾病与其发病机制尚不肯定。这些常见的诱发因素有大量应用激素、长期酗酒、肾脏移植、慢性肝病、潜水病、镰状细胞贫血、胰腺炎、高脂血症、痛风、放射病、动脉硬化等血管狭窄疾患、结缔组织病等。

至于这些特发性病例的真正发病机制,尚未完全了解,近20多年来,国内外许多学者研究发现股骨头缺血性坏死可能与骨静脉回流受阻、股骨头微血管栓塞等导致的骨内静脉淤滞及骨内压增高有关。

近年来临床所见股骨头缺血性坏死有逐渐增多的趋势,成为诊治中的重要问题之一。股骨头缺血性坏死的标志是骨细胞在陷窝中消失,而不是骨结构的折断。当其重新获得血液供应后则新生骨可沿骨小梁逐渐长入,使坏死的股骨头愈合,但这一过程持续时间较长。在此期间如未能明确诊断,处理不当,继续持重,可发生股骨头塌陷,造成髋关节严重残废。因此,在诊断中强调早期诊断,及时防止股骨头塌陷,是十分重要的。

股骨头缺血性坏死早期可以没有临床症状,而是在拍摄X射线片时发现的,最先出现的症状为髋关节或膝关节疼痛,在髋部又以骨收肌痛出现较早。疼痛可呈持续性疼痛或间歇性,如果是双侧病变可呈交替性疼痛。疼痛性质在早期多不严重,但逐渐加剧,也可以受到轻微外伤后骤然疼痛。经过保守治疗症状可以暂时缓解,但过一段时间疼痛会再度发作。可有跛行、行走困难,甚至扶拐杖行走。

原发疾患距临床出现症状的时间相差很大,在诊断中应予注意。例如减压病常在异常减压后几分钟至几小时出现关节疼痛,但 X 射线片上表现可出现于数月及至数年之后,长期服用激素常于服药后 3 ~ 18 个月发病。酒精中毒的时限难以确定,一般有数年至数十年饮酒史,股骨颈高位骨折并脱位,诊断股骨头缺血性坏死者,伤后第 1 年 25%、第 2 年 38%、第 3 ~ 7 年为 56%,询问病史应把时间记录清楚。

早期髋关节活动可无明显受限,随疾病发展,体格检查可有内收肌压痛,髋关节活动受限,其中以内旋及外展活动受限最为明显。

股骨头缺血性坏死的诊断应依靠病史、临床表现和辅助检查来做出判断,临床常用的辅助检查包括影像学检查、骨的血流动力学检查、动脉造影和放射性核素扫描及 γ 闪烁照相。特别是影像学检查,MRI 检查可早期发现股骨头坏死,在目前仍是最广泛应用的辅助手段。

一、治疗股骨头坏死的机制

1. 抑制炎症反应　ONFH 是一种以关节慢性炎症为特征的自身免疫性疾病,特征是释放促进可降解介质的炎症细胞因子,随后自身免疫细胞渗入滑膜,导致关节损害。炎症细胞因子已被确认参与 ONFH 的复杂调控信号网络,并由不同的细胞内激酶信号通路介导,调节自身免疫细胞的募集、刺激、激活。在 PRP 治疗 ONFH 小鼠的实验中,PRP 治疗组小鼠滑膜细胞和脾脏中白细胞介素-17A(IL-17A)、白细胞介素-1β(IL-1β)、肿瘤坏死因子-α(TNF-α)和 NF-κB 受体激活蛋白配体(RANKL)的 mRNA 水平和浓度均显著降低,提示 PRP 治疗通过有效抑制 ONFH 小鼠体内的上述炎症细胞因子的表达,抑制炎症反应,减少炎症带来的组织损失和破坏。

2. 促进成骨和血管生成　ONFH 的病理机制关键在于坏死区域的成骨祖细胞和血管缺乏,因此促进成骨和血管生成、重建坏死区的骨结构是早期治疗 ONFH 的关键所在。PRP 含有多种促进骨诱导和组织愈合的生长因子,如血小板衍生生长因子(PDGF)、转化生长因子-β₁(TGF-β₁)、转化生长因子-β₂(TGF-β₂)、血管内皮生长因子(VEGF)、上皮生长因子(EGF)、胰岛素样生长因子(IGF),以及充当骨传导支架的细胞黏附分子(纤维蛋白、纤维连接蛋白和玻璃体连接蛋白),这些生长因子促进和加速了正常的骨再生途径。PDGF 刺激骨内成骨细胞有丝分裂,通过促进成骨来促进骨再生。还可以通过血管生成和巨噬细胞活化促进伤口愈合,间接促进骨修复和骨再生。TGF-β₁ 和 TGF-β₂ 可激活成纤维细胞和成骨细胞前体细胞有丝分裂并增加其数量,支持其向成熟的功能性成骨细胞分化;还能抑制破骨细胞的形成和骨吸收。IGF-1 被认为可以增加成骨细胞的数量,从而加速骨形成。Karakaplan 等报道,在 PRP 治疗激素性 ONFH 兔子的实验中,PRP 治疗组的新骨形成率高于单独用骨髓注射和单独用髓芯减压术治疗,证明用 PRP 治疗早期 ONFH 有积极作用,并有可能延迟 THA 的需要。有研究报道,单次注射 PRP 可以加速血管植入坏死骨的外科血管生成。PRP 的 α 颗粒可以释放多种生长因子,VEGF 是血管生成途径中的关键信号分子。VEGF 通过调节内皮细胞增殖和迁移刺激血管生成。其他生长因子,PDGF、TGF-β、碱性成纤维细胞生长因子(bFGF)也可以刺激新生血管生成。值得注意的是,血管生成是由各种生长因子协调调控的。Brill 等报道,在整个血管形成过程中,成纤维细胞生长因子-2(FGF-2)和 VEGF 的联合作用似乎比单独使用 FGF-2 或 VEGF 更为关键。Lynch 等也加以证明,PDGF、IGF-1、EGF 和 bFGF 以不同组合形成网络,产生协同效应,促进新生血管的形成。Xu 等发现 PRP 治疗组大鼠血清骨钙素、VEGF 水平明显升高,显著上调 β-连环蛋白(β-catenin)、碱性磷酸酶(ALP)、VEGF 和血小板内皮细胞黏附分子-1(即 CD31)。

PRP 在治疗 ONFH 小鼠模型的实验中,可显著上调 VEGF、PDGF、IGF-1 和 TGF-β 的 mRNA 表达水平。这提示 PRP 可诱导血管生成因子的产生,参与 ONFH 的血管生成。PRP 还可以促进其他血管生成相关因子,如肝细胞生长因子(HGF)、细胞间黏附分子-1(ICAM-1)、骨桥蛋白(OPN)和血小板源性内皮细胞生长因子(PD-ECGF)的 mRNA 表达水平显著升高。值得一提的是,血管生成对新骨的形成至关重要。

3. 抑制糖皮质激素诱导的细胞凋亡 糖皮质激素的过度使用被认为是 ONFH 最常见的原因之一。ONFH 与糖皮质激素内质网应激介导的骨细胞和血管内皮细胞凋亡有关。有研究报道,由 PRP 衍生的外体(PRP-Exos)在体内外对糖皮质激素-内质网应激诱导的细胞凋亡具有抑制作用。在内皮细胞中,PRP-Exos 激活 Akt 和 Erk 途径以促进细胞增殖和存活,从而促进血管生成。在骨细胞中,PRP-Exos 通过 Wnt/β-catenin 信号传导途径拯救成骨蛋白表达水平,从而维持成骨分化和成骨作用。在内质网应激下,PRP-Exos 通过 Akt/Bad/Bcl-2/Caspase-3 信号通路阻断 CHOP 介导的 Bcl-2 蛋白表达抑制,从而使细胞免于凋亡。

Wang 等发现地塞米松诱导骨髓间充质干细胞(BMSC)凋亡率和 caspase-3 表达增加,迁移和成骨分化减少,RUNX-2 和 Bcl2 表达下调,PRP 可逆转地塞米松的上述抑制作用,增强 BMSC 的增殖、迁移和成骨能力。

4. 促进软骨修复 PRP 具有改善骨软骨损伤的修复能力,其修复机制主要是 PRP 中多种高浓度的生长因子促进了骨软骨细胞的增殖和软骨基质的分泌,诱导软骨再生,加速软骨的形成。PRP 可以刺激间充质干细胞迁移、增值、分化为关节软骨细胞,调节受损关节软骨的修复和再生,以及促进关节软骨的润滑。

5. 镇痛 PRP 可以通过清除有害的炎症因子,中断炎症损伤过程来缓解疼痛。也有研究表明,通过上调某些大麻素受体可以产生直接镇痛作用。

二、临床应用

1. 髓芯减压术后 PRP 联合骨移植 自体新鲜骨移植物很容易获得,并且含有新鲜的红骨髓,可以提取出干细胞,具有良好的促进骨再生和修复的特性,经常用于治疗骨缺损和促进骨融合。自体新鲜骨移植物中含有许多骨诱导生长因子,如骨形态生成蛋白-2(BMP-2)、骨形态生成蛋白-7(BMP-7)、FGF、IGF 和 PDGF。PRP 联合自体新鲜骨移植物可以诱导血管生成并增强细胞存活和功能,并且在坏死骨清除后提供空隙填充物和结构支持,为髓芯减压术中 PRP 与新鲜骨移植提供优势互补的机会。Xian 等研究 PRP 结合自体颗粒状骨移植在创伤性 ONFH 塌陷前阶段的治疗效果,选取 24 例采用髓芯减压术加 PRP 联合自体颗粒植骨(治疗组),22 例采用髓芯减压术加自体颗粒植骨(对照组)。术后随访发现,治疗组 Harris 评分和视觉模拟评分(VAS)均明显优于对照组,且与对照组相比,治疗组的临床结果和影像学结果更理想。作者认为 PRP 联合自体颗粒状骨移植是治疗 Ⅱ、Ⅲ期创伤性 ONFH 一种有效、安全的方法,与单独自体颗粒状骨移植相比,可以获得更好的临床和影像学结果。Guadilla 等对 1 例 Ⅱ A 期 ONFH 和 3 例 Ⅱ B 期 ONFH 患者,在关节镜下髓芯减压后行 PRP 和自体植骨,平均随访 14 个月,所有患者的疼痛症状均有好转,5 个月后恢复到正常的生活方式,MRI 显示患者坏死有明显改善。Samy 给 30 例 ONFH 患者钻孔去除坏死区域,然后用混合有 PRP 的骨移植复合物填充空腔,结果发现 Harris 评分和VAS 评分有明显改善,85% 患者表示疼痛明显缓解。D'Ambrosi 等评估了 16 例(24 髋)ONFH 患者,在髓芯减压术后注射 PRP 和 MSC 联合人工移植骨治疗。结果发现,髓芯减压术后注射 PRP 和 MSC,联合人工移植骨治疗 ONFH,与坏死分期有着显著的关联性,Ⅲ期和Ⅳ期患者失败的风险更高,随访 75 个月后,Ⅰ期、Ⅱ期患者保髋成功率为 80%,Ⅲ期、Ⅳ期患者为 28.6%。

2. 髓芯减压术后联合干细胞

(1)髓芯减压术后 PRP 联合骨髓间充质干细胞:BMSC 易于体外扩增,免疫原性低,具有多向分化潜能,能为骨修复提供成骨细胞,促进血管化,改善坏死区的血液供应,为血管生成提供内皮细胞和生长因子。BMSC 具有良好的成骨活性和促进软骨生成能力,是治疗 ONFH 的基础。PRP 具有良好的促进骨愈合的能力,同时含有大量的生长因子。PRP 联合 BMSC 治疗 ONFH 时,PRP 中所含的生长因子在 BMSC 的组织修复、再生和分化过程中起着至关重要的作用。Houdek 等用 BMSC 和 PRP 治疗 22 例 Ⅰ 期、Ⅱ 期 ONFH 患者,结果发现 93% 患者在 3 年的随访中没有出现股骨头塌陷,84% 患者没有转为需要人工髋关节置换术(THA),疼痛和功能有明显改善。术后 7 年的随访中无股骨头塌陷和无THA 的存活率分别为 84% 和 67%。Martin 等对 73 例 ONFH 患者实行髓芯减压术后,将取自髂骨的 BMSC 和 PRP 注入骨坏死区,术后发现 85% 患者报告疼痛明显缓解。只有16 个髋关节进一步恶化最终需要 THA。作者得出结论这种治疗方式对于早期 ONFH 可获得满意的疗效,并可使坏死病灶完全消退。

(2)髓芯减压术后 PRP 联合脂肪来源间充质干细胞:采用脂肪来源 ADSC 治疗的人类坏死股骨头中会出现髓样骨组织的短期再生,ADSC 可能在 ONFH 的骨样组织再生中起着重要作用。PRP 能为 ADSC 提供多种潜在的必需因子,增强其成骨活性。PRP 对刺激骨骼、血管和软骨细胞的形成有一定的积极作用。Pak 等对 1 例 43 岁 Ⅰ 期 ONFH 患者采用 ADSC 和 PRP 治疗坏死的髋关节,持续 4 周。治疗 3 个月后,患者髋关节疼痛明显改善,疼痛评分、活动范围显示坏死几乎完全消失,磁共振显示坏死区域有明显改善。治疗后的 18 个月和 21 个月,疼痛评分、活动范围和 MRI 显示股骨头坏死区完全消失。此病例是首例经 ADSC/PRP 治疗后早期 ONFH 完全消退的证据。Pak 等将 ADSC 同透明质酸、PRP 和氯化钙注射给 3 例 IV 期 ONFH 和 1 例 III 期 ONFH 患者,发现 4 例患者注射 ADSC/PRP 4 周以后,疼痛症状和活动范围有明显的改善,在第 12 周进行的重复 MRI 显示髋臼上骨缺损明显填充,股骨头皮质下区域有骨基质形成的迹象。作者认为这种简单、微创的 ADSC/PRP 经皮穿刺手术可能对治疗早期 ONFH 患者具有极大的潜力。

3. **髓芯减压术后单独使用 PRP** Aggarwal 等报道的一项随机对照试验中纳入 40 例 (53 髋) ONFH 患者,随机分为 2 组后行髓芯减压术联合 PRP 注射(PRP 组)或行单纯髓芯减压术治疗(对照组),随访 63 ~ 65 个月,末次随访时 PRP 组 Harris 评分改善率显著高于对照组,PRP 组 II 期 ONFH 发生进展的患者比例为 24%,低于对照组的 43%,表明 PRP 可以显著减轻 ONFH 患者的疼痛程度,改善中期功能预后,延缓 ONFH,避免进展为股骨头塌陷或需要 THA。

4. **单独用于非手术治疗** 也有部分学者尝试将 PRP 作为 ONFH 的非手术治疗选择。Ibrahim 等对 1 例 72 岁由骨关节炎导致的 ONFH 患者使用自体 PRP 治疗。1 个月后,患者疼痛缓解,VAS 评分由 7 分改善为 1 分,功能明显好转。MRI 影像学表现出患侧股骨头解剖结构显著改善。作者认为使用 PRP 作为继发性 ONFH 非手术治疗方面有着非常大的潜力。Luan 等将 60 例 I 期、II 期、III 期单侧 ONFH 患者随机分配到 PRP 组和体外冲击波治疗组,两组均接受 4 次治疗,结果发现 PRP 组患者的 VAS 评分、西安大略和麦克马斯特大学骨关节炎指数量表(WOMAC)评分、Harris 评分均有明显改善且优于体外冲击波治疗组,证实关节内注射 PRP 在缓解疼痛和改善功能方面优于体外冲击波治疗组。PRP 对股骨头坏死治疗方面更适合在早期(I 期、II 期)治疗,关节注射量为 6 ~ 10 mL,血小板倍数在 4 ~ 6 倍,3 次应为 1 个疗程,每次间隔 2 ~ 3 周,注射时不建议用盲穿方法,可能会造成注射部位不正确,而影响治疗效果,应在肌骨超声或 X 射线透视下准确注射到关节腔,如图 2-6 所示。为提高对治疗股骨头坏死效果,可联合应用其他方法,如骨髓减压、髋关节软组织松解、功能锻炼等。

总体而言,PRP 是通过将自体血液离心分离出血小板浓缩物,其内含有多种生长因子、高浓度的血小板和纤维蛋白等。PRP 作为一种新兴的再生疗法,是治疗 ONFH 的一种有前途的非手术治疗方法。许多研究表明,注射 PRP 治疗股骨头坏死具有安全性、缓解疼痛和改善功能的作用。至今尚没有文献报道过其在治疗 ONFH 后的并发症。研究表明,PRP 通过诱导新骨形成和血管生成、抑制炎症反应、抑制糖皮质激素诱导的细胞凋亡、促进软骨修复以及镇痛机制修复治疗坏死股骨头。临床上,单独注射 PRP 治疗 ONFH 不作为常规手段。通常是联合保髋手术,例如髓芯减压术后联合干细胞,或联合自体骨移植作为一种辅助治疗手段,用来延缓 THA 的需要。PRP 取自自体血液、制备简单及可吸收等特点使其大大降低了免疫排斥和疾病传播风险,较为安全可靠。但是,目前关于 PRP 的制备方法、注射入路、成分还没有统一,仍需要进一步的研究来优化 PRP 的血小板制备方法、生长因子浓度、注射入路及术后康复方案,还需要进一步的研究来更好地评估注射 PRP 的长期疗效和预后。

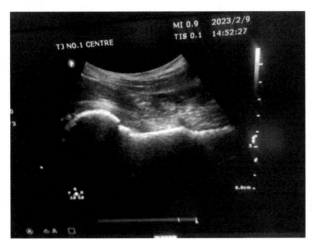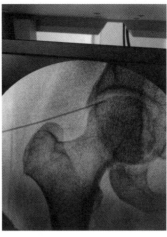

图 2-6　在肌骨超声或 X 射线透视下准确注射到关节腔

第八节　软组织损伤

一、上肢慢性软组织损伤

(一)肱骨外上髁炎

1.概念　肱骨外上髁炎(LE)又被称为"网球肘",是由前臂伸肌腱止点过多地收缩、退变引起的慢性软组织退变性疾病。其临床主要特征为肱骨外上髁处,即在前臂伸肌总腱的起点部有疼痛和压痛。常见于 40 ~ 50 岁,男女比例为 3∶1,右侧多见,有 20% ~ 30% 患者常伴有其他肌腱肿痛,如扳机指、腕管综合征、肱骨内上髁炎、肱二头肌腱炎。本病可由用力不当突然诱发,但多数起病缓慢,患者肘关节外上方活动痛,疼痛由"筋肉方向"传至前臂桡侧扩展、少数疼痛累及上臂及肩部,感觉酸痛困乏,不愿活动,手握物不敢用力握持,尤以拧毛巾等运动时疼痛为甚。一般在肱骨外上髁部有局部压痛点,压痛可向桡侧伸肌腱方向扩散,有的甚至肌腱上段也有轻度压痛及活动痛。局部无红肿现象,肘关节屈伸活动不受影响。但前臂旋转活动明显引起外上髁、前臂疼痛。

前臂旋前位,做对抗性旋后动作活动时,肱骨外上髁部剧烈疼痛,为 Mill 征阳性。伸肘时握拳、屈腕,然后主动将前臂旋前,若激起肱骨外上髁部疼痛,也为 Mill 征阳性。严重者,手指伸直、伸腕或持筷动作即引起患部疼痛。所以,患肢在屈肘、前臂旋后位时疼痛常获缓解,因而患者多取这种位置。症状轻姑息治疗或不做治疗,而经休息,一般热敷 2 ~ 3 周可获痊愈。但部分患者每在肘部劳累、阴天时仍有疼痛感、不适感。

起于肱骨外上髁部的桡侧腕长伸肌、桡侧腕短伸肌、指总伸肌、小指固有伸肌、肱桡肌、旋后肌及尺侧腕伸肌。这些肌肉运动除肱桡肌受颈脊髓节段 C_5、C_6 所发出的神经纤维(属桡神经)支配外,其余皆受脊髓节段 C_6 ~ C_8 所发出神经纤维(皆属桡神经)支配。

主要为伸腕、伸指功能，其次是前臂旋后运动和协助屈肘。因此，当这些肌肉在伸腕、伸指和前臂旋后运动时，都会使附着于肱骨外上髁部的肌腱筋膜受到牵拉。如果应力超出适应能力，则将损伤伸肌总腱。在此总腱深处有肱桡滑囊、肱桡关节、桡骨颈和环状韧带等结构。

治疗方法分为非手术疗法和手术疗法，绝大多数患者乐于接受非手术疗法，因为肱骨外上髁炎是一种自限性疾病，非手术治疗常能奏效，手术很少应用，只用于症状严重、非手术治疗无效的少数患者。治疗前应排除肩周、颈椎疾病引起的肱骨外上髁处疼痛。非手术疗法包括药物治疗、物理治疗、神经阻滞治疗等。

2. 治疗 适应证推荐对口服 NSAID 以及物理治疗后超过 1 个月无效的患者，进行超声引导下 PRP 注射治疗，每次注射量为 1~2 mL，7~14 d 治疗 1 次，连续治疗 3 次，为避免注射后局部疼痛，局部可行小针刀肌筋膜松解。对于经多次皮质类固醇注射治疗后仍有反复发作疼痛的患者也可尝试使用 PRP 注射。对于伸肌总腱肌腱钙化严重、肱骨外上髁处骨质增生严重的患者需谨慎使用。

目前临床上对于 LE 的治疗仍然以保守治疗为主。近些年来开始不断有研究者将 PRP 应用于 LE 的治疗当中并取得了一定的临床研究进展。目前 PRP 对于 LE 的治疗效果已经被许多临床研究所证实。有研究者通过随机对照研究对比 PRP 与布比卡因注射对于 LE 治疗效果的差异后发现，与布比卡因注射组相比，PRP 注射组具备更好的中远期疗效。还有研究者通过随机对照研究对比 PRP 与局部可的松注射后发现，PRP 注射组在肘关节活动评分方面具备更明显优势。但是还有研究者在对比 PRP 与曲安西龙用于治疗 LE 之后发现，曲安西龙比 PRP 具备更好的短期疼痛缓解效果。一项纳入了 8 项随机对照研究的系统评价对比了术后 2 个月内 PRP 与激素的效果差异，结果显示，与激素相比，PRP 可以更加有效地缓解疼痛，恢复肘关节功能。此外，另外一项纳入了 7 篇随机对照研究的系统评价显示，与局部激素注射组相比，PRP 注射组在 6 个月随访时的疼痛评分更低，肘关节功能评分更高。因此，笔者认为 PRP 可以作为一种新的替代治疗方式应用于 LE 的短期治疗，超声引导下 PRP 注射要点如下。

采用高频超声引导下注射方式，患者取坐位或仰卧位，肘伸直，手掌向下，前臂平置于床面，超声探头置于肱骨外上髁伸肌总腱起点处，平行于肌腱走行，确认伸肌总腱位置。局部消毒，在外上髁处皮下给予 2% 利多卡因 1~2 mL 局部浸润麻醉。沿超声探头长轴平面内进针，将 1~2 mL PRP 注射在肌腱低回声区域及周围，注射过程中可使用穿刺针头沿肌腱走行方向适当松解。建议 PRP 每 1~2 周 1 次，浓度 3~5 倍，根据病情考虑注射 1~3 次。注射后 24 h 患肢休息，避免提重物，治疗后逐渐给予肘、手部拉伸，肌力训练至 4 周。

(二)腕管综合征

1. 概念 腕管综合征(CTS)是正中神经通过腕管至手部时受嵌压而引起的一系列神经症状，表现为手指的疼痛、烧灼感或麻刺样感觉异常。好发于 30~50 岁年龄段的办公室人员，是周围神经卡压中最常见的一种。患者主诉桡侧 3~4 个手指麻木、疼痛，以中指显著，夜间或清晨较明显。疼痛有时放射至肘部、肩部，易被错认为颈肩痛。甩手、按摩、挤压手腕可使症状减轻。有时产生拇指外展、对掌无力、动作不灵活等运动障碍的症状。检查可发现正中神经分布区皮肤感觉迟钝，但很少有感觉完全丧失者。有拇指外展、对掌等运动障碍者，可有大鱼际肌萎缩。

腕管是腕掌侧一个骨纤维管道，桡侧为舟骨及大多角骨，尺侧为腕豆状骨、头状骨及钩骨，背侧为舟骨、月骨、头状骨、三角骨、小多角骨及覆盖上述腕骨的韧带，掌侧为腕横韧带。在腕管内有拇长屈肌腱、指浅屈肌腱、指深屈肌腱、正中神经共9条肌腱和1条神经通过。在此硬韧的骨性骨纤维鞘管内，通过的组织排列得十分紧密，任何增加腕管内压的因素，都将使正中神经受压而出现功能障碍，称为腕管综合征。

腕管综合征是神经受压综合征中最常见的一种。大多数发生原因不清楚，可能与内分泌失调、腱滑膜增厚有关。常发生在停经期、妊娠期或哺乳期妇女。此外，腕管内腱鞘囊肿、脂肪瘤、血管指浅屈肌腱管过低或蚓状肌肌腹过高而进入腕管，腕部骨折、脱位等，均可造成腕管的压力增大，产生正中神经压迫症状。有的还会合并有类风湿关节炎或腱鞘炎。也有与外伤有关的，如腕部过度用力后而发病。

腕管综合征的原因可分为局部性和全身性因素。①局部性因素。解剖因素：如外伤致腕部骨折、脱位或出血等；局部软组织肿块（神经瘤、脂肪瘤、腱鞘囊肿）等。慢性劳损：如反复屈伸腕关节的活动（打字员、乐器演奏员）。②全身性因素。神经源性因素：如糖尿病性神经损伤或酒精中毒性损伤。感染、非感染性炎症反应：如非特异性滑膜炎、类风湿关节炎、痛风、感染性疾病等。内分泌改变：如妊娠、甲状腺功能紊乱（黏液样水肿）、肾功能衰竭、雷诺病等。上述各种原因造成腕管容积变小或管内压力升高，使正中神经受压，进一步出现变性和功能障碍。

腕管综合征是一类因周围正中神经被卡压而发生的以疼痛、麻木及肌肉萎缩为主的慢性周围神经损伤性疾病。腕管综合征的治疗主要包含保守治疗及手术治疗两大类。其中，腕管综合征的保守治疗主要包括制动休息、支具固定，以及皮质类固醇药物注射，但目前保守治疗存在无法改变长期预后以及复发率高等不足。

2. **治疗** 研究者发现PRP释放的生长活性因子可以促进轴突再生以及施万细胞增殖，提高胶质细胞源性神经营养因子的表达量，同时减少神经轴突再生过程中的瘢痕反应。这些研究的发现为PRP的神经修复提供了理论基础。近些年来国外开始有研究者将PRP应用于腕管综合征的临床治疗。国外一项病例研究报道了1例皮质类固醇注射无效的双侧腕管综合征患者在接受PRP注射治疗3个月之后，肌电图结果提示正中神经损伤好转。因此，该研究团队认为PRP注射可以作为腕管综合征的一种替代性保守治疗方式。Malahias等报道了8例中度腕管综合征患者在接受PRP注射治疗后疼痛以及麻木症状明显缓解，同时手部活动情况明显好转。Wu等将60例临床诊断为轻到中度腕管综合征的患者随机分为PRP组和腕部支具固定组，以研究PRP与腕部支具固定对腕管综合征治疗效果的差异；在患者接受治疗6个月后，PRP组患者疼痛、麻木症状缓解更加明显，手部功能评分也更好，差异有统计学意义。Uzun等纳入了40例中度腕管综合征患者，分别进行PRP与皮质类固醇注射，结果显示，PRP组患者在接受治疗后短期镇痛以及恢复功能的效果更好,但 PRP 与皮质类固醇注射的长期随访效果相似,差异无统计学意义。虽然目前关于 PRP 应用于腕管综合征的临床研究较少,但是大多数临床研究仍然肯定了 PRP 对腕管综合征的治疗效果。目前关于 PRP 与其他保守治疗方式的优劣仍不明确,笔者相信未来仍然需要大量的临床研究来验证 PRP 与其他治疗方式的差异。

近年来,国外开始有研究者将 PRP 应用于 CTS 的临床治疗,但多为个案报道和小样本的观察性研究 2015 年进行的一项 PRP 治疗 CTS 的系统评价发现,对于轻度或中度 CTS 患者,PRP 可能是一种不错的选择,但纳入的研究中只有一篇为 RCT 研究。目前关于 PRP 与其他保守治疗方式的优劣仍不明确,未来仍然需要大量的临床研究来验证 PRP 与其他治疗方式的差异。

二、下肢慢性软组织损伤

(一)交叉韧带损伤

1.**概念** 膝交叉韧带位于膝关节之中,有前后两条,交叉如"十"字,常称"十"字韧带。前交叉韧带起于胫骨髁间隆凸前方偏外凹陷处及外侧半月板前角,向后上外方成 60°角斜行,止于股骨外髁内侧面之后部。经实验证明前交叉韧带可以限制胫骨前移、膝关节过伸及内、外旋和内、外翻活动。后交叉韧带起于胫骨髁间隆凸的后方,向前上内方成 70°~80°角,斜行止于股骨内髁的外侧面。其可以限制胫骨上段后移及膝关节过伸、旋转、侧方活动。后交叉韧带的强度为前交叉韧带的 2 倍。交叉韧带对稳定膝关节有重要的作用。

交叉韧带位置深在,非强大的暴力不易引起交叉韧带的损伤或断裂。一般单纯的膝交叉韧带损伤少见,多伴有撕脱骨折、侧副韧带及半月板、关节囊的损伤。膝交叉韧带损伤是膝关节严重损伤之一。它包括裂伤、部分断裂、超限拉长及完全断裂等。如果未能及时采取有效措施,则可发生其修复过程中的松弛愈合,继发膝关节功能障碍或不稳。

前交叉韧带损伤比后交叉韧带损伤多见。前交叉韧带断裂多为屈膝位使胫骨前移暴力的结果,屈膝位使胫骨外旋外展或内旋内收的暴力也可以引起,但一般先有胫侧或腓侧副韧带的损伤。有学者指出,前交叉韧带被滑膜覆盖,外观上虽然可以表现为大致正常,但当分离滑膜后即可发现韧带损伤。因此,在关节镜检查或手术探查时,应给予警惕。这种韧带在显微镜下可以看到韧带纤维有许多细小的断裂,在扫描电镜下胶原纤维的排列有明显异常。

后交叉韧带屈膝位胫骨上端受到由前向后的暴力作用,使小腿上段突然后移,引起后交叉韧带断裂;膝过伸暴力首先导致后交叉韧带断裂,若暴力继续使膝过伸,继而前交叉韧带也遭损伤,损伤的病理类型有 4 种。①韧带实体部完全断裂:表现为韧带纤维与滑膜一同撕裂,断端多呈条束状,韧带纤维松散于髁间,伤后时间稍长者断端可挛缩成团状。此种损伤多发生在韧带的中段。②滑膜内断裂:这种情况较少见。此型损伤与前一种类型损伤相比,也为韧带实质部断裂,但关节镜下不易直接见到,需根据滑膜的病损间接判定。仔细检查可发现韧带张力明显减弱、松弛,并可通过滑膜损伤处用探钩将韧带断端纤维钩出,继而显露断端明确诊断。③附着点处撕脱:可表现为由股骨外髁侧的上止点撕脱或胫骨侧下止点撕脱。附着点处撕脱可合并撕脱骨折,此时可借助 X 射线片明确诊断。④部分断裂:实体部、滑膜内断裂或附着点处部分撕脱。

强力外伤时有的患者觉有膝关节内撕裂声,随即膝关节软弱无力,膝部疼痛剧烈,迅速肿胀,关节内积血,关节周围有皮下瘀斑者常表示关节囊损伤,关节功能障碍,呈半屈曲状态。屈膝 90°后检查抽屉试验阳性。但由于屈膝运动所引起剧痛和肌肉痉挛,抽屉试验往往难以进行,有的则以阴性结果而致误诊。必要时需在麻醉下进一步检查。根据病史、临床表现结合检查可做出诊断。

2. 治疗　目前,韧带重建是治疗前交叉韧带(ACL)断裂的"金标准"。韧带重建后肌腱移植物在体内经历急性炎症反应、血管发生、基质合成、胶原重塑 4 个"韧带化"阶段。从理论上讲,PRP 富含一定数量的 TGF-β 和 PDGF 等,这些生长因子有利于触发韧带愈合过程中的急性炎症反应,并参与骨传导加速"韧带化"进程,能够在不同程度上促进韧带的重塑。

交叉韧带是膝关节内静力稳定中至关重要的韧带,交叉韧带损伤后往往不能自愈,若不及时处理会导致半月板损伤、膝关节退行性改变等并发症发生。关节镜下韧带重建术是治疗交叉韧带损伤的可靠手术方式,无论术中使用何种移植物,移植物是否能与骨隧道愈合是手术成功的一个重要保证。目前研究认为腱-骨界面形成 Sharpy 样特征性结构是腱-骨愈合的早期征象,而自体富血小板血浆具有能够让创伤快速愈合与骨生长的相关因子,这些生长因子可以促进细胞增殖和分化,促进 Sharpy 样结构在腱-骨界面形成,缩短韧带修复时间。陈荣进等对 40 例前交叉韧带断裂完成重建手术者进行 12 个月随访,与生理盐水组相比,自体富血小板血浆组术后移植物的 MRI 信噪比更低,同时术后 3 个月时自体富血小板血浆组 Lysholm 评分、IKDC 评分优于生理盐水组。秦豪等也进行了类似研究,前交叉韧带重建术中和术后均注射自体富血小板血浆治疗,发现术后 1 个月胫骨隧道直径与生理盐水组并无差异,术后 3 个月、6 个月胫骨隧道直径比生理盐水组小(小 0.9 ~ 3.3 mm);但是两组术后 12 个月 Lysholm 评分和 IKDC 评分差异无统计学意义($P>0.05$),表明自体富血小板血浆注射治疗对前交叉韧带重建术后远期疗效无明显影响。

(二)膝关节半月板损伤

1. 概念　半月板或称半月软骨,损伤多见于青壮年男性。以关节肿痛和"关节交锁"为主要临床特点。

半月板是位于胫骨与股骨之间的楔形纤维软骨组织。外侧半月板的前后角分别附着于胫骨平台中央的非关节区域,故呈近似"O"形,而内侧半月板的前后角则附着于胫骨平台前后边缘部,故呈"C"形。

半月板是膝关节内唯一没有滑膜覆盖的组织,其结构可概括为"三面一缘",即与股骨髁相关的凹形的上表面、与胫骨平台相关的下表面、借冠状韧带与关节囊和胫骨平台相连的周围面以及位于关节腔中央呈弧形的游离缘。一般而言,半月板的宽度前半要略窄于后半,并且通常情况下半月板越窄则越不易发生撕裂。

内侧半月板约 3.5 cm 长,其前角附着于远离胫骨平台的胫骨前表面。内、外侧半月板的前角借膝横韧带彼此相连,而前交叉韧带的前部纤维亦有部分与膝横韧带相融合。内侧半月板的后角则坚固地附着于胫骨后表面后交叉韧带附着处的前方。内侧半月板的周围面不间断地与关节囊紧密附着,其中部由关节囊增厚形成内侧副韧带的深层。内侧半月板与任何肌肉均无直接相连。位于内侧半月板后角的半膜肌与该处的后关节囊相融合,从而间接地为内侧半月板后角的活动提供动力性调节。

外侧半月板因其近圆形结构而覆盖了胫骨关节面的大部分。外侧半月板全程的宽度几近相同,其前角附着于前交叉韧带胫骨止点之周围并与之相融合,后角则附着于髁间棘的后方并常与前交叉韧带胫骨止点之后方纤维相融合,外侧半月板与外侧副韧带并无任何关联。外侧半月板的周围面亦与外侧关节囊相连,但是其后下部被腘肌腱打断,并在后关节囊上形成腘肌裂孔。因此,外侧半月板与外侧关节囊的附着并不如内侧紧密。外侧半月板的活动性较内侧大得多,有报道其前后方向的移动度可达 1 cm 之多。其原因首先在于前后角的附着彼此靠近,其次在于其后侧缺少关节囊的附着。外侧半月板的后部与 L 韧带及腘肌腱均有紧密的直接相连。因此,两者可直接参与对侧半月板后角活动的动力性调节。

成人半月板组织中 75% 为胶原,胶原成分的含量自出生至 30 岁这一阶段呈递增趋势,30~80 岁则相对稳定,80 岁后便逐渐下降。Ⅰ型胶原占据了整个半月板胶原成分的98%,Ⅱ型占 1%~2%。因此,半月板是一种基质成分以Ⅰ型胶原为主的纤维软骨组织,与基质成分以Ⅱ型胶原为主的透明软骨组织有着本质的不同。

胶原纤维在半月板内部主要以环形方式排列,如同木桶的铁箍一般。这种结构决定了半月板以抗张力方式缓冲纵向负荷的功能。此外,半月板内部的胶原纤维还以径向方式(连接周围面与游离缘)及纵向方式(连接上、下表面)排列。

有学者认为可以把后者看作是前者的一种特殊形式,即纵向排列的胶原纤维是径向排列胶原纤维的一种。纵向排列的胶原纤维多见于半月板的表面,特别是与胫骨平台相平行的下表面处,具有防止纵向撕裂的作用。总之,胶原纤维在半月板内部的排列方式非常有利于将垂直纵向的压力负荷转化为横向环行的张应力,从而有效地起到了缓冲的作用。

半月板撕裂的分类有很多,有的根据撕裂的位置和类型分类、有的根据病因分类等。在临床实践中最为常用的是根据术中发现的半月板撕裂类型而制订的 O'Connor 分类法。按照这一分法,任何半月板的撕裂均可归类为垂直撕裂或水平撕裂两类。垂直撕裂是指撕裂线所在平面与半月板表面相互垂直。根据撕裂线走行方向不同又可进一步分为3 型:撕裂线与半月板内缘平行者为纵行撕裂;撕裂线与半月板半月形的半径方向相平行者为放射状撕裂;撕裂线与半月板半月形半径成对角线方向者为斜行撕裂。水平撕裂则是指撕裂线所在平面与半月板表面相互平行。此外,为了保持这一分类法的完整性,在此两种基本的撕裂类型之外附加了一个其他类型,包含了许多特征性的半月板撕裂。

2. 治疗 半月板在膝关节活动过程中具有传递重力、防止应力集中、缓冲震荡、稳定关节等作用。膝关节扭伤、关节不稳会导致半月板撕裂,其症状主要是膝关节活动时疼痛、肿胀,症状与半月板损伤程度无明显相关性,部分慢性和退行性损伤可能合并股四头肌和关节弹响。半月板缝合术可以最大限度保留半月板形态和功能,而缝合后半月板是否能愈合是手术成功的关键。体内与体外试验均证实自体富血小板血浆内部具有很多的纤维蛋白,能够为修复半月板损伤提供支架作用,多种生长因子可以增强半月板细胞活性与再生能力,促进软骨增生与周边毛细血管再生,为半月板组织修复提供微环境支持,能有效加快硫酸化糖胺聚糖的生成。Everhart 等报道半月板缝合联合自体富血小板血浆治疗后 3 年内的手术失败率降低,同时进行前交叉韧带重建术的患者半月板缝合失败率与是否接受自体富血小板血浆治疗无明显相关性;随访 5 年后发现半月板缝合失败率与是否接受自体富血小板血浆治疗无明显差异,这可能与年龄增长、半月板退行性改变等多重因素相关。何罕亮等比较半月板缝合术联合与不联合自体富血小板血浆治疗的疗效差异,结果显示术后 1 年两组 KOOS 评分中疼痛、体育运动两项指标出现了差异,其余指标没有差异。Dai 等研究指出,与单纯关节镜下半月板缝合术比较,关节镜下半月板缝合术联合自体富血小板血浆治疗后 6 ~ 12 个月的效果差异不明显。

(三)臀肌肌腱病

1. 概念 该病主要包括臀中肌和臀小肌肌腱病变,是引起外侧髋关节疼痛或大转子疼痛综合征的主要原因之一。臀肌肌腱病主要表现为与活动相关的髋关节大转子部位的疼痛,阳性体征主要包括大转子区域的压痛以及髋关节被动屈曲、外展、外旋时的髋关节外侧疼痛。此外,超声以及 MRI 检查通常提示臀肌肌腱发生撕裂等病理性改变。目前对于臀肌肌腱病的治疗以保守治疗为主,包括物理康复、非甾体抗炎药以及皮质类固醇药物局部注射等。一些研究显示皮质类固醇药物短期疗效良好,但是长期效果较差。

2. 治疗 目前有研究纳入 80 例臀肌肌腱病患者,随机分别接受 PRP 与皮质类固醇药物注射以对比两者的治疗差异,其研究短期结果显示 PRP 缓解疼痛的效果更好,随访 2 年后的结果显示 PRP 组的治疗效果仍然优于皮质类固醇药物组。但目前有关 PRP 应用于臀肌肌腱病的研究仍然较少,需更多的临床研究来验证其治疗效果。

(四)跟腱病

1. 概念 该病是以局部跟腱疼痛为主要症状的慢性非感染性退行性疾病,好发于运动员以及高体力劳动者当中。随着病程的进展,该病逐渐引起周围组织粘连,进而影响周围踝关节的活动,严重时可引起跟腱的自发性断裂。目前对于跟腱病的发病机制尚不清楚,但是普遍认为其致病原因与跟腱的过度使用以及慢性反复微创伤有关。与其他组织不同,跟腱血供较差,一旦发生损伤,其自我修复能力较差。目前对于跟腱病的治疗以保守对症治疗为主,但治疗效果不好。局部糖皮质激素注射虽然可以在短期内控制跟腱病局部疼痛症状,但是并未起到促进跟腱修复的作用,并且长期随访结果显示,糖皮质激素局部注射可能抑制相关胶原纤维的再生,进而增加跟腱断裂的风险。

2. 治疗　PRP 可以通过释放转化生长因子、PDGF、胰岛素样生长因子、成纤维细胞生长因子等对周围巨噬细胞、干细胞以及其他修复细胞进行趋化,同时调控受伤跟腱周围谷氨酸盐类物质的浓度,进而去除退变组织,同时激活并促进跟腱组织进行自我修复。近年来 PRP 的出现为跟腱病的治疗提供了一种新的替代治疗手段。PRP 中的多种生物活性因子可以通过直接或者间接的方式参与跟腱自我修复过程,激活相关信号通路,促进跟腱的修复。目前许多研究显示 PRP 对跟腱炎的远期修复效果良好。一项纳入了 178 例慢性肌腱病患者(其中 25% 为跟腱病)的前瞻性随机对照研究结果显示,PRP 注射组的影像学以及临床表现明显优于对照组。PRP 注射时应在跟腱周围,不应注射在跟腱内,注射量每次 2 ~ 3 mL,每 2 ~ 3 周注射一次,3 ~ 4 次 1 个疗程,PRP 浓度为 4 ~ 6 倍。因此,笔者认为对于跟腱病患者而言,PRP 注射可能成为一种新的替代治疗方式,远期效果较好。

第九节　运动损伤

一、急性运动损伤

(一)跟腱断裂

1. 概念　跟腱断裂是一种常见的损伤,多发生于青壮年。跟腱是人体最长和最强大的肌腱,成人跟腱长约 15 cm,起始于小腿中部,止于跟骨结节后面的中点。肌腱由上而下逐渐变厚变窄,从跟骨结节上 4 cm 处向下,又逐步展宽直达附着点。跟腱在临近肌肉部和附着点部分均有较好的血液供应,而其中下部即跟腱附着点以上 2 ~ 6 cm 处,血液供应较差,肌腱营养不良,因而该处常易发生断裂,有些因素可减弱跟腱的纤维强度,如反复的应力与严重的腱周围炎,类固醇药物多次局封,均应引起注意。

2. 治疗　在足踝部运动损伤当中并不少见,目前主要的治疗方法分为保守治疗和手术治疗,其目的均是为了降低再断裂风险,缩短愈合时间。实验发现,利用 PRGF 可以促进腱细胞的增殖以及 I 型胶原的合成,而 VEGF 和肝细胞生长因子可以使腱组织引发血管反应,这些因子正是 PRP 中所具备的。Aspenberg 等的一项对鼠的实验发现,注射血小板浓缩物可以使患处硬度增强,恢复所需时间缩短。Sánchez 等对 12 例急性跟腱断裂的运动员进行试验,6 例运动员在手术修补的同时注射已经制备好的 PRGF,另 6 例则为正常手术修补。通过术后伤肢活动范围、功能恢复以及有无并发症来评定结果,显示注射 PRGF 的运动员活动幅度的恢复要快于对照组,并且能够较早地进行轻度的跑动以及恢复训练,没有并发症。Schepull 等的研究认为,PRP 对跟腱断裂的治疗没有作用。两者矛盾主要在于 Sánchez 等在实验中使用的 PRP 的浓度为患者正常外周血浓度的 3 倍,并且强调治疗功能的恢复情况,而在 Schepull 等的实验中 PRP 的浓度为患者外周血浓度的 17 倍,术后评定主要参数为跟腱的理化性质。但是,此方法能否应用于人的跟腱组织仍然需要更多的临床试验。

由于近年来 PRP 的飞速发展和临床研究逐步深入,关于 PRP 治疗或辅助治疗跟腱断裂疾病的研究也随之发展。DE CARLI 等进行了一项前瞻性系统研究,将 30 例经微创术修复后的跟腱断裂患者随机分为试验组和对照组,各 15 例,试验组分别于术中和术后 14 d 注射 PRP,两组患者分别于术后 1 个月、3 个月、6 个月、24 个月随访并体检,结果表明两组 VAS、足与踝关节评分(FAOS)、VISA-A、B 超和 MRI 检查比较无差异。两组临床表现、形态特征及跳跃能力相似,跟腱结构和功能结果相当。从而得出在跟腱断裂手术治疗中应用 PRP 并未提供更好的临床和功能结果的结论。ZOU 等的一项前瞻性随机对照研究中将急性跟腱断裂行改良 Krackow 缝合术患者分为对照组和 PRP 组,术后 3 个月、6 个月、12 个月、24 个月评估等速肌力、踝关节活动度(ROM)、小腿腿围、Leppilahti 跟腱修复评分。PRP 组术后 3 个月的等速肌力较好,PRP 组术后 6 个月、12 个月的 Leppilahti 跟腱修复评分较高,术后 24 个月的 ROM 较对照组有所改善。其研究结果表明,PRP 可以作为一种生物增强剂,促进急性跟腱断裂的修复,并可改善跟腱断裂患者踝关节的短期和中期功能。GENTULE 等发表了 1 篇 PRP 联合透明质酸(HA)治疗跟腱断裂术后并发症的临床试验研究,对比 10 例跟腱术后有并发症的患者,发现 PRP 联合 HA 治疗对跟腱断裂术后软组织愈合和再生是有效的,并且愈合时间明显缩短,术后疼痛明显缓解,踝关节跖屈、背伸力量明显改善,跟腱断裂区域皮肤弹性也得到恢复。

(二)急性肌肉拉伤

1. **概念**　为常见发热运动损伤之一,好发于腘绳肌、股四头肌、小腿三头肌等部位。目前,主要问题是自然恢复所需的时间较长及后期组织纤维化对机体的影响,导致损伤组织不能完全恢复到损伤前的状态。

2. **治疗**　PRP 中含有很多生长因子,这些生长因子(如 IGF-1、神经生长因子、碱性成纤维细胞生长因子、VEGF 等)可以对成肌细胞的增殖起到强有力的作用。在利用大鼠建立肌肉拉伤的模型使用 PRP 时发现,PRP 可以加速肌肉的愈合,其机制可能与其生长因子刺激肌生成有关。有文献报道,PRP 的衍生物可以导致肌肉组织的纤维化,主要是因为考虑到 PRP 经激活后释放了 TGF-β,而 TGF-β 对肌肉损伤后的纤维化形成起促进作用。Sánchez 等报道了一项以 20 例肌肉拉伤的运动员为对象的临床试验,在超声波引导下局部注射了 PRGF 后,患者不但功能完全恢复的时间明显缩短,而且恢复运动训练后未出现肌肉纤维化现象。

虽然 PRP 中的生长因子在促进肌肉组织增殖中起着明确的作用,但 PRP 相关产品曾经被世界反兴奋剂组织纳入违禁药品,其中生长因子(如 IGF-1)可以使骨骼肌细胞形态增大,提高机体运动能力。Creaney 等指出,IGF-1 有至少 3 种同工型 IGF-1Ea、IGF-1Eb 和 IGF-1Ec,其中主要是 IGF-1Ec 最容易导致机体肥大。而 PRP 中所含的为 IGF-1Ea 不是 IGF-1Ec。Schippinger 等利用制备的自体调节血浆注入 10 例受试者的臀大肌,并在 30 min、3 h、24 h 分别抽取血液测量血浆中 IGF-1 的水平,发现注入自体调节血浆后,只有 1 例受试者 IGF-1 的水平在 24 h 后有所升高,其余均符合 IGF-1 在血浆中的正常范围值,表明注射 PRP 后血液中的 IGF-1 的水平并没有升高。

二、慢性运动损伤

以"膝关节软骨损伤"为例进行说明。

1. 概念　膝关节软骨损伤是常见的运动损伤,在关节镜手术中常遇到。有数据统计在超过 31 000 例关节镜手术中,63% 的患者发现有关节软骨损伤。股骨内侧髁和髌骨表面是最常见的受伤部位。膝关节软骨病变有一定的局限性,但长期可能会有严重的后果。

膝关节软骨具有复杂的结构,在人体正常的活动中发挥重要的作用。它将负荷均匀分布于关节面,并提供平坦、光滑、低摩擦的接触面。由于缺少血供且相对缺乏未分化的细胞群来修复损伤,关节软骨损伤的愈合能力很低。局部的全层缺损和软骨挫伤可出现明显症状,且这些损伤有进展的可能。关节软骨具有大量的细胞外基质,主要由 Ⅱ 型胶原组成。胶原纤维构成软骨的外形,并为软骨提供张力,水分占关节软骨细胞外基质的 75%~80%。细胞成分(软骨细胞)的合成和蛋白多糖的降解就是该结构的新陈代谢过程。膝关节软骨损伤可能发生于前交叉韧带(ACL)撕裂或关节面的钝性外伤。这些损伤可能不会在早期阶段明显表现出来。在 ACL 撕裂的 MRI 影像上经常可以看到软骨损伤和软骨下骨水肿(挫伤)的区域。这种损伤的范围和影响早期可能不被重视,也可能是 ACL 重建术后退行性病变出现较晚的一个原因。如果膝关节软骨损伤,软骨缺损可能会不断进展。于是,膝关节的负荷被分布在关节软骨缺损和暴露的软骨下骨边缘,病变的扩张将导致压力超载和缺陷、退变。随着病变的进展,暴露的软骨下骨接触关节另一面的关节软骨,导致双极损伤,最终导致骨关节炎治疗关节软骨损伤的一大难题就是它缺少血供和内源性的新生细胞,导致其自我愈合非常有限。在修复过程中可能会产生纤维组织、退化透明组织、纤维软骨或骨。影响修复质量的因素包括患者年龄、损伤面积大小、损伤深度、相关的韧带不稳、半月板缺失、治疗过程中产生的二次伤害等。

2. 治疗　体外实验证明,PRP 可以促进 MSC 增殖以及软骨细胞再生。PRPG 可以减轻以炎症因子白细胞介素-1 为主要介导途径的骨关节炎,包括抑制自然杀伤细胞(natural killer cell ,NK cell)的活动。Anitua 等通过对骨关节炎患者的滑液细胞进行体外培养并分别加入适量的贫血小板血浆和 PRGF 后发现,相对于加入贫血小板血浆一组的滑液细胞,加入 PRGF 的滑液细胞分泌的玻璃酸明显增加。Akeda 等利用猪软骨细胞得出 PRP 可以促进细胞增殖,提高蛋白多糖在 DNA 的表达以及胶原合成,而软骨细胞形态却不发生改变。PRP 不仅可以提高抗炎物质(如白细胞介素-1 受体拮抗剂)的活性,减轻软骨退变患者的疼痛、改善患者的功能以及提高其生活质量。Sampson 等对 14 例膝关节炎患者注射 PRP 后,患者的膝关节在 1 年内疼痛均有所改善。Kon 等对 115 例膝关节软骨退变的患者注射 PRP,治疗后通过视觉模拟评分系统、国际膝部文件委员会等评分系统对患者随访,发现 6 个月内疗效稳定,但 12 个月内症状却有所反弹。Filardo 等随后展开了一项关于 PRP 治疗软骨退变远期效果的临床研究,给 1 组包含 114 例患者(包括轻度软骨退变和重度骨关节炎的患者)注射 PRP,结果发现 PRP 在治疗软骨损伤,以及减轻患者疼痛和恢复功能方面有着明显的作用,这一持续时间为 9 个月,对年轻患者的效果更为明显。PRP 虽然在治疗膝关节软骨退变方面的研究已经取得了很多进展,但是其对软骨退变的远期作用及机制仍需做深入的研究。

PRP 技术为治疗急慢性运动损伤开辟了新的道路,但是文献报道仍然充满争议,比如 PRP 制备浓度与剂量、所包含的生长因子在 PRP 中的具体作用等依然没有统一、明确的答案,临床试验也仅限于少量病例、缺少足够多的临床试验,所以进一步研究 PRP 并将其应用于各种急慢性运动损伤是十分必要的。目前的主要方向是确定并制备出合适的 PRP 相关产品,并将其运用于急慢性运动损伤来加快手术后的恢复,缩短损伤后的恢复时间。

第十节 足踝疾病

一、慢性跟腱炎

1. **概念** 慢性跟腱炎是一种慢性肌腱劳损性病变而非炎性过程。好发于田径、篮球、足球运动员,尤其足半蹲位跳跃、超生理负荷的剧烈跑跳和重复性劳损运动中。

由于慢性运动伤超出了跟腱的生物力学性能和修复能力,造成部分腱纤维组织断裂。胶原是肌腱组织的主要组成成分,占肌腱干重的 90%,有传导负荷和保持机械稳定性的作用。正常肌腱的成纤维细胞和血管结构之间的胶原纤维网络排列有序。而损伤后肌腱的胶原纤维结构排列紊乱,造成肌腱机械性能下降,而容易产生进一步损伤。此外,局部血供不良也使得合成修复更加困难。跟腱退变、胶原崩解造成局部神经递质、乳酸及硫酸软骨素浓度明显增高,引起疼痛。

根据患者临床特点、影像学(X 射线、MRI、CT 等)及关节镜下表现,将慢性跟腱炎分为钙化结节型、纤维撕裂型和增生肥大型 3 类。①钙化结节型:患者发病突然,表现为跟腱处疼痛剧烈、活动受限。X 射线平片、CT 及 MRI 均可清楚显示跟腱组织内有钙化结节。关行镜探查发现结节位于跟腱背侧腱膜下或跟腱实质内,钙化结节的表面为玫瑰红色充血水肿,内为白色石灰渣样物质,类似于肩关节钙化性冈上肌腱炎的改变。跟腱组织病灶处呈凹陷缺损,部分肌腱纤维断裂。对于此钙化结节主要选用局部清理,大量生理盐水冲洗,将钙化物质排出体外。以等离子刀进行跟腱病灶边缘组织的射频消融治疗。术后患者疼痛明显减轻,有的甚至术后当天疼痛完全消失。②纤维撕裂型:本型患者多为运动损伤,病变发生于小腿三头肌与跟腱的延续部分,即跟腱中上 1/3 处。MRI 显示跟腱组织信号杂乱、水肿。关节镜检查发现跟腱的正常结构和光泽消失,跟腱纤维组织呈马鬃样卷曲,结构杂乱无序。对于此类病变,采用刨削器清理断裂的跟腱纤维组织和增生肥厚的瘢痕组织,后采用射频消融治疗。③增生肥大型:本型病变发生于跟腱在跟骨结节的附着处。患者足跟外表软组织肿胀肥大。X 射线片、CT 或 MRI 显示跟腱在跟骨附着处的骨质呈现增生或虫蚀样改变。MRI 显示跟骨虫蚀样缺损,跟腱组织信号增高。关节镜检查发现跟腱表面增生肥厚,肌腱纤维光泽消失,结构松散紊乱,部分跟腱组织纤维断裂。

2. 治疗 推荐对口服 NSAID 及物理治疗后超过 1 个月无效的患者进行超声引导下 PRP 注射治疗。

2011 年 DE Vos 等发表的一篇双盲、随机、安慰剂对照的临床试验,将 54 例慢性中段跟腱炎患者随机分为 PRP 组(注射 PRP)和安慰剂组(注射 0.9% 氯化钠注射液),结果显示与安慰剂组比较,注射 PRP 不会改变跟腱炎患者的肌腱结构,也不增加跟腱局部血管的新生。殷俊等、邹国友等分别应用 PRP 局部痛点注射治疗 15 例和 11 例慢性跟腱炎患者,治疗后随访 18 个月,磁共振成像(MRI)显示跟腱炎周围软组织炎症明显改善,患者恢复了正常步态和日常活动能力。Filardo 等对 27 例慢性跟腱炎患者(男 22 例,女 5 例;平均年龄为 44.6 岁)经超声引导下跟腱内注射 PRP 治疗,1 次/2 周,平均随访时间为54.1 个月(≥30 个月),结果表明维多利亚运动研究院跟腱评分(VISA - A)、视觉模拟标尺评分示例(EQ-VAS)和 Tegner 运动水平评分均显著提高,注射 PRP 治疗慢性跟腱炎有稳定的中期疗效,但跟腱炎症状持续时间越长,注射 PRP 治疗效果越差,体育活动越难恢复。Boesen 等进行的一项随机双盲前瞻性研究,将 60 例慢性中段跟腱炎男性患者(年龄为 18 ~ 59 岁)按干预方法分组:离心训练结合高剂量注射类固醇类或局部麻醉药物组,离心训练结合 PRP 注射治疗组(注射 1 次/14 d),离心训练结合安慰剂治疗组。每组均有 1 例患者失访;其余 57 例患者均完成试验,未丢失数据,将其纳入初步分析。同时分别将 3 组的基线水平和 6 周、12 周、24 周后 VISA-A、视觉疼痛模拟评分(VAS)、跟腱厚度、超声显像、多普勒信号下跟腱内血管新生情况进行比较,结果显示离心训练结合高剂量注射类固醇类或局部麻醉药物和 PRP 注射治疗在减轻疼痛、提高运动水平、减少肌腱厚度和增加腱内血管新生等方面比单独离心训练更有效。同时,高剂量注射类固醇类或局部麻醉药物在短期内改善慢性中段跟腱炎的效果方面比 PRP 更优,超声引导下 PRP 注射要点。患者取俯卧位,足垂于床面,探头置于跟腱表面平行于跟腱走行,扫查跟腱。局部消毒,给予 2% 利多卡因在跟腱处皮下行浸润麻醉,沿超声探头长轴进针,注射 1 ~ 2 mL PRP。建议每 2 ~ 4 周治疗 1 次,根据患者情况可注射 1 ~ 3 次。注射后 24 h 避免剧烈活动,24 h 后可在家进行踝关节活动训练。建议 6 周内避免下肢相关体育运动。

二、距骨软骨损伤

1. 概念 距骨软骨损伤又称距骨剥脱性骨软骨炎,成年人多见,多数患者有踝扭伤病史,伤后踝关节疼痛、肿胀迁延不愈,经常伴有僵硬、无力、不稳甚至交锁。大多数的距骨软骨损伤是由急性创伤性损害或踝关节重复性慢性负重所引起。据估计,50% 的急性踝关节扭伤会导致某种形式的软骨损伤,73% ~ 81% 的踝关节骨折病例引起软骨损伤。

由外伤导致的距骨软骨损伤又称为踝关节剥脱性骨软骨炎。然而,高达38%的内侧距骨软骨损伤并不与特定的损伤相关,而可能是由于距骨局部缺血或反复的局部微骨折有关。在非创伤性距骨软骨损伤病例中,病理过程包括最初的关节软骨软化,损伤的软骨下骨表面具有完整的关节软骨覆盖,继而出现早期的关节软骨分离,病变部分分离,最终骨软骨分离形成关节内游离体。距骨软骨损伤的 Brendt 和 Harty 分期可分为 3 期。Ⅰ期:软骨下骨压缩。Ⅱ期:软骨部分撕脱。Ⅲ期:软骨碎片完全撕脱,但无移位。Ⅳ期:软骨碎片完全撕脱,移位。距骨软骨损伤的手术治疗最初由 Ray 和 Coughlin 于 1947 年提出,手术治疗主要包括游离体摘除和剩余软骨的清创。目前,多种手术方案被用于治疗距骨软骨损伤,包括骨髓刺激(微骨折)、自体骨软骨移植和同种异体骨软骨移植、自体软骨细胞植入(ACI)和骨髓抽取浓缩移植等。目前临床上根据损伤面积的大小,常用的手术方案为微骨折术和自体骨软骨移植术。

2. **治疗**　在 Vannini 等进行的一项关于 PRP 治疗踝关节软骨疾病的回顾性研究中显示,PRP 治疗踝关节软骨疾病的总体效果并不能令人满意,但 PRP 仍然是一种潜在治疗踝关节软骨疾病的新型生物制剂,并且需要进行高质量的踝关节软骨疾病的临床试验,以此来总结出 PRP 在治疗踝关节软骨疾病方面的适应证和最佳应用方式。Jazzo 等和 Guney 等进行了关于 PRP 注射治疗距骨软骨损伤的研究,结果显示,分别与单用透明质酸钠、关节镜微创手术相比,PRP 注射治疗距骨软骨损伤可产生有利的短期到中期的临床疗效,同时疼痛和功能评价结果显著改善。近期,Gu 等进行的一项研究中,14 例患者(平均年龄为 39 岁)于 2013—2015 年应用松质骨移植和 PRP 支架治疗 Hepple Ⅴ期距骨软骨损伤,平均治疗时间为 23.5 个月,随访时行踝关节 X 射线和 MRI。根据 VAS、美国足踝外科协会(AOFAS)评分、健康调查简表(SF-36)评分评价功能,记录 ROM 及并发症。13 例患者完成随访,平均随访时间为 18 个月,MRI 显示患者软骨下骨和软骨均完全再生。术后 VAS、AOFAS 评分、SF-36 评分均明显改善,并且无明显并发症。因此,对于 Hepple Ⅴ期距骨软骨损伤,松质骨移植联合 PRP 支架治疗是一种安全有效的方法。

三、足跖筋膜炎

1. **概念**　该病是一种好发于中年人,以脚后跟和足底面内弓疼痛和僵硬为主要表现的慢性软组织疾病。足底跖筋膜炎的病因目前仍然不清楚,但有些研究者认为其与慢性反复局部微小创伤的炎症病理学改变有关。足底跖筋膜炎的临床症状会随着患者活动量增加而逐渐加重,虽然足底跖筋膜炎是一类自限性疾病,但是其临床症状会对患者的生活和工作造成严重的影响。目前足底跖筋膜炎的治疗方式主要包括休息制动、穿戴足部矫形器、使用非甾体抗炎药等。对于大多数足底跖筋膜炎患者,通过这些治疗手段其症状可以得到极大缓解。但是对于一些反复治疗无效的患者,目前主要通过局部注射类固醇药物进行治疗。虽然局部注射类固醇药物可以在一定程度上缓解其临床症状,但长期治疗效果较差且复发率较高。此外,局部注射类固醇药物还会促进足底脂肪垫的萎缩,增加足底跖筋膜破裂的风险。疼痛是足底跖筋膜炎最主要的临床表现。因此控制并缓解疼痛是足底跖筋膜炎治疗的首要目的。

2. 治疗 治疗足底筋膜炎,推荐对口服 NSAID 以及物理治疗后超过 1 个月无效的患者进行超声引导下 PRP 注射治疗。

近年来,许多研究表明局部注射 PRP 有助于缓解足底跖筋膜炎的临床症状。Jain 等通过随机对照研究发现,局部注射 PRP 相比于类固醇药物具备更好的长期镇痛效果。Say 等还发现,在注射后半年,PRP 组的视觉疼痛评分仍然明显低于类固醇组,这一研究结果与 Tiwari 等的发现相同。但是目前对于 PRP 与类固醇药物在短期疼痛缓解方面的效果差异仍然存在争议。Omar 等通过研究发现,PRP 比类固醇药物具备更好的短期疼痛缓解效果。但是 U-urlar 等的观点则认为类固醇药物比 PRP 具备更好的短期疼痛控制效果。因此,PRP 与类固醇药物对足底跖筋膜炎短期治疗效果的差异仍需进一步探索。此外,Monto 等发现,与类固醇药物相比,PRP 组患者的足部功能评分更高。一项纳入了 10 篇随机对照研究的系统评价对比了 PRP 与激素治疗足底跖筋膜炎的差异,结果显示,与其他治疗方式相比,PRP 注射可以更加有效地缓解疼痛并改善足部功能。因此 PRP 可以作为一种新的治疗方式应用于足底跖筋膜炎的治疗当中。超声引导下 PRP 注射要点。患者取俯卧位,足跟朝上、踝关节自然下垂,探头置于足底,沿足底长轴扫查可观察到足底筋膜呈鸟嘴样起自跟骨,条索样向远端延伸。常规消毒铺巾,经超声引导下沿长轴平面内进针,针尖在超声引导下准确到达拓筋膜病变部位时注射 1 mL PRP。建议每 2 ~ 4 周治疗 1 次,根据患者情况可注射 1 ~ 3 次所有患者治疗后采用脚踝网球的方式放松足底筋膜。

PRP 来源于自身血液,取材过程微创,作为一种新型的生物制剂含有多种促进细胞以及组织修复的生物活性因子,还具备低免疫原性、提取分离过程简便、不良反应少、价格低廉等优点。近些年来,临床医生开始将 PRP 广泛应用于多种临床疾病的治疗当中并取得了一定的临床疗效。作为 LE 以及足底跖筋膜炎的一种新的替代治疗方式,PRP 可以有效缓解疼痛并改善功能。而对于肩袖损伤需行关节镜手术患者,术中应用 PRP 可以有效缓解术后短期肩关节疼痛,提高肩关节功能评分,降低肩袖再发断裂的风险。此外,PRP 注射还可以应用于关节软骨损伤、跟腱病、腕管综合征、臀肌肌腱病等疾病的治疗当中。但目前有关 PRP 应用于腕管综合征以及臀肌肌腱病的相关研究仍较少,其长期临床效果仍需进一步研究确认。虽然 PRP 出现的时间不久,但近年来 PRP 相关研究发展迅猛。而对于 PRP 未来发展的方向,笔者认为要在证实 PRP 对多种疾病存在修复作用的基础上,进一步通过相关研究优化 PRP 内血小板剂量、细胞外基质含量以及制定标准的 PRP 注射后康复方案。研究者们需要进一步精确观察 PRP 注射后是否会引起长期不良反应,探讨患者的不同生理和遗传因素是否会对治疗效果产生影响,制定相关疾病的 PRP 标准化治疗流程,研究能否通过多次注射改善慢性软组织疾病的长期预后。此外,还需要不断优化 PRP 提取流程,降低 PRP 提取相关费用,创造更高的社会经济效益。目前我国已经有许多临床机构开始从事 PRP 的临床研究,笔者相信 PRP 在骨科慢性软组织损伤修复领域具备广阔的应用前景。

四、糖尿病足

1. **概念**　糖尿病足（DF）是由于糖尿病患者并发周围神经病变，从而导致大血管和微血管病变使动脉灌注不足、微循环障碍而发生溃疡和坏疽的疾病状态，是糖尿病患者的严重并发症之一。各种不同的学术组织的糖尿病足的定义略有不同。1995 年，中国第一届糖尿病足学术会议认为，糖尿病足是由于糖尿病血管、神经病变引起下肢异常的总称，因合并感染引起肢端坏疽称为糖尿病足肢端坏疽，是糖尿病足发展的一个严重阶段。1999 年，WHO 关于糖尿病足的定义是：糖尿病患者由于合并下肢远端神经异常和下肢远端外周血管病变而导致足部感染、溃疡和（或）深层组织破坏。国际糖尿病足工作组（IWGDF）将糖尿病足定义为糖尿病累及的踝以下全层皮肤创面，而与这种创面的病程无关。

糖尿病足普遍发生于糖尿病病程长、长期血糖控制不良、糖尿病并发症多、经济条件差等因素的患者。依据糖尿病足的病情严重程度，目前存在许多糖尿病足的分级分类系统，其中包括 Wagner 分级系统等。糖尿病足的 Wagner 分级法如下。

0 级：皮肤无开放性病灶。表现为肢端供血不足，颜色发绀或苍白，肢端发凉、麻木、感觉迟钝或丧失，肢端刺痛或灼痛，常伴有足趾或足的畸形等。

1 级：肢端皮肤有开放性病灶。如水疱、血疱、鸡眼或胼胝，冻伤或烫伤及其他皮肤损伤所引起的浅表溃疡，但病灶尚未波及深部组织。

2 级：感染病灶已侵犯深部肌肉组织。常有轻度蜂窝织炎、多发性脓灶及窦道形成，或感染沿肌间隙扩大，造成足底、足背贯通性溃疡或坏疽，脓性分泌物较多，足或指趾皮肤干性坏疽，但肌腱韧带尚无破坏。

3 级：肌腱韧带组织破坏。蜂窝织炎融合形成大脓腔、脓性分泌物及坏死组织增多，足或少数足趾干性坏疽，但骨质破坏尚不明显。

4 级：严重感染已造成骨质破坏、骨髓炎、骨关节破坏或已形成假关节、部分足趾或部分足发生湿性或干性严重坏疽或坏死。

5 级：足的大部分或全部感染或缺血，导致严重的湿性或干性坏疽，肢端变黑，常波及踝关节及小腿。

2. **治疗**　Mehrannia 等报道了 1 例患糖尿病 30 年的 71 岁男性患者，因糖尿病神经病变导致左足大面积溃疡，患者因反复感染导致足底溃疡难以愈合，面临截肢危险。经足底清创后，足底注射自体 PRP 治疗 1 次，4 d 后出院，随访至 8 个月时，其足底溃疡完全愈合。Karimi 等进行了一项随机对照研究，将 50 例糖尿病足部溃疡患者随机分为试验组和对照组，均于手术清创后测量溃疡深度和表面积。常规换药后，对照组采用无菌敷料覆盖，试验组采用 PRP 凝胶敷料覆盖。3 周后试验组患者足部溃疡的深度和表面积较对照组均明显减少，从而说明 PRP 凝胶可促进糖尿病足部溃疡创口愈合，如彩图 6。

Abdelhafez 等将 50 例得克萨斯州大学分级为 1 度的糖尿病足患者随机分为两组，试验组注射 PRP，1 次/2 周，同时采用血小板凝胶覆盖溃疡处；对照组仅用血小板凝胶外敷。10 周疗程结束时,试验组 24 例(96%)完全愈合,对照组 22 例(88%)完全愈合。试验组<7 cm^2 的溃疡愈合时间(2.6~16.0 d)明显短于对照组(3.4~27.0 d)。试验组 45 个疗程后愈合,而对照组则为 54 个疗程,说明 PRP 注射联合血小板凝胶外用可提高糖尿病足溃疡愈合率和加快治疗过程。近期,Mohammadi 等将 70 例糖尿病足溃疡患者纳入研究,于局部清创后计算溃疡面积,局部溃疡处覆盖 PRP 凝胶(2 mL/cm^2),结果发现溃疡平均愈合时间为 8.7 周,治疗 4 周后溃疡面积平均减少 51.9%。说明 PRP 可以作为一种治疗糖尿病足溃疡的保守方法,并且可以减少糖尿病并发症(如截肢等)发生。

五、足踝部其他疾病

Repetto 等回顾性研究了 20 例 PRP 注射治疗踝关节骨性关节炎患者,平均随访 17.7 个月,经 VAS、足部和踝关节残疾指数、主观满意度评估疼痛,结果发现注射 PRP(1 次/周)对踝关节疼痛和功能有改善,治疗作用较强,80%患者非常满意或满意,仅 2 例(10%)由于早期治疗失败而需行手术,说明 PRP 注射是一种有效和安全的治疗方式。Fukawa 等也进行过 PRP 关节腔内注射治疗踝关节骨性关节炎的研究,并且得出在治疗结束12 周后踝关节疼痛减轻幅度最大,24 周后疼痛逐渐增加的结论。但 Rowden 等设计的一项关于 PRP 治疗急性踝关节扭伤的随机双盲对照研究中,发现 PRP 注射治疗并不能很好地改善踝关节扭伤的疼痛症状,PRP 的治疗效果与安慰剂并无差别。Coetzee 等对66 例踝关节置换患者的随访研究发现,术中应用 PRP 组患者术后 8 周和 12 周的下胫腓关节融合率明显高于未应用 PRP 的对照组患者,应用 PRP 组的不愈合及延迟愈合率为 9%,而对照组为 27%,说明 PRP 在提高下胫腓关节融合率方面有良好优势。目前可以确认 PRP 的应用是安全的,虽然临床尚未统一其适应证,但在安全医疗的环境下仍需要注意其有无禁忌证,如血小板减少症及血流动力学不稳定应用 PRP 可能出血加重,增加休克风险;局部败血症及植骨区感染,应用 PRP 会增加感染扩散风险;合并骨肿瘤,可能会促进肿瘤生长风险。与此同时,关于 PRP 治疗足踝外科相关疾病尚未统一适应证,诸如对 PRP 治疗足踝部软组织疾病的观点不一,但多数学者研究认为 PRP 治疗仍可以取得令人满意的疗效,特别是在治疗慢性软组织损伤及加速难治合创面愈合方面。

针对慢性跟腱炎、跖筋膜炎、糖尿病足等涉及软组织损伤的疾病,大量随机、双盲、对照试验证实了上述结论。而在涉及踝关节骨折、骨不连、踝关节置换、踝关节融合、距骨软骨损伤方面,相当一部分学者经临床研究后得出相反结论,本文认为在涉及骨质破坏、损伤或缺损方面的疾病,临床试验研究之所以有时会得出相反结论有以下原因。首先,是因为多数研究仅将 PRP 作为主要治疗手段下的辅助治疗;其次,因为 PRP 在此类疾病方面研究甚少,一些学者对 PRP 期望太高,而无法做到随机双盲试验,导致主观性偏差。但是参考一些高质量的随机对照试验,本文认为 PRP 治疗涉及踝关节骨折、骨不连、踝关节置换、踝关节融合、距骨软骨损伤方面疾病时,可以起到相当满意的辅助治疗效果,如延缓必要手术时间、减少并发症发生等。其次值得深思并需加以研究的是,同绝大多数新型生物制剂一样,PRP 的应用仍面临以下相关问题,如血小板是否存在最佳浓度和"受体饱和"效应;血小板含量与促进组织修复是否存在线性关系;PRP 的剂量、应用频次及间隔时间;PRP 是否需要"预激活";PRP 在体外激活后再注射与先注射到体内然后再在体内激活在疗效上是否有区别;PRP 中白细胞含量越多越好还是越少越好,或是存在治疗特殊疾病有其唯一且最优治疗效果的白细胞浓度。PRP 应用所面临的问题也是其以后可能的研究及发展方向。随着这些问题的解决,PRP 在足踝外科疾病的治疗过程中将发挥更加重要的作用。综上所述,PRP 在治疗足踝外科的软组织损伤及慢性难治性溃疡创面方面如慢性跟腱炎、跖筋膜炎、糖尿病足等的疗效是相当明确的,但在治疗如踝关节骨折、骨不连、踝关节置换、踝关节融合、距骨软骨损伤方面疾病时,可以起到相当满意的辅助治疗效果,所以仍然需要进行更多临床试验、长期病例随访、更成熟的 PRP 制备技术、更精细的 PRP 生物学特性及药理学的研究,为 PRP 的临床应用打下基础,开辟道路,拓展 PRP 在足踝外科乃至其他更多医疗学科的临床适应证,从而能更好地造福于人类。

第十一节　联合应用治疗骨不连

一、体外冲击波发展史

冲击波是一种通过振动、高速运动等导致介质极度压缩而聚集产生能量的具有力学特性的声波,会引起介质的压强、温度、密度等物理性质发生跳跃式改变。20 世纪 80 年代初,高能冲击波(HESW)首次被报道用于击碎泌尿系统结石,使患者免除手术。

1988 年,Graff 等在动物实验过程中无意发现了体外冲击波(ESW)的成骨作用,此后很多学者开始研究 ESW 对骨折愈合的促进作用。ESW 是一种兼具声、光、力学特性的机械波,它的特性在于能在极短的时间内(约 10 ms)使高峰压达到 500 bar,而且周期短(10 ms)、频谱广(2～16 Hz)。由于其独特的特性,ESW 在穿越人体组织时,其能量不易被浅表组织吸收,可直接到达人体的深部组织,并通过以下机制发挥作用:①高密度组织裂解作用;②组织再生修复作用;③镇痛及神经末梢封闭作用;④炎症及感染控制作用;⑤组织粘连松解作用;⑥扩张血管和血管再生作用;⑦生长因子激活等作用。

冲击波可分为发散式冲击波(RSWT)与聚焦式冲击波(FSWT)。RSWT 是利用压缩机产生的压缩空气驱动射弹体高速往复运动撞击治疗头而产生的冲击波,其特点是能量较低,更适合肌腱末端病等浅表组织的治疗。FSWT 是将电能转换成冲击波,通过反射体将冲击波聚焦,其特点是能量较高,更适合深部组织治疗,如股骨头坏死、骨不连等疾病的治疗。

20 世纪 90 年代,体外冲击波疗法(ESWT)逐渐开始应用于骨骼肌系统疾病的治疗。从 1994 年国内首先报道 ESWT 治疗网球肘开始,经过 20 多年发展,ESWT 已被广大医生和患者所接受,特别是在骨折延迟愈合、骨不连、骨性关节炎、软骨损伤、早期股骨头坏死保守治疗以及慢性创面等骨科难愈性疾病治疗方面取得了良好效果,成为治疗骨骼肌系统疾病的重要无创治疗手段。国际医学冲击波学会(ISMST)是从事冲击波研究的知名学术组织,该组织于2016年底再次更新修订了ESWT的适应证与禁忌证,对指导ESWT的规范化应用具有重要的风向标作用。

随着ESWT基础和临床研究的不断深入,该疗法已逐渐扩展至心内科用于治疗心肌缺血、泌尿外科用于治疗勃起功能障碍、内分泌科用于治疗糖尿病足、烧伤整形科用于治疗皮肤溃疡及软化瘢痕和美容等。

ESWT是物理学与医学相结合的新技术,是介于保守治疗和开放式手术之间的一种全新疗法。它具有以下优点:①损伤轻微,可替代某些外科手术疗法;②一般采用简单麻醉或不必麻醉;③治疗时间短、风险小,可在门诊进行治疗;④无须特殊术后处理,且术后恢复较快;⑤治疗费用远低于开放式手术。

二、体外冲击波疗法在骨不连及骨折延迟愈合治疗中的应用

(一)骨不连及骨折延迟愈合

骨不连(骨折不愈合)是骨折术后常见并发症,骨折端在某些条件影响下,骨折愈合功能停止,骨折端已形成假关节。X射线片显示骨折端互相分离,间隙较大,骨端硬化,萎缩疏松,髓腔封闭。不论如何长久地固定也无法使它连接。主要表现为骨折端有异常活动,骨折治疗8个月以上,做骨折端活动检查时,若有异常活动,即可诊断为骨不连;患者负重、移动肢体或活动关节时,骨折处疼痛,但与新鲜骨折比较,疼痛较轻;骨折未愈合,固定不可靠或失效,可有成角、缩短与旋转畸形。疼痛、长期制动等因素可以导致肌肉组织失用性肌萎缩;由于长期不能使用肢体,关节挛缩畸形与肌萎缩都可出现;骨干骨折后的骨不连,其负重功能丧失;骨不连或延迟连接,骨传导音较健侧弱。

美国FDA将骨不连定义为"损伤和骨折后至少9个月,并且没有进一步愈合倾向已有3个月"。导致骨不连的原因很多,其中血管营养障碍和骨折断端固定不稳定是骨不连的重要因素。此外,骨折的类型、部位、感染及全身状态等均影响骨折的愈合,原因如下。①血供:影响骨折断端血供的主要因素有两个。一是高能量损伤、开放伤等造成的骨折及其周围软组织重度损伤,骨折区域的血供破坏严重;二是手术过分显露,人为破坏了骨折愈合的生物环境,特别是骨膜的过度剥离,减少了骨折端的血供。手术切开复位,因骨膜剥离过多,骨不连发生率可高于闭合复位的4倍。骨折的暴力和部位,是影响骨折区血供的两个主要因素。直接暴力易造成骨折及其周围软组织严重损伤,经常引起开放性骨折,甚至引起血管和周围神经损伤,骨折区血供受到严重破坏。严重开放性骨折造成软组织损伤,影响骨折端血供,骨不连发生率也较高,可达5%~17%。特定的骨折部位也会影响骨折端的血供。骨的营养血管多为双向供应,部分特殊部位的骨骼为单向血管供应,如股骨颈骨部位,骨折后一端的血供势必受到影响,影响骨折愈合。②固定:固定不牢导致骨折端产生机械性不稳,骨折端过度活动,引起骨不连。这些机械性不稳的因素,包括钢板螺钉等内固定选择不当,过早活动导致内固定失效,不同材质的内固定联合使用产生电解质骨吸收导致内固定不稳,骨缺损导致的内固定失效等。③骨折端过

度分离或骨折端软组织嵌入:骨折端过度分离,造成骨痂不能跨越骨折间隙,导致骨不愈合;软组织嵌入骨折间隙,阻隔骨折断面,导致骨不愈合。④感染:其并不是致使骨不连的直接原因。感染可使内置物松动,导致骨折端固定不稳定或失效,影响骨折愈合;局部炎症性充血以及感染形成的肉芽组织等,可导致骨折端吸收萎缩,形成萎缩性骨不连;严重感染者,甚至导致局部血管的栓塞,致使骨缺血性坏死,影响骨愈合。⑤身体因素:患者的代谢和营养状况、一般健康状况和活动情况、激素、药物、年龄、性别、人种、营养和其他因素等,如患者营养不良、体质虚弱或伴随其他消耗性疾病,或术后过早负重活动,或功能锻炼方法不正确等。最近有报道吸烟也可以引起骨不连。⑥其他因素:骨折后的软、硬组织损伤具有促进正常骨愈合的作用,称为区域性加速现象。临床上某些疾病可使区域性加速现象低下,包括糖尿病、合并周围神经损伤、各种原因引起的区域性主要感觉丧失、磷酸盐中毒、严重放射性损伤和营养不良等。

骨不连的治疗一直是骨科临床上的难题,目前主要的治疗方法包括:①手术治疗,包括植骨、内固定、外固定等;②局部注射治疗,包括经皮自体骨髓移植、注射生长因子和浓缩血小板制品等;③中医药治疗,包括中药内服、外敷、针灸;④物理治疗,包括电刺激、低强度脉冲超声、电感耦合、高压氧治疗、ESWT 等。

(二)体外冲击波疗法治疗骨不连及骨折延迟愈合的研究

聚焦式冲击波作为一种非侵入性的治疗方法,主要是利用其声学原理及空化效应机制,造成骨折断端二次损伤,即造成骨折断端微骨折、出血并形成血肿。大量的微小骨折块分布填充于骨折断端间隙使其变窄,类似于手术植骨作用,促进骨折端桥接。局部形成的出血和血肿,能达到类似新鲜骨折的作用,从而启动局部损伤修复机制,促进骨痂生长。根据 Cac-chio 等报道,在骨不连及骨折延迟愈合的治疗中,ESWT 与外科手术治愈率均为 80% 左右。

由于 ESWT 是一种非侵入性治疗,而且在 ESWT 治疗无效时,仍可进行手术治疗,所以在欧美许多国家已成为治疗骨折延迟愈合和骨不连的常规方法。Ogden 回顾了十余年来文献报道的 ESWT 治疗骨不连病例,总结得出愈合成功率为 62% ~ 83%,治疗肥大型骨不连成功率高于萎缩型骨不连,间隙>5 mm 者成功率明显减低。作者认为 ESWT 治疗骨不连与手术疗效近似,但更安全可靠。进一步的研究发现,骨不连类型影响治疗效果,ESWT 对于肥大型骨不连具有良好的治疗效果,而对于萎缩型骨不连,当 ESWT 无效时,可联合应用其他方法,如 PRP 或者采用传统的手术植骨进行治疗。

ESWT 治疗时的能量大小、治疗次数及总剂量目前还没有明确一致的意见。研究表明,ESWT 治疗效果可能具有能量依赖性,能量过低可能达不到治疗目的,能量过高则可能引起较重的损伤。ESWT 治疗的能量一般分为低、中、高 3 级,0.06 ~ 0.11 mJ/mm^2 为低能量,0.12 ~ 0.25 mJ/mm^2 为中等能量,高于 0.25 ~ 0.39 mJ/mm^2 为高能量。通常低、中能量无明显不良反应,只有高能量的 ESW 在治疗中可能会引起皮下出血或神经损伤等。目前 ISMST 推荐的治疗方案是:能量 0.25 ~ 0.39 mJ/mm^2,每次选 2 ~ 4 个治疗点,每个治疗点冲击 1 000 次,脉冲次数共计 2 000 ~ 4 000 次,每次治疗间隔 1 d,5 ~ 10 次为 1 个疗程,每个疗程需间隔 2~3 个月。在治疗前和治疗后的第 3、第 6 和第 12 个月拍摄正侧位 X 射线片或进行 CT 检查,了解骨折愈合情况。

(三)适应证和禁忌证

1. 适应证 骨不连及骨折延迟愈合,局部疼痛症状重、病程长,经其他保守治疗无明显效果者,局部软组织及骨组织无明显感染及全身禁忌证者,均可行 ESWT。

2. 禁忌证

(1)慎用:①锁骨和肋骨骨折。有研究显示 ESW 直接作用于胸部可造成肺组织的损害。②有凝血功能障碍或正在服用抗凝药物者,有增加出血的风险。③局部有肿瘤的患者,有增加肿瘤增殖活跃度和肿瘤扩散的风险。④骨骼发育未成熟者,ESWT 对骨骺板的影响还不明了,一些实验研究表明 ESWT 对骨骺的生长具有潜在的危险性。⑤局部有血栓形成者,有引起血栓脱落的风险。⑥ESWT 可损害肾、肝,可导致心律失常,有严重心脑血管疾病或置入心脏起搏器的患者也应慎用。

(2)禁用:①萎缩型骨不连。严重的萎缩型骨不连由于骨折断端骨质萎缩、营养不良、血供差,ESWT 可能无法诱导新骨形成。②感染型骨不连。ESWT 可能引起感染扩散,不利于骨折愈合。③骨缺损型骨不连,骨缺损>5 mm 者。建议植骨或植骨后再行 ESWT。

(四)操作方法

1. 治疗方案一

(1)体位:应根据所需治疗的局部解剖结构特点,上肢采用坐位,下肢采用半卧位,需防止治疗过程中患者肢体移动,并充分暴露治疗部位。

(2)定位与耦合:应用 X 射线进行定位,在骨折断端附近做金属标记点,在透视下或摄 X 射线片精确定位所需治疗的点位,根据 X 射线片测量骨不连部位与金属标记点之间的长度,确定治疗点位置,使治疗头耦合至骨折延迟愈合或骨不连裂隙的边缘。

(3)冲击方法:选用气压弹道 ESW 治疗机。由于 RSWT 能量衰减较大,根据骨折断面面积及距体表深度,应选用能量密度达到 0.4 mJ/mm^2 以上的治疗头,初始能级从 2 bar 开始,根据治疗深度及患者对疼痛的敏感度,逐渐增加能级,最高可达 4~5 bar,初始频率为 6 Hz 以下,随着治疗深度的增加应逐渐降低频率。单次治疗的冲击次数为 2 000~3 000 次,每次间隔 4~5 d,每疗程冲击 6 次,疗程间隔为 1 个月,同时可摄 X 射线片对比治疗前后效果,及时调整治疗部位及能量,直至骨折完全愈合。

2. 治疗方案二

(1)体位:应根据所需治疗的局部解剖结构特点和定位方法而定,可以选择坐位、侧卧位或者仰卧位,治疗中必要时可用夹板固定患者的肢体,也可以使用外固定支架或管形石膏防止治疗过程中患者肢体移动,但应充分暴露治疗部位。

(2)定位与耦合:可选用 X 射线或超声进行定位,并标记治疗点。在 X 射线控制系统的引导下不断调整治疗头,使治疗头精确地以切线式耦合至骨折延迟愈合或骨不连裂隙的边缘。使用 X 射线定位的,可与 B 超配合定位,在治疗过程中可实时监测定位点的精准度,同时也可降低 X 射线对人体的辐射。

(3)冲击方法:治疗时,控制好工作电压及每次冲击次数十分重要,依据患者骨不连及骨折延迟愈合的部位,调整反射体,使能量相对集中在已定位好的治疗部位,反射体应放置在肌体解剖神经血管较少的一侧,以免刺激血管神经组织。FSWT 治疗该类疾病原则上不需要完全聚焦,但对于骨硬化明显且局部无内固定物及重要解剖结构的病例,可做相对聚焦,冲击硬化骨组织使之裂隙。

在治疗过程中,应不定时使用 X 射线或 B 超进行影像跟踪,保证聚焦准确,通常根据骨的大小来确定所需能级与冲击次数。胫骨、股骨、肱骨、尺骨及桡骨的治疗能级与冲击次数应高于手部、足部的小骨。治疗应从低能级开始,根据患者对疼痛的敏感度,逐渐增加至所需能级。一般而言,平均每 1 cm 的裂隙长度需要 500 ~ 800 次的 HESW 才能达到有效治疗。通常采用适量多期法,共分 5 期治疗。能量密度为:$0.25 ~ 0.39$ mJ/mm^2,以骨不连区及其相邻骨质为冲击点,每期治疗一般选 4 ~ 6 个冲击点,每个冲击点冲击1 000 次,共冲击 4 000 ~ 6 000 次,每期治疗间隔 1 d。股骨共冲击 16 000 ~ 20 000 次,选择较高能量 $0.31 ~ 0.39$ mJ/mm^2,尽量选用 FSWT,或者 FSWT 与 RSWT 联合应用。治疗深部组织如胫骨、肱骨、尺骨或桡骨时共冲击 10 000 ~ 14 000 次,叮选用发散式 ESWT,选择中等能量 $0.25 ~ 0.31$ mJ/mm^2,使患者可耐受强能量刺激。治疗舟状骨、距骨等小骨需冲击 8 000 ~ 12 000 次,且选择相对低的能量 0.25 mJ/mm^2。ESWT 治疗后需限制活动。治疗后第 3 个月、第 6 个月、第 12 个月拍摄正侧位 X 射线片或进行 CT 检查,了解骨折愈合情况,随访期间同时进行 ESWT 治疗。

(五)治疗后处理

通常,并发症的发生率与冲击次数和冲击能量有关。在软组织及骨组织疾病应用EWST 治疗后,均须注意有无疼痛、皮下出血、皮肤肿胀、皮肤破损等情况。术后的疼痛主要是接触点上的浅表痛,有的患者在治疗时会有肌腱附着点轻度疼痛,当电压设定过高时可能发生深部疼痛。皮下出血的发生与治疗时所用的能量较高有关,一般无须用药治疗,局部消毒处理并适当冰敷即可缓解,对极少数自觉疼痛的患者可给予镇痛药。

三、在骨不连治疗中的应用

PRP 作为来源于自体血液来源的再生医学材料,目前已在医疗领域范围内得到了广泛的使用。PRP 中含有多种生长因子,各生长因子的比例与体内正常比例相符,使生长因子之间有最佳的协同作用,这在一定程度上弥补了单一生长因子效果不佳的缺点。激活的 PRP 含有大量纤维蛋白,为修复细胞提供良好的支架,还可以收缩创面,具有促凝血的作用,可刺激骨及软组织再生,促进伤口早期闭合和防止感染。由于其具有抗感染及组织再生能力,主要应用于促进软组织和骨组织的再生以及治疗骨折的并发症,如感染、骨不连等。徐道志等应用 PRP 结合锁定加压钢板内固定治疗四肢长管状骨骨折术后骨不连患者,取得了满意疗效。

四、肌骨超声引导下体外冲击波疗法联合PRP在骨不连治疗中的应用

肌骨超声具有传统影像学检查手段（X射线、CT、MRI）不具备的特点：无辐射,保证了医生及患者的安全。在治疗骨不连过程中,由于X射线不能显示没有钙沉积时骨折端的变化,使得医生对治疗早期的效果很难评估。很多时候因为治疗早期看不到骨折X射线影像上的变化,认为治疗无效而中途放弃治疗,而肌骨超声可以观察到骨折断端早期的血流变化以及组织密度变化等,为早期治疗效果提供影像学依据。同时还可以根据骨折端周围血流变化指导ESWT治疗能量的分布,为精准治疗提供指导。

笔者接诊的一个病例更能显示肌骨超声的独特优势：患者胫骨中下段骨折经保守治疗近1年未愈合,由于治疗前的肌骨,超声检查发现了胫骨前肌腱嵌插于骨折断端而果断放弃ESWT治疗,改为开放手术治疗,避免了无效治疗而贻误病情。肌骨超声操作简便、价格低廉,具有无创性特点；短期内可重复多次利用,对于细微组织结构处可予以清晰显示,并实现了实时动态性观察和评估运动状态下肌腱以及肌肉的情况,在软组织疾病和肌肉骨骼疾病临床诊断中有重要的参考价值。

在肌骨超声定位下,笔者团队应用ESWT联合PRP治疗大量骨不连患者,获得了良好的临床效果,并与其他文献报道中的单独ESWT治疗骨不连以及单独应用PRP治疗骨不连进行了对比。

1. 入组患者及适应证　入组患者85人,为各部位长骨骨折骨不连患者,男58人,女27人,年龄15～73岁,平均年龄45岁。骨不连部位包括股骨干15例,肱骨干9例,胫腓骨38例,尺桡骨23例。

2. 排除标准

（1）出血性倾向疾病。凝血功能障碍患者可能引起局部组织出血,未治疗、未治愈或不能治愈的出血性疾病患者,不宜行ESWT。

（2）血栓形成患者。该类患者禁止使用ESWT,以免造成血栓栓子脱落,引起严重后果。

（3）严重认知障碍和精神疾病患者。

（4）骨缺损>2 cm的骨不连患者。

（5）病理性骨不连患者。

3. 操作前及操作中定位　首先根据X射线片大体确定骨折部位,然后使用肌骨超声明确骨不连部位,以便精准操作。

4. 操作方法　治疗场所以干净清洁明亮为宜,不必要求无菌环境。患者体位以舒适方便治疗为原则,一般采取坐位或卧位。ESW枪头一般应放置在肢体血管神经较少的一侧,同时应避开内固定物位置,如病变特殊,可根据病变部位及临床经验选择ESW枪头的位置,以利于病变部位吸收最大能量冲击波为原则。治疗区域必须涂抹耦合剂,不能有空气存在,以免损伤皮肤并有利于把能量充分导入病灶内。

通常根据骨折部位不同,选择不同的能量密度,可从低能量开始冲击,以患者能够耐受为原则,在后续的治疗过程中逐步增强冲击能量。位置较深的骨不连多采用FSWT与

RSWT 治疗机交替联合应用,治疗参数为 $0.25 \sim 0.39$ mJ/mm^2;位置较浅的骨不连也可单独采用 RSWT 治疗机,治疗参数为 $0.15 \sim 0.30$ mJ/mm^2。每次治疗选择骨不连周围 $2 \sim 4$ 个治疗点,每点冲击 1 000 次,共冲击 2 000 $\sim$ 4 000 次。每次治疗间隔 $2 \sim 3$ d,10 次为 1 个疗程,建议连续治疗 $3 \sim 5$ 个疗程。

在肌骨超声引导下,把制备好的 PRP 注射入骨折断端,每次 $5 \sim 10$ mL,要求浓度在 6 倍以上效果更好,间隔 3 周注射 1 次,1 个疗程治疗 $3 \sim 4$ 次。在治疗期间的第 3 个月、6 个月、12 个月分别拍摄正侧位 X 射线片或进行 CT 检查,以确定骨折愈合情况。

5. 临床结果 治疗 3 个月后,有 32 名患者骨折愈合,47 名患者有骨折愈合趋势,6 名患者无反应。6 个月后又有 42 名患者获得了痊愈,5 名患者可见骨痂明显生长,6 名患者仍无骨折愈合趋势。12 个月后,5 名患者痊愈。最终结果为 79 名患者骨不连愈合,6 名患者未愈,总治愈率达 93%。

骨不连是骨科医生面临的最常见也是最棘手的问题,有些病例可以通过内固定植骨术得以治愈,但是仍然有许多病例经过数次手术始终不愈合。这样就使得医生和患者都面临着巨大的压力,而 ESWT 给骨科医生提供了一个很好的选择。ESWT 因其安全、有效、无创伤的特点,日益广泛地应用于运动损伤和骨骼、软组织等疾病,对各类骨骼肌系统疾病显示出积极和有效的作用,愈合率达 65% $\sim$ 91%,而且几乎没有并发症。

无创治疗使得患者节省了高昂的治疗费用及再次手术的痛苦,增加了医生和患者的信心。PRP 也是很好的促进骨折愈合的方法,PRP 具有促进细胞增殖与分化、基质合成及血管再生以及抗感染的作用,有助于促进组织愈合及植骨融合,尤其是能进一步提高缺血萎缩型骨不连临床治愈率,缩短治疗时间,减轻患者痛苦及降低医疗费用支出。临床实践中通过联合应用 ESWT 与 PRP 的治疗方法,可使治愈时间比单纯 ESWT 治疗组或单纯 PRP 治疗组明显缩短,且治愈率也明显提高。肌骨超声定位让医生在治疗时能够直接看到病灶,得以实现精准治疗。笔者团队在多年的临床工作中应用此联合方法治愈了一定数量的病例,获得了患者的满意,不足的是单一部位治疗的总结及随机对照研究(RCT)仍显不足,期望在接下来的工作中进一步深入研究。

第十二节　疼痛治疗

痛觉与其他感觉不同,是一种与伤害及痛苦关联的令人讨厌的复合感觉。疼痛在强度(小、中、强)、性质(锐痛、钝痛或灼痛)、持续时间(瞬时、短时间、持续)和定位(体表、深部组织、定位明确或弥散)等方面有很大的变异性,因此,很难给痛觉下一个令人满意的明确定义。1994 年国际疼痛研究学会(IASP)将疼痛定义为:"一种与组织损伤或潜在的损伤相关的不愉快的主观感觉和情感体验。"在正常生理条件下,疼痛提供躯体受到威胁的警报信号,是不可缺少的一种生命保护功能。但在病理条件下,疼痛是大多数疾病具有的共同症状,往往与自主神经活动、运动反射、心理和情绪反应交织在一起,给患者带来痛苦。事实上,慢性疼痛不仅仅是一种症状,它本身也可以是一种疾病,是临床的一大难题。

与其他躯体感觉最大的不同是,痛觉没有或极难产生适应,而且痛觉包含"感觉"和"情绪"两种成分。"感觉成分"具有其他感觉的共性特点:有特殊的感受器、感受器激活需要适宜的刺激、感受器有定位分布、具有对刺激强度进行鉴别的能力等。痛觉的"情绪成分"与逃避的驱动密切相关,其变异性极大,极易受过往经验的影响。大量的研究表明,痛觉不是简单地与躯体的某一部分的变化有关,也不能认为是由神经系统某个单一的传导束、神经核团和神经递质进行传递,它是一个复杂的感觉系统。

"痛阈"和"耐痛阈"是区分"感觉成分"和"情绪成分"的指标。阈值是感觉系统对刺激反应的一个特性,痛阈是对痛觉刺激的最小感知。不同个体或同一个体的不同时间,痛阈具有可重复性。是相对稳定的。耐痛阈是指忍耐疼痛的最大限度,它有很大的变异性。痛阈(痛觉感觉成分)完全相同的人,耐痛阈(痛觉情绪成分)可以有明显的不同,这与性格和环境因素有密切的关系。

在有关痛觉的英文文献中经常出现两个词汇:伤害性感受和痛觉。这是两个有密切关系但又不相同的概念。伤害性感受是指中枢神经系统对伤害性传入信息的反应和加工,发生在中枢神经系统的各个水平,提供组织损伤的信息,是从低等动物到人所共有的。痛觉是指发生在躯体某一部分的厌恶和不愿忍受的感觉,属于知觉范畴,发生在脑的高级部位,尤其是大脑皮质,一般认为是人类所特有的。

一、疼痛分类

为了便于临床诊断、治疗和研究工作,有多种不同标准的疼痛分类方法。

1. 根据病因分类 ①外伤性疼痛:有明确的机械性创伤和物理性创伤病史,包括术后急性疼痛。此类疼痛多表现为开始比较剧烈,随着时间的延长而疼痛减轻。②病理性疼痛:分为炎性疼痛和缺血性疼痛。③代谢性疾病引起的疼痛。④神经源性疼痛。⑤组织、器官畸形引起的疼痛。⑥心理性疼痛。⑦复合因素引起的疼痛。

2. 根据病程分类 ①短暂性疼痛:呈一过性疼痛发作。②急性疼痛:与损伤有关的短时间疼痛。③慢性疼痛:疼痛持续时间较长或间断性发作。

3. 根据疼痛程度分类 ①微痛:常与其他感觉如痒、麻、酸、沉等症状同时出现,大多不被患者重视。②轻痛:疼痛局限且轻微。③甚痛:疼痛较显著,患者要求止痛治疗。④剧痛:疼痛难忍,痛反应剧烈,多需立即处理。

4. 根据疼痛的部位、发生原因和性质分类 ①末梢性疼痛:浅表痛常表现为疼痛大多剧烈,定位准确,呈局限性,如刀割、针刺样;深部痛常表现为灼痛,定位不十分准确,多发生在内脏、关节、胸腹膜等部位受刺激所致;牵涉痛常表现为从疼痛刺激部位扩散至其他部位而呈现的疼痛,如胆囊炎表现右肩痛、心肌梗死表现左肩痛等。②中枢性疼痛:由脊髓、脑干、丘脑、大脑皮质发出的刺激而引起的疼痛,一般神经阻滞无效,常需作用于大脑皮质的麻醉性镇痛药方能有效。③心理性疼痛:无明确的病变和组织损害而患者感到有顽固性疼痛,并受精神因素影响。

二、神经病理性疼痛

(一)定义

国际疼痛学会(IASP)于1994年将神经病理性疼痛(NP)定义为:"由神经系统的原发损害或功能障碍所引发或导致的疼痛。"2008年,IASP神经病理性疼痛特别兴趣小组将该定义更新为:"由躯体感觉系统的损害或疾病导致的疼痛。"以往中文名称有神经源性疼痛、神经性疼痛、神经病性疼痛等,为了确切反映以上定义并兼顾中文语言习惯,建议将其统一称为"神经病理性疼痛"。神经病理性疼痛分为周围性和中枢性两种类型,不同类型的疼痛具有相似或共同的发病机制。

(二)疼痛性质

神经病理性疼痛是外周或中枢神经系统原发性损害所引起的疼痛。它有自己独特的性质和特点,常表现为闪电样、枪击样、压榨样、针刺样、刀割样、撕裂样、烧灼样、牵拉样、紧绷样、压迫样和虫咬样等性质的疼痛,有时甚至仅表现为痒感或其他一些不适的感觉。

神经病理性疼痛性质多变而不明确,疼痛程度不一。外周性神经痛的疼痛性质可呈针刺、电击或灼痛感。有的短暂而剧烈,有的弥散而持久,可表现为痛觉过敏、触诱发痛等。中枢性疼痛的性质与外周神经损害所致的非传入性疼痛相类似,其发生、发展有个体差异,相同的损害并不一定使每个人发生疼痛。患者常描述为持续性钝痛、麻刺样痛、烧灼样痛或束带紧箍感。疼痛性质较为固定,有时可有短暂性刀割样或电击样急性疼痛发作。疼痛程度多为中度至重度,甚至难以忍受。在分布上也可有改变。在脊髓完全损伤和不完全损伤的患者中,中枢痛的性质特点是否存在差别尚不明确。

神经病理性疼痛的部位由病变部位决定。多数情况下,疼痛部位与病变部位密切相关。如一根周围神经发生炎症时,在该神经的分布区域内感到疼痛,疼痛部位与神经干的解剖部位相一致。患者往往可明确指出疼痛的确切部位和范围。值得注意的是,外周神经痛患者如果发生中枢敏化,其疼痛的部位、性质、程度和范围也会发生很大变化:疼痛部位可能不确定,疼痛性质改变,疼痛范围扩大,疼痛程度加重并可能出现自发性疼痛、痛觉过敏、触诱发痛等现象。而中枢痛则范围较广,可出现在对侧颜面、躯干、四肢的一部分或全部,常以上肢远侧为甚。如脊髓大部分损伤可引起双侧痛。这种疼痛累及病变尾侧节段支配的身体区域。又如脊髓空洞症的疼痛多为不对称性,限于一侧上肢和胸部,甚至一侧胸部的一部分,少数患者累及单侧下肢。

一般来讲,神经病理性疼痛一旦出现,疼痛将进行性加重,逐渐发展。疼痛性质及疼痛发生部位也不断发生变化,有时可发展到难以想象的程度。我们在临床上曾遇见过数例患有前额部和胸部带状疱疹后神经痛10多年的患者,先是疱疹区域出现剧烈的自发痛,后来逐渐发展到全身疼痛,并且任何环境及情感刺激均可诱发剧烈而持久的疼痛。

(三)疼痛特点

1.**自发性疼痛**　指不依赖于外周刺激的自发的随机性的持续性疼痛。

（1）疼痛部位：自发性疼痛部位与病变部位密切相关。外周性神经痛患者的疼痛一般出现在受损神经支配区域或感觉缺损部位，患者往往可明确指出疼痛的确切部位和范围。中枢性神经痛由于可以涉及身体的其他部位，一般难以定位。有时中枢痛可见于全身或半身，也可累及一只手或一个侧面。

（2）疼痛性质：自发性疼痛的性质种类很多，可表现刺痛、绞痛、烧灼痛、持续隐痛、撕裂痛、刀割痛、压榨痛、射穿痛、跳痛、蜇痛、牵拉痛、电击样痛等。人体不同器官或组织病变引起的疼痛性质各有其特点。①许多中枢痛的患者存在一种以上的疼痛性质，常表现为烧灼样、刀割样或放电样剧痛，部分患者在疼痛时喜欢接受肢体按摩等刺激；②不同疼痛可同时存在于身体的一个区域，也可以存在于身体的不同部位；③不同疾病可能会出现性质相类似的疼痛，而性质相似的疼痛也可由不同疾病引起；④情绪在疼痛中的作用值得关注，我们在工作中遇到一些患者，每当不开心、争吵及受到指责或批评时，疼痛就明显加剧。

（3）疼痛的发作和持续时间：自发性疼痛的发作时间及持续时间各不相同。疼痛在损伤后数天或数周有时甚至数月后开始，可表现为突发的，也可表现为持续性或间歇性的疼痛。不同疾病引起的疼痛其发病缓急各异，如三叉神经痛多突然发作，持续数秒、数分甚至数小时不等。外周神经在损伤后数天或数周有时甚至数月以后，可表现为突发的自发性疼痛，持续时间大约数周。疼痛性质多种多样，并不一定都是烧灼样疼痛，也有不少患者无自发痛，当身体活动时方可出现疼痛。有的患者在损伤后 3 ~ 6 个月甚至更久仍可表现有顽固性疼痛，并向周围扩散；感觉，特别是触觉和温度觉以及痛觉过敏加重。

中枢神经遭受伤害后，约有超过 25% 的患者，于患病后 1 周或 1 个月出现中枢性疼痛。但也有部分患者在患病后数月甚至数年后才出现。在延迟发作的情况下，疼痛常常与患者的主观感觉异常改变相一致。例如，致密感丧失的患者可能开始表现为感觉异常或触物感痛。多发性硬化中，中枢性神经痛在发病 5 年之后发生率比疾病早期高。脊髓损伤的情况更为复杂，患者常常有多处损伤，在损伤后的初期，伴有不同类型的混合性疼痛，因而使得疾病早期阶段中枢性神经痛的鉴别诊断更加困难。

大多数自发性中枢痛常持续存在，没有间歇期。有研究报道，27 例脑卒中后中枢痛的患者中，23 例是持续痛，而另 4 例患者则存在无痛间歇，约为每天数小时。小部分脑卒中后中枢痛可完全终止，但大部分脑卒中后中枢痛可持续终身。脊髓损伤的中枢痛可能是暂时的，仅持续数月，但更多表现为持续性。有资料表明，在脑血管意外的患者中，发生中枢痛的患者比率仅为 1/15 000。尽管在相同的中枢神经系统部位，出现相同的病理损害，但只有部分患者出现中枢痛，提示中枢痛的发生与个体差异（遗传等）密切相关。

（4）疼痛的程度：受个体耐受性、体质、心理素质、精神状态、注意力和环境条件等多种因素的影响。患者对疼痛的反应因人而异，因此目前临床仍以患者主观描述来评价疼痛程度。常用方法有口述分级法、行为疼痛测定法、数字评分法、多因素疼痛调查表法以及视觉模拟评分法等。一般情况下，只将疼痛程度分为轻度、中度和重度。偏头痛、紧张性头痛则多表现为轻中度疼痛,三叉神经痛、带状疱疹后神经痛等可表现为重度疼痛。但无论疼痛程度如何,很多患者认为其所感受的疼痛是严重的。在脑卒中、多发性硬化症或脊髓损伤后常合并有中枢性神经痛和严重的运动障碍,患者常常把疼痛作为最大障碍。对不同病变部位脑卒中后中枢性神经痛的研究发现,丘脑内病变组和低位脑干病变组疼痛强度最高,VAS 均值分别为 79 和 61,而丘脑上病变组均值为 50,可见丘脑病变可引起较为严重的疼痛。

2. 痛觉过敏 指组织损伤引起的痛阈降低,对伤害性刺激反应异常增强和延长的疼痛,是对疼痛刺激反映强烈的一种表现;如轻微的疼痛刺激在患区皮肤即可引起强烈的疼痛发作,甚至内脏的刺激,特别是膀胱和直肠的充盈也可诱发或加剧疼痛。根据其发生机制的不同,可分为原发性痛觉过敏和继发性痛觉过敏。前者指对来自损伤区的机械和热刺激反应过强;而后者则指对来自损伤区周围的未损伤区的机械刺激发生过强的反应。痛觉过敏在卒中后中枢痛患者中常见,在感觉缺失的患者中,针刺刺激可能会引起强度更大的疼痛(痛觉过敏),但相对较弱。临床上,很多外周性和中枢性神经病理性疼痛,如带状疱疹后神经痛、糖尿病性周围神经病变、脑卒中后中枢痛以及脊髓损伤后等疾病患者均可出现痛觉过敏现象。

3. 触诱发痛 指由非伤害性刺激引起的疼痛,即通常不会引起疼痛的刺激所引起的疼痛,如触摸、震动、中度冷或热等均会引起疼痛或疼痛加剧。触诱发痛有感觉性质的改变,无论是触觉、温度觉或其他的感觉均引起疼痛,失去了这些感觉的特点,关键是各种无痛的刺激引发疼痛感觉。痛觉过敏或感觉过敏则不同,他们没有感觉性质的改变,痛觉过敏是指疼痛感觉的增强,感觉过敏是指包括疼痛在内的感觉增强。

临床上体检时,动态机制的触诱发痛可以由棉签或刷子在皮肤上轻轻摩擦或轻轻刷动诱发;静态机制的触诱发痛可以由手指压在皮肤上诱发,温度引起的触诱发痛可以由冷的或热的音叉诱发。

4. 感觉异常 疼痛的叠加和重复刺激引起痛觉过敏是感觉异常的重要证据,尤其是当原来的感觉减退时。脊髓损伤患者的中枢痛在感觉异常方面有很大差异,其变化范围从一个感觉形式的阈值轻度升高至疼痛区的所有敏感性丧失。

(1)感觉过敏:对刺激的敏感性增加,不包括特殊感觉。感觉过敏主要指各种皮肤的感觉,包括非疼痛性触觉和温度觉以及痛觉。多用于对各种刺激的感觉阈值减低和对正常感觉的刺激反应增强。

(2)感觉减退:常常表现为感觉阈值的提高,也意味着由刺激所引起的感觉比正常弱。感觉阈值升高或敏感性的丧失常见于中枢痛。卒中后中枢痛患者均对温度感觉减退,而大约一半的患者只对触觉、震动觉、运动觉感觉减退。

(3)感觉迟钝:是一种自发性或诱发性的不愉快感觉,常由触物和冷刺激所诱发,程度可能很重。感觉迟钝在中枢痛中是最常见的,有报道脑卒中后中枢痛中分别有 40% 和 85% 的患者有自发性的和诱发性感觉迟钝。无痛性感觉迟钝加上非感觉迟钝的中枢痛有可能引起感觉迟钝性疼痛,并在中枢痛中占支配地位。

（4）异常感觉：包括蚁爬感、麻木、瘙痒、麻刺感。许多中枢痛患者常主诉麻木感或虫爬感。这种体验可出现在感觉异常和感觉迟钝时，也可出现在触觉正常时。

（四）治疗神经病理性疼痛的机制

机体在受到损伤之后，各种内外源性激活物质会促进血小板活化，血小板中的 α 颗粒发生脱颗粒反应，释放大量生长因子、纤维蛋白原、组织蛋白酶和水解酶等。释放的生长因子通过细胞膜上的跨膜受体，结合到靶细胞的细胞膜外表面，这些跨膜受体反过来诱导激活内源性信号蛋白，进一步激活细胞内的第二信使，后者诱导细胞增殖、基质形成及合成胶原蛋白等各种细胞内的基因表达。有证据表明，血小板释放的细胞因子以及其他递质对减少/消除慢性神经病理性疼痛具有重要作用，具体机制可分为周围机制和中枢机制，见表 2-1。

表 2-1　富血小板血浆治疗神经病理性疼痛的机制

机制	具体内容
周围机制	抗炎作用、神经保护和促进轴突再生、免疫调节、镇痛作用
中枢机制	削弱和逆转中枢敏化、抑制胶质细胞活化

1. 周围机制抗炎作用　外周致敏在神经损伤后神经病理性疼痛症状的发生中起重要作用。神经损伤部位浸润多种炎症细胞，如中性粒细胞、巨噬细胞和肥大细胞。炎症细胞过度积聚，构成了神经纤维过度兴奋和持续放电的基础。炎症会释放大量的化学介质，如细胞因子、趋化因子和脂质介质，使伤害感受器变得敏感和兴奋，并引起局部化学环境的变化。血小板具有很强的免疫抑制和抗炎作用，通过调节和分泌各种免疫调节因子、血管生成因子和营养因子，可以减少有害的免疫反应和炎症，并修复不同微环境中的不同组织损伤。PRP 可以通过多种机制来发挥抗炎作用，通过促进受损组织由促炎状态向抗炎状态转变，可以阻断施万细胞、巨噬细胞、中性粒细胞和肥大细胞释放促炎症细胞因子，并抑制促炎症细胞因子受体的基因表达。虽然血小板不释放白细胞介素-10，但血小板通过诱导未成熟树突细胞产生大量白细胞介素-10，减少 γ 干扰素的产生，发挥抗炎作用。血小板还可以通过触发核因子 κB 信号通路，参与抗炎活动。

（1）神经保护和促进轴突再生：神经损伤引起神经元兴奋性异常，诱发神经纤维变性，改变离子通道表达和组成，导致异位放电。神经末梢或轴突上的自发异位活动是自发疼痛的基础，并且是异常疼痛的驱动因素。神经胶质源性神经营养因子是一种能够发挥神经保护作用的生长因子，许多研究将神经胶质源性神经营养因子及其受体作为开发新镇痛药的靶点。

AL-Massri 等发现神经生长因子可以通过促进轴突生长和神经元维持及存活起到神经保护作用。Zheng 等发现 2.5%~20.0% PRP 以剂量依赖性方式诱导神经生长因子和神经胶质源性神经营养因子合成，并且显著增加施万细胞的迁移，诱导神经增殖和轴突生长,增强髓鞘形成,并通过调节神经胶质源性神经营养因子来减轻疼痛。PRP 中血小板衍生生长因子 BB 通过 ERK1/2、PI3K/Akt 和 JNK 信号通路促进人类脂肪衍生干细胞增殖,有利于起到神经再生作用。此外,血管内皮生长因子是神经再生的重要调节因子,它可以通过结合血管生成、神经营养和神经保护来支持和促进再生神经纤维的生长,从而恢复神经功能。血管内皮生长因子和血管生成素-1 可以促进血管生成,可能有利于神经病理性疼痛的恢复。Castro 等证明在背根神经损伤模型大鼠中,PRP 通过促进肿瘤坏死因子-α、转化生长因子-β、脑源性神经营养因子、神经胶质源性神经营养因子、血管内皮生长因子、神经生长因子、白细胞介素-4、白细胞介素-6、白细胞介素-13 在体内基因表达,部分恢复退缩反射,改善背根神经切断术后感觉运动的恢复。

(2)免疫调节:免疫调节包含先天性免疫系统和适应性免疫系统两层概念。先天性免疫系统包含多种类型的受体,包括 Toll 样受体和 RIG-1 样受体。血小板表面和细胞质中还表达几种特殊的免疫调节受体分子,如 P-选择素、跨膜蛋白 CD40 配体(CD40L)、细胞因子(如白细胞介素-1β、转化生长因子-β)和血小板特异性 Toll 样受体。中性粒细胞、单核细胞和树突状细胞是血液中最常见的先天免疫细胞。血小板上的 Toll 样受体 4 可以调节中性粒细胞释放活性氧和髓过氧化物酶,调节白细胞氧化风暴,血小板可以通过诱导单核细胞核因子 κB 的活化来调节单核细胞功能,通过血小板-单核细胞 CD40L-MAC-1 直接介导髓过氧化物酶释放。血小板通过免疫球蛋白 JAM 受体和中性粒细胞、单核细胞/巨噬细胞 MAC-1 整合素的相互作用招募树突状细胞。血小板衍生生长因子可以促进树突状细胞分化,它是连接先天和适应性免疫系统的关键细胞。在适应性免疫反应中,血小板与白细胞的相互作用有助于适应性免疫反应的激活。血小板颗粒成分分泌的 CD40L 是调节适应性免疫反应的关键分子,血小板通过 CD40-CD40L 增强了 T 细胞依赖 B 细胞的活化、分化及增殖。

(3)镇痛作用:活化的血小板释放许多促炎和抗炎递质,这些递质可以诱发疼痛,但也能减轻炎症和疼痛。新制备的血小板在 PRP 中处于休眠状态,在直接或间接被激活后,血小板形态改变并促进血小板聚集,释放其胞内 α 致密颗粒,致敏颗粒会刺激具有疼痛调控作用的 5-羟色胺释放。目前,5-羟色胺受体多在外周神经中被检测到,5-羟色胺可以通过 5-羟色胺 1、5-羟色胺 2、5-羟色胺 3、5-羟色胺 4 和 5-羟色胺 7 受体影响周围组织部位的伤害性传递。

2.中枢机制

(1)削弱和逆转中枢敏化:中枢敏化的特征是神经元兴奋性增加,中枢敏化被认为是导致神经病理性疼痛最重要的中枢机制。神经损伤后,脊髓背角兴奋性氨基酸(谷氨酸)释放增强,兴奋性 N-甲基-D-天冬氨酸受体持续激活,维持传入神经向感觉脑的传递,在慢性神经损伤的长期刺激下,N-甲基-D-天冬氨酸受体被上调,从而建立一种中枢敏化状态。动物模型表明,阻断 N-甲基-D-天冬氨酸受体可以缓解神经病理性疼痛。特异性的 N-甲基-D-天冬氨酸受体在神经病理性疼痛中正在成为新兴的治疗靶标。GUO 等发现骨髓间充质干细胞可以抑制 N-甲基-D-天冬氨酸受体的表达,并保护它们免受谷氨酸兴奋毒性,减轻大鼠脊髓损伤后的机械性痛觉过敏,PRP-骨髓间充质干细胞复合物已被用于治疗脊髓损伤,具有巨大潜力。FRANCONI 等发现 N-甲基-D-天冬氨酸是人类 PRP 中血小板聚集和血栓烷 B2 合成的有效抑制剂,说明 N-甲基-D-天冬氨酸与血小板之间存在某种联系。但是目前尚缺乏 PRP 与 N-甲基-D-天冬氨酸受体在神经病理性疼痛中的相关研究,该机制需进一步研究、验证。

(2)抑制胶质细胞活化:神经胶质细胞约占中枢神经系统细胞的70%,可分为星形胶质细胞、少突胶质细胞和小胶质细胞 3 种类型。神经损伤 24 h 内小胶质细胞被激活,星形胶质细胞在神经损伤后很快被激活,并且激活持续 12 周。星形胶质细胞和小胶质细胞随后释放细胞因子,诱导一系列细胞反应,如糖皮质激素和谷氨酸受体上调,导致脊髓兴奋和神经可塑性改变,这与神经病理性疼痛的发生密切相关。Borhani-Haghighi 等将 PRP 鞘内注射到自身免疫性脑脊髓炎小鼠模型中,研究发现 PRP 可以改善小鼠功能能力,促进髓鞘和少突胶质生成,此外,PRP 治疗后,大量小胶质细胞、星形胶质细胞和浸润性炎症细胞以及促炎症细胞因子的表达被逆转。PRP 中参与神经病理性疼痛的细胞因子,见表2-2。

表2-2 富血小板血浆中参与神经病理性疼痛减轻或消除的因子

血小板生长因子和细胞因子	功能
血管生成素-1	诱导血管生成;刺激内皮细胞迁移和增殖;通过招募周细胞来支持和稳定血管的发育
结缔组织生长因子	刺激白细胞迁移;促进血管生成;激活肌成纤维细胞,刺激细胞外基质沉积和重塑
表皮生长因子	通过促进巨噬细胞和成纤维细胞的增殖、迁移和分化,促进伤口愈合并诱导血管生成;刺激成纤维细胞分泌胶原酶,在伤口重塑阶段降解细胞外基质;促进角质形成细胞和成纤维细胞增殖,导致再上皮化
成纤维细胞生长因子	诱导巨噬细胞、成纤维细胞、内皮细胞趋化;诱导血管生成;诱导肉芽生成和组织重塑,参与伤口收缩
肝细胞生长因子	调节上皮/内皮细胞的细胞生长和运动;促进上皮修复和血管生成
胰岛素样生长因子	募集成纤维细胞,刺激蛋白质合成
血小板衍生生长因子	刺激中性粒细胞、巨噬细胞和成纤维细胞趋化作用,同时刺激巨噬细胞和成纤维细胞增殖;帮助分解旧胶原和上调基质金属蛋白酶的表达,导致炎症、肉芽组织形成、上皮增殖、细胞外基质的产生和组织重塑;促进人类脂肪衍生干细胞增殖,有利于起到神经再生作用
基质细胞衍生因子	调用 CD34+细胞,诱导其归巢、增殖和分化为内皮祖细胞,刺激血管生成;募集间充质干细胞和白细胞
转化生长因子-β	最初具有促炎作用,但也能促进损伤部位向抗炎状态转变;能增强成纤维细胞和平滑肌细胞的趋化性;调节胶原和胶原酶的表达,促进血管生成

续表2-2

血小板生长因子和细胞因子	功能
血管内皮生长因子	通过结合血管生成、神经营养和神经保护来支持和促进再生神经纤维的生长,从而恢复神经功能
神经生长因子	通过促进轴突生长和神经元维持及存活来起到神经保护作用
神经胶质源性神经营养因子	能够成功逆转和正常化神经源性蛋白并发挥神经保护作用

(五)在神经病理性疼痛中的临床应用

1. 在周围神经病理性疼痛中的应用

(1)创伤后神经病理性疼痛:周围神经在受到切割、挤压、烧伤等创伤后,会产生周围神经损伤,每年有 35 万例患者受周围神经病理性疼痛的影响,每年的医疗费用为 1 500 亿美元。PRP 注射既可以促进周围神经功能恢复,也具有预防和改善神经病理性疼痛的作用,可以用于治疗周围神经病理性疼痛。Li 等在面神经挤压伤的大鼠模型中局部注射 PRP,实验发现,PRP 组触须运动、眼睑闭合和电生理功能恢复,施万细胞和轴突显著再生,神经生长因子、脑源性神经营养因子、S-100 蛋白表达水平更高。朱亚琼等将 PRP 注射到挤压伤模型兔坐骨神经外膜周围,实验发现,PRP 具有促进神经再生、抑制肌肉萎缩的作用,且多次注射疗效优于单次注射。Zhu 等采用 PRP 联合低剂量超短波治疗兔坐骨神经挤压伤,研究表明,PRP 联合低剂量超短波可以加速轴突恢复,并减少靶肌肉萎缩。也有相关临床研究探讨 PRP 在周围神经病理性疼痛中的作用。Ikumi 等发现 PRP 可以促进手指周围神经挤压伤患者的康复,患者在接受神经松解治疗后,在损伤近侧端神经周围注射 0.5 mL PRP,术后即刻神经病理性疼痛减轻,术后 2 周手指活动改善,术后 4 周手指活动正常,术后 9 个月神经病理性疼痛消失。王兴平采用 PRP 治疗后路颈椎减压后 C_5 神经麻痹的患者,治疗后患者神经系统动作电位波幅提高,潜伏期缩短,神经感觉功能和运动功能改善,神经病理性疼痛减轻。也有研究探讨 PRP 治疗烧伤瘢痕导致的神经病理性疼痛的疗效,Huang 等在大鼠烧伤瘢痕处局部注射 PRP,注射治疗后神经病理性疼痛减轻,其机制可能与 PRP 降低神经细胞 p-PTEN、p-mTOR、CCL2、p-p38MAPK、p-NF-κB 的表达有关。

(2)神经卡压后神经病理性疼痛:脊柱退变性神经根痛和腕管综合征均可导致神经卡压后神经病理性疼痛。脊柱退变性神经根痛是由于脊柱退变侵袭神经根,导致受累神经支配区出现以疼痛为主要症状的疾病。脊柱椎间盘突出、小关节和(或)钩椎关节增生、黄韧带肥厚等原因,常造成神经根受卡压,出现神经根性痛或坐骨神经痛。将 PRP 经椎间孔或硬膜外途径注射至病变神经根周围,可以治疗脊柱退变性神经根痛。Bhatia 等将 PRP 注射至病变神经根周围的硬膜外腔,3 个月后患者目测类比评分明显降低,患者神经根痛好转。Bise 等采用类似的方法治疗后外侧椎间盘突出,治疗后患者疼痛评分明显改善。Ruiz-Lopez 等分别采用糖皮质激素和 PRP 硬膜外注射治疗脊柱退变性神经根痛,研究发现,PRP 的长期止痛效果优于糖皮质激素治疗。Lam 等采用超声引导下 PRP 注射治疗颈椎病,患者术前左肩部目测类比评分 6～7 分,夜间加重时目测类比评分高达 8～9 分,治疗 3 周后,患者颈肩部疼痛明显改善(目测类比评分降至 0～1 分)。腕管综合征是上肢最常见的压迫性神经病,人群中腕管综合征的患病率为 1%～5%,常采取休息、药物治疗、物理治疗、糖皮质激素注射治疗,疗效不佳时采用正中神经减压治疗。有相关研究表明,PRP 也可作为腕管综合征保守治疗的一种方案。SENNA 等在超声引导下注射 PRP 治疗轻中度特发性腕管综合征,研究表明,PRP 可有效治疗轻中度特发性腕管综合征,治疗后正中神经的疼痛减轻,神经功能和远端感觉潜伏期改善,疗效优于糖皮质激素。Wu 等采取超声引导下 PRP 注射治疗腕管综合征,治疗后 1 个月、3 个月时,两组患者的目测类比评分均较术前明显改善;治疗 6 个月时,PRP 组的目测类比评分显著低于对照组。Raeissadat 等采取 PRP 联合腕部夹板治疗轻中度腕管综合征,治疗后 8 周发现,PRP 联合腕部夹板的治疗效果并不优于单纯腕部夹板,作者认为腕关节内注射 PRP 并不能显著增加腕夹板保守治疗的效果。不过该研究设计也存在一定问题,首先是随访时间较短,仅对治疗后 8 周进行随访,无法说明 PRP 的中长期疗效,另外,该研究未在影像下引导操作,这可能影响注射的精确度。

(3)糖尿病周围神经病理性疼痛:该疾病是由糖尿病引起的周围神经病理性疼痛,常表现为肢体末端灼痛、刺痛或感觉迟钝,伴有痛觉过敏和痛觉超敏,体格检查可伴有手套、袜套样感觉受损。PRP 治疗糖尿病并发症的研究多集中于糖尿病足神经性溃疡,有关 PRP 治疗糖尿病周围神经病理性疼痛的研究较少。Hassanien 等在超声引导下对糖尿病周围神经病理性疼痛患者采取神经周围 PRP 注射治疗,在治疗后 1 个月、3 个月、6 个月时,患者疼痛和麻木症状均较对照组明显改善,因此,神经周围注射 PRP 是减轻糖尿病神经病变疼痛和麻木、增强周围神经功能的有效疗法。

(4)感染/炎症性神经病理性疼痛:水痘-带状疱疹病毒、麻风分枝杆菌、梅毒、艾滋病病毒等感染人体后,会造成特异的神经病理性疼痛。PRP 治疗感染(或炎症)性神经病理性疼痛的相关文献很少,仅有数篇临床研究性报道,缺乏基础实验验证。PRP 是否可以在此类疾病中应用,尚需进一步研究。麻风病(Hansen 病)是由麻风分枝杆菌引起的慢性肉芽肿性感染,周围神经病变为皮肤和神经系统表现。2014 年 Anjayani 等报道了一项随机双盲对照试验研究,证明 1 mL 的 PRP 神经周围注射 2 周后,可以改善麻风病患者的目测类比疼痛评分,不过 PRP 治疗麻风病周围神经病仅有此 1 篇文献。2018 年 Ravindran 等对 Anjayani 等发表的这篇文献进行评论,认为这项研究的设计存在问题,因为患者纳入标准中没有提到麻风病的谱系,而且随访时间较短,不能确定 PRP 的远期效果如何。黄立荣等采用 MRI 引导下背根神经节脉冲射频联合 PRP 注射治疗带状疱疹后神经痛,治疗后患者术后目测类比评分均较术前明显降低,不过该研究为回顾性分析,缺乏对照组,且治疗为药物+背根神经节脉冲射频+PRP 的联合方案,随访时间较短,不能确定 PRP 单独治疗带状疱疹后神经痛的临床疗效。

(5)莫顿(Morton)神经瘤:该病是跖痛症的一种形式,跖骨横韧带远端的趾间神经膨出导致趾底神经卡压,通常位于第 3 个跖骨间区域,表现为足底剧烈的灼痛和麻木。Deangelis 等对 5 例莫顿神经瘤手术后伤口不愈合患者采用 PRP 联合透明质酸治疗,术后 30 d 所有患者的伤口都完全愈合,足部疼痛麻木明显缓解,作者推测 PRP 也可以在非手术情况下治疗莫顿神经瘤,但并未见该作者的进一步报道。PRP 治疗莫顿神经瘤仅此 1 例报道,而且该报道是在手术切除后局部注射 PRP,目前尚无单纯 PRP 注射治疗莫顿神经瘤的相关研究。因此,PRP 是否可应用于莫顿神经瘤的临床治疗,尚需进一步验证。PRP 目前已经广泛应用于组织工程修复。PRP 在骨关节退行性(或创伤性)疾病、肌腱退行性疾病、创面修复等领域研究较早,也已经制定了相关指南和专家共识,但 PRP 在神经病理性疼痛领域的相关研究较少,研究热度也低于其他领域。现有的 PRP 治疗神经病理性疼痛相关研究也多集中于脊髓损伤、周围神经创伤、神经卡压,对于感染、缺血、代谢、药物等原因造成的神经病理性疼痛鲜有研究,PRP 对于此类疾病是否可以应用,尚缺乏证据。神经病理性疼痛是临床一大类疾病的总称,在临床上非常常见,但目前无特效治疗方法,且患病后疼痛持续数年甚至终身,对患者、家庭及社会均造成严重负担。药物治疗为神经病理性疼痛基础治疗方案,由于需长期服药,患者依从性并不佳,长期服用药物会增加药物不良反应,对患者身心造成巨大伤害。相关基础实验和临床研究证明 PRP 可用于治疗神经病理性疼痛,且 PRP 来源于患者自身,不存在自身免疫反应,治疗过程相对简单,很少有不良反应发生。PRP 也可以与干细胞联合使用,具有强大的神经修复和组织再生能力,将来在神经病理性疼痛治疗中有广大应用前景。不过目前神经病理性疼痛的机制并未完全了解,PRP 治疗神经病理性疼痛的分子机制尚需进一步研究。有关 PRP 制备的最佳方案尚无最佳标准,PRP 的激活方式、抗凝剂使用、组分内白细胞作用也存在争议。不同研究之间缺乏 PRP 成分含量的质量评价标准,这对评价不同研究之间的疗效差异造成困难。因此,今后需制定不同类型 PRP 制备标准和评价标准,规范 PRP 在临床中的使用,还需设计更为严谨的多中心、随机、盲法的对照试验,来进一步研究 PRP 在神经病理性疼痛中的临床疗效。

2. 在中枢性神经病理性疼痛中的应用 中枢神经病理性疼痛是脊髓损伤后最常见的并发症之一,在脊髓损伤患者中发生率为 65% ~ 83%,约 1/3 患者会出现重度疼痛,严重影响患者的生活质量。其发病机制并不十分明确,可能与 S100 钙结合 β 蛋白过度表达、G 蛋白耦联受体 34 上调、连接蛋白表达上调、哺乳动物雷帕霉素靶蛋白激活、基质金属蛋白酶表达增加等因素有关,导致神经胶质细胞持续活化,神经元轴突再生受阻。Shehadi 等将制备的 PRP 和浓缩骨髓混合,对慢性脊髓损伤患者进行鞘内注射,采用 Oswestry 功能障碍指数评估功能障碍,百分比越高表示残疾程度越高,脊髓损伤患者治疗前百分比为 60%,治疗 12 个月后百分比降到 20%。Salarinia 等采用骨髓间充质干细胞和 PRP 联合治疗脊髓损伤的大鼠,结果提示,实验组 Bcl-2 和 Caspase-3 的表达升高,与对照组相比差异有显著性意义($P<0.01$);实验组大鼠轴突再生增加,细胞凋亡减少,运动功能得到改善。Chen 等对脊髓损伤大鼠进行 PRP 鞘内注射,研究显示,PRP 促进了血管生成和神经元的再生,促进了大鼠的运动能力的恢复。Salarinia 等研究 PRP 对脊髓挫

伤大鼠模型的影响,在造模后 24 h 鞘内注射 PRP,大鼠出现功能性运动恢复和轴突再生。Decastro 等对腰椎后根切断术大鼠模型注射 PRP 和人胚胎干细胞混合凝胶,结果表明,混合凝胶可以促进切断后的背根轴突再生,因此,PRP 可以作为背根切断后恢复感觉-运动功能的一种治疗手段。脊髓损伤在细胞水平涉及复杂的变化,包括缺血、缺氧、坏死、病理性炎症因子的过度产生、兴奋性氨基酸的积累、钙离子的内流、氧自由基和一氧化氮释放,导致神经元和神经胶质细胞凋亡,神经功能紊乱。脊髓损伤后出现神经病理性疼痛目前尚无最佳治疗方案,药物治疗仍为主要的治疗手段,神经电刺激治疗、手术治疗可以作为药物治疗无效时的补充治疗方案。基础实验和临床试验证明 PRP 能促进脊髓神经轴突再生、感觉神经修复、运动功能恢复,可以与干细胞结合使用,在中枢神经病理性疼痛治疗中具有巨大潜力。

第三章　富血小板血浆在创面修复中的临床应用

第一节　创面的分类与愈合

创面是正常皮肤和(或)皮下组织在外界致伤因子,如外力、热、电流、化学物质、低温、外科手术以及机体内在因素如局部血液供应障碍等作用下所导致的损伤,常伴有皮肤和(或)软组织的缺损,使皮肤和(或)软组织的正常功能受损,也称为伤口。

一、创面的分类

根据创面的愈合情况,分为急性创面和慢性创面。有关急、慢性创面的定义尚未有统一的标准。

1. 急性创面　一般认为急性创面是指自创面形成2周内的所有创面。

常见的急性创面包括手术切口、机械损伤(交通事故伤、重物砸伤)、烧伤(热烧伤、电烧伤、化学烧伤)、冻伤等。

2. 慢性创面　由于某些不利于创面愈合的影响因素如感染、异物、张力过大等使创面愈合过程受阻,愈合过程部分或完全停止,使创面愈合时间超过2周,这时的创面称为慢性创面。

世界伤口愈合学会联盟(WUWHS)将慢性创面定义为:一个无法通过正常有序而及时的修复过程达到解剖和功能上完整状态的伤口。临床多指各种原因形成的创面接受超过1个月治疗未能愈合,且无愈合倾向者。其中对"1个月"的限定并非完全绝对,它有赖于创面大小、病因、个体一般健康状况等多种因素,因此不能以简单的时间限定加以划分。

常见慢性创面包括压力性损伤(如压疮等)、下肢血管性(动脉性/静脉性)溃疡、糖尿病足溃疡、骨外露、骨折内固定术后钢板外露、外科手术后窦道/瘘管、其他难愈合创面。

二、创面的愈合过程

创面愈合是指由于致伤因子的作用造成组织缺失后,机体迅速做出反应,启动愈合过程,通过再生、修复和重建进行修复的一系列病理生理过程。其本质上是机体对各种有害因素作用所致组织结构损伤的一种固有的防御性反应。这种再生修复表现为组织结构的修复和不同程度的功能恢复。创面愈合的基础是炎症细胞(如巨噬细胞、中性粒细胞)以及修复细胞(如成纤维细胞)、角质形成细胞等的一系列生物活动,同时细胞基质也参与其中。创面愈合分为4个阶段:血凝块期、炎症期、增生期和塑形期。这4个阶段互相交织,包括成纤维细胞的增殖、血管的再生、细胞外基质的沉积、伤口收缩、表皮化、重塑。

1.血凝块期 从创面形成的一瞬间开始,机体最先出现的反应是自身的止血过程。这一过程包括一系列复杂的生物学反应:首先是创面周围的小血管、毛细血管等反应性收缩,使局部血流量减少,组织损伤导致胶原纤维暴露,吸引血小板聚集形成血凝块,达到止血的目的;随后血小板释放血管活性物质如5-羟色胺(5-HT)及前列腺素(PG)使血管进一步收缩、止血,同时释放的磷脂和腺苷二磷酸(ADP)又吸引更多的血小板聚集;最终内源性及外源性凝血途径被启动。凝血过程结束后,机体即开始进行创面的愈合过程。

2.炎症期 创面形成的前2~3 d,由于局部血管的收缩导致组织缺血,引起组胺和其他血管活性物质释放,进而使创面局部血管扩张;同时,因坏死组织、致病微生物的存在,引发机体的防御反应(炎症反应),免疫细胞如粒细胞和巨噬细胞向创面移动和集中。一方面,粒细胞防止或吞噬入侵的细菌;另一方面,巨噬细胞吞噬消化坏死的组织细胞碎片;同时,组织细胞破坏后释放出来的自身纤溶酶(PL)也可以消化溶解坏死的组织细胞碎片,使创面清洁,以便启动组织的修复过程。巨噬细胞除吞噬消化组织细胞碎片外,也是刺激成纤维细胞增殖分化、合成胶原蛋白的关键因素。这一过程也称为清创阶段。同时,创面会反应性地出现收缩,以期缩小创面面积。

3.增生期 这一时期又可以分为两个阶段,即上皮细胞再生和肉芽组织形成。

(1)上皮细胞再生:创面周缘健存的基底细胞开始增生并向中心部位移行。与此同时,基底细胞的增殖刺激创面基底部毛细血管和结缔组织的反应性增生。当创面被新生的上皮细胞覆盖后,创面外观呈粉红色。

(2)肉芽组织形成:随后,基底细胞的增生刺激肉芽组织生长,巨噬细胞释放的生长因子如 PDGF、TGF 等加速肉芽组织形成。肉芽组织的形成具有多方面的作用:①填补组织缺损;②保护创面,防止细菌感染,减少出血;③机化血块和坏死组织及其他异物。

随着肉芽组织的不断形成,创面组织的缺失被填充,上皮细胞便从创面周缘向中心移行,形成向心性愈合,最终使得创面得以完全被再生的上皮细胞覆盖。

4.塑形期 当创面被再生的上皮细胞完全覆盖后,创面的愈合过程并没有完全结束。新生的肉芽组织和上皮细胞还需要进一步增殖、塑形,最后使创面得以完全愈合。这一过程主要表现在以下两个方面:①新形成的上皮细胞不断分裂、增殖,使表皮层增厚,创面得以加固、耐磨;②肉芽组织内部转型,形成的胶原纤维排列发生改变,由紊乱向整齐变化,使新生的结缔组织力量加强,富有韧性;同时,毛细血管数量减少,使创面局部颜色逐渐减退,接近于正常色。

这一过程需要的时间很长,常常超过1年,甚至是终生。在创面愈合未完成塑形以前,表皮层很薄,皮下组织质地脆、硬,弹性差,创面仍然容易被再次损伤,这也是慢性创面常常发生在同一部位的原因。

第二节　治疗创面的适应证、治疗原理及应用

一、适应证

富血小板血浆主要适用于慢性创面的愈合治疗。

1. **糖尿病合并创面**　通常表现为难愈合创面。可发生在多种情况及多个部位。比较多见的是糖尿病足。根据国际糖尿病工作组发布的定义,糖尿病足为糖尿病合并局部神经异常、血管病变相关的感染、皮肤溃疡和(或)深层组织破坏。

2. **各类创伤(含烧伤、手术等)所致的创面**　各类创伤导致的创面因致伤原因各异呈现不同的创面形态和病理特征。但创面发生机制、创面变迁序贯事件较为相似,因此,目前国际创面技术指南工作组将此一大类创面命名为"post burn/trauma wound"。

3. **压疮**　长期卧床或其他被动体位的患者骨隆突处组织长期在压力、摩擦力或剪切力的作用下,局部组织血液循环障碍,导致持续的缺血、缺氧、营养不良,进而发生组织坏死,形成溃疡,即压疮。

4. **下肢血管性皮肤溃疡**　主要包括下肢静脉性溃疡、下肢动脉性溃疡、下肢混合性皮肤溃疡。下肢静脉性溃疡发生于下肢静脉系统疾病引发的静脉淤血和静脉高压,并导致局部皮肤营养不良,造成皮肤(或皮下组织)溃疡,多发生在足靴区;下肢动脉性溃疡是由于下肢动脉供血不足导致的溃疡,多发生在肢体末端;静脉性溃疡如果伴有动脉性疾病,形成动-静脉混合性溃疡,是下肢血管性溃疡中较难愈合的创面类型。

5. **放射性皮肤溃疡**　该类溃疡是由于放射线(主要是 X 射线、β 射线、γ 射线及放射性同位素)照射引起的皮肤组织损伤。按病程可分为急性损伤和慢性损伤。

6. **感染性溃疡**　该类溃疡指因感染导致的皮肤组织溃疡,较多见于皮肤组织疖、痈、蜂窝织炎、皮脂腺囊肿感染等。一些严重的感染性溃疡可导致其他组织器官的损害,甚至威胁生命。

7. **癌性溃疡**　该类溃疡指皮肤组织恶性肿瘤导致的溃疡。

8. **其他原因所致的慢性创面**　发生率较低的慢性溃疡,如 Buruli 溃疡(Buruli ulcer,由溃疡分枝杆菌感染的一种慢性溃疡性皮肤病)、藏毛病(pilonidal disease,一种少见的皮肤窦道,特征是皮肤上含有毛发的窦道。这类窦道最常见于肛门后部尾骨处背侧)、化脓性汗腺炎(hidradenitis,大汗腺感染后在皮内和皮下组织反复发作,广泛蔓延,形成范围较广的慢性炎症、小脓肿、复杂性窦道和瘘管)、肛周坏死性筋膜炎、坏死性软组织感染等。

9. **窦道**　组织中的异常管道,一端与外界相通,另一端为盲管,开口大小与窦道体积、深浅没有直接关系,经常可见脓液、分泌物由外口流出,外口可反复闭合、破溃。窦道

外口处多见因浓液刺激造成的红肿瘢痕,严重者可造成皮肤癌变。常见于深部组织异物存留、术后深部感染破溃以及慢性骨髓炎等。

10. **瘘管** 瘘管是两端开口的管道,分内瘘和外瘘空腔脏器之间、脏器与体腔之间的为内瘘,至少有一个外口通向体表的称外瘘。瘘管与窦道类似但由于多与体腔或内脏交通,引流出的液体性质各异,多个窦道相交通亦可构成复杂的瘘管,治疗较为困难。

二、促进创面愈合机制

创面愈合是多种生长因子参与调控的复杂过程。大量对比研究发现,多种生长因子联合应用对创面的修复效果显著优于单一生长因子,这可能与多种生长因子之间具有协同作用并参与创面愈合的多个阶段有关。PRP主要成分是高浓度的血小板、白细胞以及多种生长因子,这些生长因子在软组织修复过程中起着重要的调控作用。PRP中所含的各种生长因子浓度比例接近于体内正常比例,各生长因子之间有最好的协同促进作用。如PDGF在局部对基质干细胞、成纤维细胞有趋化作用,与TGF-β有良好的协同作用,刺激成纤维细胞增殖分化、合成胶原蛋白以及促进血管再生;TGF-β可加速内皮细胞、表皮细胞的生长,调控细胞外基质合成,对中性粒细胞和单核细胞有趋化作用,介导局部炎症反应;VEGF可刺激血管内皮再生;IGF可加强胶原蛋白的合成,促进成纤维细胞分化;FGF可刺激成纤维细胞、肌细胞、内皮细胞和表皮细胞生长,还能促进血管再生、胶原蛋白合成和伤口收缩。

高浓度的生长因子对于组织细胞的刺激可增加自分泌和旁分泌2～4周。在创面治疗中,通常会将PRP激活,制备成PRP凝胶,一方面是尽量防止未激活的液态PRP从创面流失,另一方面是因为激活的PRP凝胶中含有大量的纤维蛋白,能为细胞的增殖、爬行、迁移提供支架作用。

PRP不仅具有促进创面愈合的能力,还具有一定的抗炎抑菌作用,能增强局部创面的抗感染能力。PRP中含有高浓度的白细胞,如中性粒细胞和单核细胞,本身具有吞噬病原微生物的作用,可以清除创面感染灶和坏死组织、抑制感染。白细胞分泌的炎症因子如IL-1、IL-4、IL-6、TNF-α和髓过氧化物酶(MPO)等也参与了局部的抗感染免疫保护。血小板本身分泌的血小板杀菌蛋白(PMP)对创面微生物也有直接或间接杀灭作用。研究表明,PRP对金黄色葡萄球菌、表皮葡萄球菌和大肠埃希菌等有杀灭或抑制作用。同时由于PRP的pH值为6.5～6.7,其酸性环境也可抑制细菌生长,而血小板被激活后还可释放多种PMP,该蛋白可改变细菌细胞膜的通透性,同时抑制其大分子的合成,从而预防创面感染。

1. **作为局部敷料** 可提供创面湿性愈合微环境 PRP凝胶可提供湿润、低氧的创面愈合环境,有利于促进创面坏死组织溶解,刺激肉芽形成及加速再上皮化,还可减少伤口渗液与纱布粘连而避免机械性损伤,从而减少换药时的疼痛。PRP凝胶形成的三维网状结构还可提供细胞生长支架,同时可使生长因子缓慢释放,使其在创面产生的生物学效应更为持久,弥补了液态PRP易蒸发、流失的缺点。

2. **与多种生长因子协调、共同调控创面愈合**　创面愈合是一个由多种细胞因子及生长因子共同调控的复杂过程。PRP 中主要的生长因子有血小板衍生生长因子（PDGF）、血管内皮生长因子（VEGF）、成纤维细胞生长因子（FGF）、转化生长因子-β（TGF-β）、表皮生长因子（EGF）、胰岛素样生长因子等。PDGF 对单核细胞、中性粒细胞和平滑肌细胞有强烈的趋化作用，不仅能促进成纤维细胞、内皮细胞和平滑肌细胞的有丝分裂，还能刺激血管生成，促进伤口收缩、肉芽组织的形成和创面组织重塑。VEGF 对血管内皮细胞及血管外膜成纤维细胞的增殖具有强烈的促进作用，还可增加新生血管的通透性，成为启动肉芽组织血管生成过程的主要生长因子。良好的血液循环是创面愈合的必要条件，VEGF 可与 PDGF 协同通过促进血管形成及增加血管通透性，为创面修复提供丰富的营养物质支持，进而加速创面愈合。研究表明，成纤维细胞通过调节细胞外基质形成和降解调节组织增生及重塑。还可通过刺激 TGF-α 的释放来间接促进上皮化，与 VEGF 协同刺激成纤维细胞增殖，促进胶原蛋白积累，加速肉芽组织的形成。EGF 则通过激活促丝裂原活化蛋白激酶、蛋白激酶 B 等信号通路参与表皮细胞、成纤维细胞及内皮细胞的增殖和存活，有利于肉芽组织形成和创面上皮化。胰岛素样生长因子-1 与细胞内的胰岛素样生长因子-1 受体结合，启动细胞内信号转导，激活蛋白激酶 B，调控细胞增殖、凋亡和葡萄糖代谢。此外，其还具有促有丝分裂作用，对成纤维细胞和角质形成细胞的增殖具有促进作用，并刺激细胞外基质成分的产生。

3. **可抑制创面炎症反应**　持续的炎症反应会使创面基质金属蛋白酶表达增加，导致创面生长因子及细胞外基质大量降解，从而减缓创面愈合的速度，甚至导致慢性难愈合创面产生。有研究表明 PRP 可通过微小 RNA-21/PDCD4/核因子 κB 信号通路减少促炎因子的表达，提高抗炎因子水平而发挥直接抑制炎症作用。PRP 还可减少创面周围组织中白细胞介素-17A 和白细胞介素-1β 的产生。

4. **可抑制创面微生物生长**　在人体血液系统中，白细胞通过介导细胞免疫活化多种免疫细胞识别、清除微生物。全血中白细胞与血小板重力系数相似，因此在离心后的 PRP 中白细胞水平也较高，可发挥其抑菌作用。此外，PRP 中结缔组织激活肽 3、血小板抗菌肽、胸腺素 β4 等抗菌成分可协同免疫细胞参与对微生物的杀伤，这些调控因子通过影响细胞内的 DNA 合成或抑制酶活性进而阻碍蛋白质合成。Cetinkaya 等研究表明 PRP 对耐甲氧西林金黄色葡萄球菌、肺炎克雷伯菌和铜绿假单胞菌的活性均有抑制作用，而上述细菌是各种急慢性创面较为常见的菌群。

三、治疗

1. **治疗前准备**　对创面清创前，清除坏死组织及部分炎性肉芽组织，并留取创面标本送细菌培养及药敏试验。在对创面进行局部治疗的同时，也应对患者进行有针对性的全身治疗。如细菌培养结果阳性，应使用敏感抗生素治疗；营养状况较差者需加强营养支持治疗；合并贫血或低蛋白血症时，应根据患者实际情况有针对性地纠正；糖尿病患者应控制好血糖在合理水平，避免高血糖造成创面愈合障碍。

2. 治疗方法　首先向创面基底及创面周围正常组织注射液态 PRP。PRP 注射进组织引起组织轻微损伤,进而激活体内自身的凝血过程而释放生长因子,促进创面愈合;再将 PRP 凝胶(或 PRF、凝胶态 CGF)填充于创面腔隙内,不仅能为创面的愈合提供湿性环境,也有利于创面愈合。PRP 凝胶中所含血小板在激活剂作用下被充分激活,能够在短时间内呈瀑布式释放大量生长因子,一方面能为创面局部提供足够的生长因子,补充被创面存在的多种溶解酶分解代谢的生长因子;另一方面由于慢性创面组织细胞上的生长因子受体普遍不敏感,只有足量的生长因子才能实现受体占位,最大程度地开启修复进程。

3. 治疗后管理　更换敷料的时间需根据创面情况来定:炎症不明显、渗出液不多时,可以 7~10 d 更换敷料,反之应 3~5 d 更换敷料。然后根据创面情况决定是否需要再次使用 PRP 治疗。有文献报道,采用 PRP 治疗多重耐药菌感染创面取得了很好的疗效(治疗前后对比,彩图 7),从而提出血小板中存在"生物抗生素"的概念,但更多的循证医学证据还不足,因此不建议单纯采用 PRP 治疗感染创面。

4. 注意事项

(1)治疗时,用量要根据创面大小来决定。抽取静脉血的量从几毫升到几十毫升,甚至更多,尽量将激活的 PRP 凝胶铺满创面。

(2)创面覆盖后,要做好固定及包扎,以利用 PRP 与局部组织的充分接触、渗透,从而更好地促进组织再生、修复。

(3)覆盖在创面表面的敷料很重要,需要密闭、保湿、吸收渗液。一般渗出少的创面直接用水胶体敷料盖于创面,可以保湿,防止 PRP 流失;因其是半透明状,还有利于伤口的观察。渗液较多的伤口可以用带有网眼的水胶体敷料覆盖创面,外面再加泡沫敷料。没有水胶体时,可以用凡士林纱布代替,不能直接用纱布,以防止纱布对 PRP 的倒吸。

(4)填塞在窦道、腔隙时,先注满液态 PRP,然后放入凝血酶使其激活,形成凝胶表面用凡士林纱布、水胶体敷料封闭,防止 PRP 丢失、蒸发。更换周期可以在 1 周左右甚至达到 14 d。相关动物实验及临床观察发现,填塞在深层的 PRP 发挥生物学效应可达 7~14 d。

(5)大的创面在使用液态 PRP 或激活的 PRP 凝胶治疗时,可同时使用 PRF 或凝胶态 CGF 覆盖、填塞创面,尽可能发挥不同性状浓缩血小板联合使用的优势。

(6)创面清创要尽可能彻底,包括去除坏死组织及脓性分泌物。创面洁净度是决定 PRP 治疗效果好坏的关键因素之一。

(7)存在以下情况时禁止或谨慎行 PRP 治疗:妊娠或哺乳期间,癌症患者、有皮肤恶性肿瘤病史、恶性肿瘤种植创面、败血症(血源性感染)、血小板减少症、血小板功能障碍和血小板形态异常,创面有异物或者坏死组织未被清除,低纤维蛋白原症,严重贫血,急性或慢性传染病,有肝脏慢性疾病史,正接受抗凝血治疗,长期或过量用阿司匹林或维生素 E,大面积骨骼及肌腱外露创面,未成年人。

近年来,PRP 在慢性难愈性创面中的应用日益广泛,收到了良好的效果。由于 PRP

是一种复合物,含有多种成分,作用机制复杂,所以 PRP 在慢性创面修复中的应用尚有许多方面有待进一步阐明,如生长因子之间是如何识别并且相互作用(协同或拮抗)、多种生长因子作用修复细胞受体的机制、白细胞和血小板在局部对病原微生物的作用、PRP 用于创面修复的最佳治疗浓度和治疗时间等。除了其作用机制,临床上关于 PRP 修复创面的一些附带有益现象目前尚不清楚其具体原因,如 PRP 治疗创面能减轻疼痛,减少局部的瘢痕形成。另外,临床尚缺乏相关疾病的标准化治疗流程,并需要进一步建立高效稳定的 PRP 制备方法,研究不同制备方法和不同浓度激活剂对 PRP 分泌生长因子生物学性能的影响;同时也需要不断优化 PRP 提取流程,降低 PRP 提取相关费用,以创造更大的社会效益。由于 PRP 临床应用领域广泛,针对不同的疾病谱或应用领域来开发相应的 PRP 亚型值得期待

PRP 半衰期较短,导致保存时间太短,而目前最常用的真空低温冷冻干燥法难以保证冷冻后的制剂生物学作用不改变。不同的患者其自身条件存在一定的差异,同样会对 PRP 的成分和疗效产生影响。异体 PRP 的开发应用是今后一段时间关注的焦点。另外,随着医学技术的发展,PRP 疗法可以和多种创面治疗技术相联合,如(干)细胞创面治疗、各类新型生物复合材料;也可以与负压创面治疗技术、冲击波治疗技术,以及与手术植皮或皮瓣移植相联合。总之,在急、慢性创面治疗方面,PRP 单独或联合其他技术使用都是较好的选择,具有良好的前景。

四、在创面修复中的临床应用

1. Au-PRP 在创面修复中的应用　下面以"急性烧、创伤及供皮与植皮区"创面中的应用为例进行介绍。

(1)在急性烧伤、创伤创面中的应用:一项针对下肢开放性骨折、擦伤以及烧伤的随机对照试验(RCT)表明,在清创后创面涂抹 Au-PRP 凝胶后,创面愈合率及创面愈合时间均显著优于常规清创换药处理,并可明显减轻患者创面疼痛感。心脏手术后的深部和浅表胸骨伤口感染会增加患者死亡率和治疗成本。Patel 等对 2 000 例接受开胸手术患者的切口进行 PRP 凝胶与常规治疗对比,结果显示 Au-PRP 凝胶的使用可将深部胸骨伤口感染的发生率从 2.0% 降至 0.6%,浅表胸骨伤口感染的发生率从 8.0% 降至 2.0%,患者再入院率从 4.0% 降至 0.8%,说明在急性手术创面使用 Au-PRP 凝胶可有效减少伤口并发症的发生。此外,Au-PRP 凝胶可降低创面延迟愈合的发生率、减轻创面疼痛感、缩短住院时间,同时对减少创面感染也有一定的疗效。此外,一项最新的荟萃分析结果表明,Au-PRP 可提高烧伤创面愈合率、减少创面愈合时间、减轻创面疼痛、改善愈合质量。因此,Au-PRP 在促进各种急性创面愈合中具有良好的疗效,但应注意大面积烧伤患者出现的血小板、红细胞减少的影响,使用 Au-PRP 治疗应结合患者自身具体情况。

(2)在供皮与植皮区创面的应用:对于大面积烧伤或特殊部位的深度皮肤创面,常需要采用自体皮肤移植的方式封闭创面。但在自体皮植皮的过程中,供皮区相当于形成一个全新的创面,因此对供皮区愈合的速度和愈合质量有更高的要求。Fang 等研究结果显

示,Au-PRP 凝胶治疗组与传统凡士林敷料治疗供皮区创面,其愈合时间分别为(13.89±4.65)d 和(17.73±5.06)d(*P*<0.05),Au-PRP 凝胶组术后第 1 个月、6 个月、13 个月的温哥华瘢痕量表评分显著低于传统凡士林敷料组。表明 Au-PRP 凝胶可以缩短供皮区愈合时间,提高创面的愈合率,减轻换药时供区疼痛,还能限制瘢痕的发育。

Dhua 等报道,与使用缝合线及订书钉固定自体皮比较,PRP 凝胶联合自体皮移植组住院时间更短,换药次数更少,血肿、渗出、疼痛、瘙痒发生率以及移植物丢失率更低,且皮肤组织中胶原蛋白合成更多。

2. Al-PRP 在创面修复中的应用　Au-PRP 来自患者自体,因而无免疫源性,不会产生异体排斥反应。但慢性创面或严重烧伤患者常存在以下 Au-PRP 的应用禁忌证:①血小板缺乏;②贫血;③营养不良或恶病质;④严重的免疫功能障碍;⑤出血性疾病;⑥严重感染或败血症;⑦接受化学疗法;⑧长期使用抗血小板药物。Al-PRP 制备技术的成熟对存在上述治疗禁忌证的患者具有重要意义,并有望替代 Au-PRP 在创面修复中实现治疗标准化。Yeung 等研究表明,使用血库中的健康血浆制备出的 PRP 冻干粉,在稀释后外用于大面积烧伤创面,仍取得良好的治疗效果,且以冻干粉的形式可大大降低储存的条件,而且方便用于大面积烧伤患者。此外,一项糖尿病下肢溃疡治疗的前瞻性研究表明,Al-PRP 与 Au-PRP 较常规治疗对下肢糖尿病溃疡的疗效差异无统计学意义,且未发现不良反应。

Al-PRP 以凝胶的形式局部外用,无入血的可能,因而避免了接触大多数同种异体抗原(人白细胞抗原和人血小板抗原),同时其来源的血库血符合血液采集的国家标准,因而疾病传播风险小,对基础状况较差的慢性创面患者具有积极的临床应用价值。此外一项将采自患者直系亲属外周血制备的 PRP 用于治疗烧伤、糖尿病、下肢静脉病变、压疮及免疫性疾病所致的慢性溃疡的 RCT 研究表明,Al-PRP 治疗组创面愈合率明显高于常规换药组,且未观察到不良反应的增加。关于 Al-PRP 促进创面愈合的基础研究较多,而在临床中应用的研究尚少,期待未来开展更多评估 Al-PRP 的有效性以及安全性更强有力的临床研究。

3. PRP 联合其他技术在创面修复中的应用　PRP 作为促进创面愈合的一种有效辅助治疗方式,应用前需提供良好的创面微环境,如清创、控制感染及充分引流等。负压创面疗法(NPWT)作为促进创面愈合一种有效方法,已在各种急慢性创面治疗中广泛应用。有 Meta 分析表明,PRP 联合 NPWT 比单纯 NPWT 治疗能够提高创面愈合率、缩短创面愈合时间、减少创面疼痛评分、降低细菌阳性率。近年来,干细胞作为一种新型的创面生物治疗技术,在促进创面愈合过程中表现出巨大的潜力,PRP 多种生长因子及抗炎的特性可促使脂肪干细胞增殖、提高存活率,与干细胞本身分泌的促愈合生长因子、抗炎细胞因子一起协同促进创面愈合。

第三节　瘢痕的预防及治疗

一、瘢痕预防

预防瘢痕形成的关键在于给创面创造良好的愈合条件,如感染等引起的二次创伤,可促进创面早期一期愈合。血小板在创面愈合的过程中均起关键作用,创面愈合速度越快,瘢痕形成的概率就越小,高浓度的血小板作用于受伤部位可以加速和优化伤口的愈合,因此,PRP疗法对于瘢痕预防效果很好。

Fang等将因各种原因接受植皮手术的30例患者分为凡士林纱布敷料对照组和PRP凝胶治疗组,结果表明,PRP凝胶的应用可以促进创面愈合,减轻疼痛,减少非接触式低频超声能加速断层皮片(STSG)供体部位的瘢痕形成,PRP可以促进植皮部位的上皮化和血管生成,有效减少瘢痕形成,其作用机制与血小板释放的几个重要的生长因子相关,尤其是转化生长因子-β(TGF-β),TGF-β是创面愈合的重要调节因子,可触发炎症反应,调节表皮重构,调节细胞外基质的生成,促进结缔组织再生,与瘢痕生长联系最紧密。

胶原蛋白是保持皮肤拉伸强度和弹性的主要细胞外基质成分。在肉芽组织的早期,胶原束很薄,随机排列,含有许多成纤维细胞,而在后期,胶原束致密,紧密堆积,排列有序。PRP处理的皮肤创面中,在早期胶原就形成了密集的、平行的、波浪状的束,证明PRP加速了肉芽组织的成熟,可促进再上皮化。Farghali等通过在5只犬的胸部制作双侧对称分布的急性全层皮肤创面,治疗组行PRP皮下组织浸润,对照组自然愈合,评估了过氧化氢酶活性、丙二醛浓度和基质金属蛋白酶-9(MMP-9)活性。观察创面边缘皮下浸润PRP组创面再上皮化的速度显著增强,促进创面收缩,减少了瘢痕形成。MMP-9对胶原纤维的形成至关重要,MMP在细胞迁移和再上皮化中起重要作用,可以作为创面愈合过程中进展的指标,PRP作用于创面,促使细胞中MMP-9的表达增加;2008年,S. Barrientos等研究表明,PRP能够促进创面收缩且增加COLIA2的表达,这个结果可以归因于在PRP中存在TGF和其他细胞因子,它们启动成纤维细胞向肌成纤维细胞的转化,促进创面收缩和沉积额外的基质蛋白。因PRP中含有高浓度的血小板、白细胞和纤维蛋白,高浓度的血小板同时含有α和致密颗粒,被凝血酶激活后α颗粒储存并释放大量的生长因子,如血小板源生长因子(PDGF)、TGF-β、血管内皮生长因子、表皮细胞生长因子等,这些生长因子和其他蛋白质,如黏附分子和趋化因子等,可以调节细胞分化、迁移、增殖和血管再生,具有促进组织功能修复的作用,而高浓度的白细胞则可起到良好的抗感染作用,PRP中含有的大量纤维蛋白,为细胞修复提供了良好的支架,不仅促进创面收缩、凝血,还可刺激组织再生,促进创面闭合。因此PRP在预防瘢痕的形成中发挥了巨大的作用。

二、瘢痕治疗

1.瘢痕疙瘩　或称瘢痕瘤,是皮肤损伤后结缔组织大量增生形成的良性肿瘤。患者多为瘢痕体质,可继发于外伤、烧伤、烫伤、感染注射或手术以后。皮损呈蟹足状,是多种损伤的超常结缔组织反应。自觉瘙痒,烧灼刺痛。其发生受到多种局部因素和全身因素的影响,并可见到家族发病倾向。其组织学特征为成纤维细胞的过度增生和细胞外基质,尤其是胶原蛋白的过度沉积和无序排列。

2011 年 D. H. Kim 研究发现,PRP 不仅可以促进创面愈合,还可以减少炎症反应和胶原沉积,并使损伤组织的胶原结构更加有序。Hewedy 等比较了联合应用曲安奈德和 PRP 与单纯应用曲安奈德治疗瘢痕疙瘩的疗效。3 个月的随访结果显示,两组温哥华瘢痕量表各项指标均较基线明显改善,高度、色素沉着方面有明显的改善,PRP 联合曲安奈德治疗瘢痕疙瘩,可获得较好的美容效果,曲安奈德引起的不良反应尤其是萎缩和色素减退的发生率较单纯曲安奈德治疗组降低。PRP 在瘢痕疙瘩切除后创面愈合的合成代谢和分解代谢过程中起调节作用,通过帮助恢复组织修复过程中的自然平衡,从而在组织修复过程中发挥重要的平衡作用。Jones 等评估了 49 例行手术切除耳部瘢痕疙瘩患者,手术切除后将 PRP 应用于创面部位,然后行浅层光子 X 射线照射治疗。平均随访 24 个月,94% 瘢痕疙瘩患者未出现复发的情况。2012 年,T. M. Mc Carrel 研究表明,血小板和白细胞的浓度可能影响 PRP 的生物学作用,Boswell 等在 PRP 制剂中,通过增加血小板数量降低白细胞计数,可以降低肌腱中Ⅰ型和Ⅲ型胶原的合成。PRP 中低浓度白细胞和低浓度的 TGF-β 作为蛋白质信号源促进组织愈合,通过控制和顺序释放生长因子减少增生和炎症期,显著加速愈合过程,从而有助于瘢痕疙瘩切除术后注射部位的组织修复及减少瘢痕的产生及瘢痕疙瘩的复发。PRP 联合其他方式治疗瘢痕疙瘩是一种安全、增效的治疗方法,同时可以减少瘢痕萎缩和色素减退等不良反应的发生。

2. **萎缩性瘢痕**　该类是临床上难以处理的一种瘢痕,通常是指那些质地硬、血供差、色素少,与深部组织粘连紧密、不耐磨、易受损以及受损伤后又易形成经久不愈的慢性溃疡(瘢痕溃疡)的一类瘢痕组织,故又称不稳定性瘢痕。多见于组织量少、血供差的部位发生烧伤或外伤后,如头皮、胫前以及足跟部电击伤或深度烧伤后形成的瘢痕组织。瘢痕溃疡破溃与愈合相更替,长期受炎症刺激,晚期可导致恶性变。由于瘢痕组织坚硬并强烈收缩,常常影响邻近组织器官的血液循环,并牵拉移位,造成严重的功能障碍。PRP 可通过释放多种生长因子,吸引未分化的细胞进入新形成的基质,触发细胞分裂,促进新生毛细血管的生成,从而积极纠正萎缩性瘢痕。PRP 联合皮肤微针治疗后可加速组织修复,增加愈合机制,刺激皮肤产生更多的胶原蛋白,新的胶原蛋白有助于改善皮肤纹理、萎缩性瘢痕,减少长时间红斑等不良反应,有研究者评价和比较了微针、PRP 以及两者联合应用治疗萎缩性瘢痕的疗效和安全性,发现微针与 PRP 联合治疗对所有类型的萎缩性瘢痕更有效、更安全、治疗疗程更短。Agamia 等研究比较了微针联合 PRP 与 2 940 nm 激光治疗创伤后萎缩性瘢痕的疗效,所有患者均显示出显著的临床改善,微针配合 PRP 治疗和多疗程治疗可与激光治疗同样有效。

PRP 与 CO_2 激光联合治疗萎缩性瘢痕后,皮肤组织中 TGF-β_1、TGF-β_3、Ⅰ型和Ⅲ型胶原蛋白水平显著升高;TGF-β 水平增加可能是萎缩性瘢痕临床改善的机制。Makki 等研究表明,CO_2激光+PRP 治疗创伤后瘢痕更安全、更有效、不良反应更少。Chang 等通过对 PRP 联合 CO_2 激光治疗痤疮后萎缩性瘢痕的疗效进行 Meta 分析,结果表明,联合治疗后红斑和水肿的持续时间也相对较短,且患者联合治疗后的满意率明显高于单纯激光治疗,自体 PRP 联合 CO_2 激光治疗萎缩性痤疮瘢痕疗效显著并能加速激光损伤皮肤的恢复。2010 年,A. Burd 研究发现,$TGF-\beta_1$ 还可以通过下调酪氨酸酶降低黑色素的生成,可能会降低色素沉着发生率。Galal 等评价了 CO_2 激光与 PRP 联合 CO_2 激光治疗痤疮后萎缩性瘢痕的疗效分析。观察到了联合 PRP 治疗组明显改善了面部痤疮后萎缩性瘢痕的深度。治疗组中 70% 的患者是深色皮肤,无色素沉着发生。

以上研究证实,PRP 联合治疗萎缩性瘢痕可以显著增加疗效。但 PRP 的应用尚未达到标准化,导致多种不同的治疗方案,因此会出现不同的治疗效果。Ibrahim 等研究发现,单独微针注射组与微针注射联合 PRP 治疗组对痤疮后萎缩性瘢痕都有显著疗效,但两种方法的结果接近,两种方法之间的差异无统计学意义。Kar 和 Kim 对 30 例中重度患者的痤疮后萎缩性瘢痕进行了研究,患者左右脸分别接受 3 次 CO_2 和 CO_2+局部 PRP 治疗,结果显示两种方法均有效地治疗了痤疮后萎缩性瘢痕,添加 PRP 并不会改善瘢痕质量。以上研究均证明,PRP 作为激光的辅助治疗,加速了激光损伤后皮肤的恢复时间,减少了治疗后的红斑、肿胀、疼痛、色素沉着等不良反应。

3. 增生性瘢痕 该类瘢痕的损伤累及真皮的深层,由成纤维细胞过度合成和胶原沉积引起的。常见于切取中厚皮瓣的供皮区、深 Ⅱ 度以上的烧伤愈合后、炎症、切割伤、异物等。临床表现为色红、质硬、局部增厚高于正常皮肤。细胞因子在增生性瘢痕中起着重要的作用。

Nam 和 Kim 将 6 例发生在 1 年内的增生性瘢痕,分离出真皮成纤维细胞开始培养,在该培养基中加入 PRP 和贫血小板血浆(PPP),使用固相酶联免疫吸附测定法测定上清液中 $TGF-\beta_1$ 和结缔组织生长因子(CTGF)的水平,行定量逆转录聚合酶链反应测量 $TGF-\beta_1$ 和 CTGF mRNA 的表达水平。体外数据显示,PRP 可能通过触发 $TGF-\beta_1$ 信号负反馈机制来减少 CTGF 和 CTGF 基因转录。研究表明,增生性瘢痕组织中成纤维细胞产生的 $TGF-\beta_1$ 蛋白和 mRNA 比正常人多,$TGF-\beta$ 在基因转录水平上调控 CTGF,减少 CTGF 基因转录和 CTGF 蛋白水平可以改善增生性瘢痕。

最近的体外研究表明,某些骨形态形成蛋白(BMP)在通过诱导瘢痕内肌成纤维细胞的脂肪转化预防甚至减少增生性瘢痕组织的形成。由于血小板在其颗粒中含有 BMP,因此 PRP 可能作为一种载体将 BMP 递送至瘢痕部位。此外,当 PRP 与脂肪移植组织混合时,会释放协同的脂肪生长因子(包括 BMP),帮助完成肌成纤维细胞转化和脂肪生成。

PRP 在防治瘢痕方面已显示出其独特的优势,但目前研究均有一定局限性,样本量较小,随访时间较短,且由于制备 PRP 的方法无统一标准,因此采用不同的方法制备 PRP 可能会产生不同的细胞组成和生长因子浓度,导致了大量不同的治疗方案,其疗效也各不相同。PRP 防治瘢痕的效果尚需标准化 PRP 的制备、大样本、长期随访、多中心临床前瞻性随机对照研究来验证。目前,PRP 对于增生性瘢痕的研究较少,因增生性瘢痕不同于萎缩性瘢痕,有其独特的特点。因此,今后的研究应侧重于增生性瘢痕的防治,如 PRP 释放的各种生长因子对防治增生性瘢痕的影响、PRP 联合防治增生性瘢痕的临床效果等,PRP 联合脂肪移植可能是增生性瘢痕防治的一种新方法。

第四节　慢性难愈合创面的治疗

创面修复具有序性、局域性和时限性特点,PRP 介导的再生治疗是一种个性化、非标准化治疗。因此,PRP 治疗效果取决于患者内源性因素(如性别、年龄、药物、营养)和参与技术操作的外源性因素(抗凝血剂和细胞成分等),同时受患者全身因素(疾病、激素水平等)或局部因素(感染程度、受伤部位、局部血运、含氧量等)影响。

创面延迟愈合是外科临床工作中比较常见的问题,清创换药是治疗创面最传统的方法,通常在正规治疗下超过 1 个月没有愈合且无好转的创面被称为是慢性创面,有些慢性创面通过清创换药也很难达到预期的临床效果。PRP 是由自体血通过离心制备而成的富含高浓度血小板和白细胞的浓集物,目前 PRP 被认为可以从根本上解决慢性创面患者自身缺少生长因子的问题,其在慢性创面治疗领域的研究也越来越多。

近年来,随着基础性疾病和手术量的增加,各种创面不愈合的发生率逐年升高。慢性创面愈合机制复杂,住院时间长,住院费用高,使患者的生活质量大大降低并且承受着较大的经济负担。慢性创面延迟愈合的原因是多样的,其中愈合周期过长、细胞老化及生长因子分泌不足是其主要原因。创面愈合的过程涉及血小板、炎症细胞、间质细胞及生长因子的共同作用且它们在每个时期的水平和作用也不相同。慢性创面的治疗难度大,目前已经成为临床上的热点和难点问题。PRP 是目前治疗慢性创面比较理想的方法,离心后的 PRP 中血小板含量可达外周全血中血小板含量的 3 ~ 16 倍,这些血小板和其释放的生长因子共同作用于慢性创面并加快组织的修复。由于 PRP 主要是经自体外周血离心得到的,操作方便,不存在伦理问题且安全可靠,所以在组织修复方面展现出了其独特的优势。

慢性创面的发病机制及病因通常认为机体正常的组织修复过程发生改变,或者修复过程因某种原因紊乱即可造成创面的延迟愈合。其难以愈合的机制主要为:①修复细胞增殖障碍或者过度凋亡,组织修复能力不足导致创面愈合延迟;②生长因子及细胞因子缺乏不能有效地激发创面的再生能力;③胞外基质的减少不能为修复细胞提供良好的生长环境。创面愈合受到很多因素的影响,不同个体、不同部位、不同年龄的慢性创面患者其愈合情况也有所不同,影响创面愈合的因素主要包括糖尿病、肥胖、营养不良、贫血、自身免疫缺陷、年龄、创面过度受压等,同时组织缺氧、细胞老化、生长因子缺乏、局部组织感染坏死和细菌生物膜的产生也延长了创面愈合的进程。慢性创面形成还有一些其他的原因,目前临床上也正在根据慢性创面的发病机制及病因努力地做出合理的治疗方案。

一、慢性皮肤溃疡

慢性皮肤溃疡根据不同致病因素分为糖尿病性溃疡、静脉溃疡、压力性溃疡、动脉溃疡、神经营养性溃疡等,在不同国家一般人群中患病率为 1.9% ~ 13.1%,已经成为当代卫生保健人员面临的重要难题。

1. 糖尿病足溃疡　糖尿病足在糖尿病人群中发病率为 4% ~ 10%,容易出现溃疡,且复发率和截肢率高。一项针对慢性糖尿病足溃疡的研究显示,局部应用 PRP 4 周可将平均溃疡面积降低至基线值的 51.9%。Babaei 等选取 150 例糖尿病足患者进行系统性研究,将自体 PRP 皮下注射并外敷于创面,应用 4 周时,创面开始明显缩小,8 周内无论大小创面均能愈合,且随访无复发。研究者将 PRP 与自体间充质干细胞结合以治疗糖尿病足,效果良好,这也为 PRP 与其他治疗方法联合应用提供了新的依据。Didangelos 等将 PRP 和脂肪源性血管基质联合应用,用于治疗糖尿病足溃疡创面 2 年未愈患者,结果创面均在 1 个月内愈合,且随访 2 年无任何不良反应和并发症出现。在另一项研究中,Ahmed 等评估了局部应用富白细胞 PRP(L-PRP)凝胶与抗菌碘软膏在糖尿病足溃疡患者中的作用。与碘软膏相比,L-PRP 的使用缩短了 2 周和 4 周后的创面愈合时间,12 周后溃疡完全愈合,且感染率较低。

T. Del Pino-Sedeno 等根据 8 项随机临床试验和 2 项前瞻性纵向观察研究结果得出结论,PRP 治疗增加慢性难愈合创面愈合可能性,溃疡体积和创面愈合完成时间降低。在安全性方面,PRP 应用后创面并发症发生概率或复发率降低。胡志诚等共纳入 8 项随机对照试验,涉及 431 名参与者。与对照组相比,PRP 与溃疡完全愈合率显著增加和溃疡面积减少相关。在复发率和截肢率方面,PRP 和对照组之间未观察到差异。

2. 压疮　吴莹等和吴日钊等分别选取 32 例和 52 例压疮患者随机分为 PRP 组和对照组,结果试验组所有患者创面愈合良好。接受 PRP 治疗后创面明显缩小,肉芽组织填充整个创面,色泽红润,血供良好,未发生创面感染加重、菌血症、局部异常组织增生等不良反应。脊髓损伤患者损伤平面以下失去神经支配,容易发生压疮。蒋红英等选择四川大学华西医院康复医学中心收治的脊髓损伤并发 3 期、4 期压疮患者 40 例,按照随机数字表法分为 2 组,每组 20 例,动态评估创面面积、创面类型、渗液量。最后临床综合疗效表明,PRP 治疗脊髓损伤压力性损伤具有明显效果。有学者将活化的 L-PRP 凝胶用于治疗脊髓损伤患者的耐药性压疮,选取 1 例溃疡患者用 L-PRP 凝胶局部治疗,另 1 例用生理盐水敷料治疗,5 周后发现 L-PRP 凝胶能显著加速压疮愈合过程。经过 7 个月观察,与对照组溃疡相比,L-PRP 治疗组溃疡大小相对于基线显著降低。有学者研究 PRP 联合负压封闭引流(VSD)对压疮患者的治疗效果:将 84 例住院患者随机分为 4 组,通过疼痛评分、术后创面愈合时间和血清炎症因子比较,得出结论 PRP 联合 VSD 治疗压疮效果优于对照组。

3. 慢性肢体静脉溃疡　在过去 10 年中,研究发现使用单一生长因子治疗复杂创面(如腿部静脉溃疡)效果有限,这可能是由于创面中高水平的蛋白水解活性将生长因子活性抵消。Moneib 等进行了一项 PRP 对慢性肢体静脉溃疡治疗的有效性研究,随机招募接受单独压力治疗或每周局部使用自体 L-PRP 凝胶的患者进行观察。6 周后,L-PRP 制剂显著改善溃疡表面状况,减轻疼痛、瘙痒和灼烧感。

4. 慢性皮肤窦道 慢性皮肤窦道创面在临床较为常见,由于其创面内病理性炎症反应状态、低氧环境、老化的肉芽覆盖以及反复感染的情况,使得治疗的难度增加。目前对于这种慢性皮肤窦道的普遍治疗方式有:一是常规的换药治疗,这种方式治疗周期长,创面会反复感染;二是负压封闭引流治疗,其治疗方式优点是通过持续的引流降低炎症反应及细菌的滋生,使得创面愈合时间缩短,缺点就是花费较高,同时对于细长较深、骨外露以及肌腱外露的窦道不大适用;三是手术治疗,彻底的清创,然后局部皮瓣覆盖,能显著缩短窦道愈合时间,缺点就是对患者二次伤害较大,花费更高。

随着富血小板血浆(PRP)的研究越来越深入,有研究发现自体 PRP 凝胶对肉芽的生长有着很强的促进作用,这种凝胶释放高浓度的生长因子,刺激细胞增殖和分化,封闭伤口,加速止血,修复受损组织。已经有研究表明自体 PRP 应用于创面能减轻患者的疼痛,国内也有相关研究发现 PRP 能促进窦道的生长,研究进一步发现自体 PRP 对促进窦道创面的愈合有着显著的效果。

PRP 对创面愈合的影响主要归因于其释放各种生物活性分子,包括生长因子、趋化因子和细胞因子,这些分子储存在血小板中,可以促进血管生成,调节细胞外基质,加速细胞的募集、增殖和分化。除了生长因子外,PRP 还包含许多重要的蛋白,如纤维蛋白,这些蛋白可能影响细胞外基质的重塑,为组织再生提供支架,并控制生长因子从血小板的稳态释放。此外,PRP 在激活时含有多种抗菌蛋白。体外研究表明,PRP 对肺炎克雷伯菌、金黄色葡萄球菌和粪链球菌等具有特异性抗菌活性。PRP 的抗菌作用在使用后能立即显现。近年来,巨噬细胞炎症蛋白(MIP)-1α、MIP-1β、IL-4、IL-10 和 IL-13 等细胞因子对白细胞在免疫调节、抗感染和抗炎症中的作用进行了越来越多的研究。此外,白细胞可能促进血管内皮生长因子的产生,而血管内皮生长因子可能参与血管生成过程。这种作用机制使得 PRP 在应用关于窦道创面的中不仅能够达到填塞空腔的效果,而且也会促进上皮化,同时还具有一定的抗感染作用。操作如下。

窦道的处理将窦道用碘伏消毒后,然后用无菌盐水清洗干净,用镊子搔刮窦道至轻微渗血。用注射器将制作好的 PRP 凝胶注入窦道中,再用新型敷料美皮康银(保赫曼)覆盖窦道口,最后外层用透明薄膜完全封闭;间隔 7 d 后打开,记录窦道愈合情况,窦道未愈合者再次行 PRP 注射,即重复上述过程操作 1 次,7 d 为 1 个治疗周期,直至窦道完全愈合。通过对比试验证实了 PRP 凝胶在治疗慢性皮肤窦道有很好的治疗效果。优点在于:①能显著缩短慢性窦道的治愈时间;②制备的 PRP 来自自身,不存在免疫排斥反应;③因 PRP 自身具有抗感染的效果,慢性窦道只要没有明显的坏死组织覆盖以及脓性分泌物,就能直接用 PRP 进行治疗,不会出现感染加重的情况;④制备 PRP 的操作简单;⑤能减少换药次数,从而减轻患者换药时的痛苦。

二、深度烧伤创面

深度烧伤指创面自行愈合时间大于 21 d,且深度达到 Ⅱ 度的烧伤,一般是由于高温或者人体接触强辐射、腐蚀性物质造成的。Rniz 等历时 10 个月随访 1 例腹部 Ⅱ 度烧伤的 40 岁女性,采用 PRP 治疗 180 d 后,瘢痕部位的血管分布、韧性、疼痛和颜色得到极大改善,证明 PRP 能促进伤口快速愈合,同时减少了瘢痕形成。许贤君将 68 例深 Ⅱ 度烧伤患者随机分为两组进行治疗观察,同样证明自体 PRP 凝胶能够促进深 Ⅱ 度烧伤创面愈合,减轻患者疼痛及瘢痕增生,有利于创面组织修复和再生。PRP 在治疗烧伤时与其他治疗方法联合应用,效果更显著。王煌对 128 例烧伤创面基本相同的患者根据随机数字表法分为对照组与治疗组各 64 例,对照组给予自体微粒皮移植,治疗组给予自体微粒皮联合自体 PRP 移植。治疗组的创面/皮片血液灌流值高于对照组,上皮组织完全覆盖创面时间和住院时间均短于对照组,且治疗组并发症发生率低。

Zheng 等 Meta 分析结论显示 PRP 治疗烧伤创面有效,分析证明 PRP 治疗组创面愈合率明显提高,愈合时间明显缩短(治疗前后,彩图 8)。PRP 治疗组和对照组创面区域在上皮化、不良事件发生率、感染发生率方面无显著差异,PRP 治疗组瘢痕评分明显优于对照组。

三、与材料联合应用治疗难愈合创面的研究

近年来,诸多组织工程方法如干细胞、修复材料、三维打印等先进技术陆续应用于创面修复。鉴于 PRP 单纯应用时生长因子在创面局部释放持续时间较短,因此已有研究将 PRP 与不同组织生物学材料联合,以期达到更好治疗效果。

1. 透明质酸　透明质酸(HA)是一种性能优越的生物支架,能够促进细胞外基质和纤维成分生成,协助大量细胞进入创面,从而发挥促愈合功能。Ramos 等研究团队选择 100 名压力性溃疡患者随机分为使用 PRP 联合 HA 治疗的试验组和仅使用 PRP 治疗的对照组,36 d 后两组均未发生感染,实验组的溃疡面积明显小于对照组,且几乎达到了完全愈合的标准。其机制可能是 PRP 在 HA 载体的作用下可持续释放,进而延长生长因子作用时间,强化 PRP 效能。

2. 壳聚糖　壳聚糖(CTS)是一种广泛应用的创面敷料,具有很多优良性能。可通过诱导红细胞聚集起到止血作用;通过刺激炎症细胞迁移起到抗炎作用;通过多孔吸附能持续释放药物活性;通过改善胶原沉积和成纤维细胞迁移发挥促愈合功能。

(1)壳聚糖/蜂胶 PRP 复合材料:蜂胶具有良好抗炎、抗菌、抗氧化作用,能有效促进创面愈合。将 PRP 吸附在壳聚糖蜂胶复合物上,制备出新型复合材料能充分发挥蜂胶抗炎抗菌功能和 PRP 创面修复功能。动物实验研究发现复合材料组创面愈合速度明显高于对照组,利用材料多孔特性可有效吸附创面早期炎性渗出物,使渗出物减少,水肿及炎症减轻,使 PRP 高效发挥促愈功能。

(2)壳聚糖/丝素蛋白纳米银 PRP 复合材料:纳米银具有无耐药性、广谱抗菌特性。

汪倩欣利用 PRP 制备的壳聚糖/丝素蛋白纳米银抗菌保湿敷料具有以下特点:动物实验证实复合材料致敏性低,生物安全性好;对铜绿假单胞菌、大肠埃希菌、金黄色葡萄球菌和白念珠菌均有杀伤作用,能有效隔绝外界微生物对创面污染;能缓慢释放生长因子和蛋白质,作用更持久;浸提液能促进小鼠 L929 成纤维细胞和人真皮成纤维细胞分裂增殖。

(3)壳聚糖/明胶 PRP 复合材料:杨著等通过建立兔肝脏出血模型,记录每只兔的止血时间和出血量,并于术后第 1、第 2、第 3、第 4 周进行主要血液学指标检测及组织学评价。实验发现复合敷料的止血时间和出血量均少于对照组,动态观察愈合过程中实验组白细胞变化最小,实验组肝损伤后的修复效果和安全性均优于其他组。

(4)水溶性羧甲基壳聚糖 PRP 复合材料:羧甲基壳聚糖(CC)是壳聚糖经羧甲基化而获得的一种多糖,有良好水溶性、生物相容性和一定的止血抗菌功能。张卫等通过建立新西兰白兔耳动脉出血模型,发现实验组止血时间和出血量均明显少于对照组,证明羧甲基壳聚糖和 PRP 联合使用对新西兰白兔耳动脉出血具有更加显著的止血效果。林放等的体外实验和动物实验也验证该敷料有良好止血效果,并具备抑菌、促进创面愈合、稳定性好、可常温保存等特点。

(5)冻干壳聚糖-正磷酸氢二钾(CS/DHO)热敏支架与同种异体冻干人血小板溶血素(HPL)联合应用:PRP 的临床应用受到其有限的机械强度、溶解酶的快速分解及生长因子短期释放的限制。Toaa 等成功制备了 CS/DHO 热敏支架和同种异体冻干 HPL(PRP 衍生物)复合物。采用系统方法优化冷冻干燥程序,进行为期 6 个月稳定性和细胞毒性研究,稳定性研究表明了合理的物理和生化稳定性,细胞活力测试支持细胞相容性。新型富含生长因子的修复材料有望用于创面愈合,尤其是慢性难愈合创面或难以接近的受伤部位。

第四章 富血小板血浆在医疗美容中的临床应用

除了应用于慢性创面外,PRP还可应用于整形美容手术。研究表明,PRP在促进整形美容后伤口愈合,瘢痕减轻和脂肪移植物存活率的提高等方面均具有显著效果。

自从1990年Ellis等将富血小板血浆首次应用于面部美容领域后,富血小板血浆的应用越来越受到大家的认可,源于当代科学的不断发展,现代技术的不断腾飞。20世纪90年代,Marchac在临床将富血小板血浆和面部除皱术结合应用,通过大量临床病例证实应用富血小板血浆的患者术后血肿发生概率、术区渗血大大减少,加速伤口愈合。在植发术中使用PRP可促进植发毛囊附近的血管生成,增加毛发生长密度,减少植发术区的结痂肿胀的发生。21世纪,医疗美容专业得到了迅速发展,各种医疗美容治疗方法、药物、生物材料和制剂、仪器设备等层出不穷。PRP和富含血小板纤维蛋白(PRF)在医疗美容领域的研究和应用也成为一大热点。2000年,法国科学家Choukroun首次制备提取了PRF。同年,Yuksel等发现某些生长因子是影响游离脂肪移植成活率的关键,于是PRP和PRF被应用到了脂肪移植手术中,在乳房、体表软组织缺损、面部抗衰老等医疗美容治疗中取得很好的效果。Anthony认为富含血小板纤维蛋白基质(PRFM)比PRP的活性更加持久稳定。纤维蛋白基质给活性因子提供了一个良好的载体支架,其坚硬的聚合体结构一旦形成,具有很强的耐受生理压力的能力,从而保护血小板在注射植入中受损,防止血小板流失。在急性炎症之后的创面愈合期,PRFM所释放的活性生长因子的数量持续增加并维持高浓度,保证了创面修复长时间对生长因子的依赖性。同时因为其凝胶状态,具有良好的可塑性,对皮肤皱纹、凹陷、皮肤松弛等均有良好的填充支持作用。临床观察发现,PRFM作为填充剂注射于面部皮肤和鼻唇沟,1~2周后产生明显的年轻化效果,效果持续3个月以上。同时,此方法治疗痤疮瘢痕同样有效且术后反应轻微。随访18个月,未发现任何并发症。国外已有较多PRP和PRFM应用于皮肤抗光老化的基础和临床研究报道,目前尚无被医学界公认的有关作用机制的解释。Jeong等用紫外线照射诱发小鼠皮肤光老化产生皱纹,然后进行PRP抗老化的治疗,结果表明,用PRP治疗后皮肤明显增厚,皱纹减轻平展。组织学观察发现成纤维细胞和胶原蛋白明显增加。光老化是一个复杂的过程,细胞外基质的变形、改变和胶原成分的减少是光老化的特点,其结果导致皮肤的强度和弹性降低。Jeong推断PRP对皮肤再生的作用机制,是通过有机物间的相互作用和生长因子刺激成纤维细胞的增殖,从而启动皮肤修复机制,帮助其他细胞的增殖和迁徙,产生胶原和等细胞外基质。根据皮肤衰老的机制和病理生理改变,PRP中的生长因子具有影响皮肤老化速度、逆转抑制DNA合成、抵抗细胞衰亡和加强组织细胞功能表达的重要作用。由此推断,PRP与皮肤抗衰老之间呈正相关。随着对

PRP 的研究逐渐深入,应用范围也在扩展。越来越多的学者已经不满足于 PRP 独立应用的优势,将其与其他临床技术共同应用,以探索更加有效的治疗方法。Cervell 等把脂肪移植、PRP 及激光三项技术联合应用,用来治疗皮肤创伤后形成的瘢痕,发现疗效明显优于单一方式的治疗。Mathew 等发现,皮肤创面周围单纯注射脂肪干细胞和单纯注射 PRP,都可以促进创面的愈合,但愈合时间最短、愈合后瘢痕最平整美观的是两者共同应用。组织学观察 PRP 可以刺激脂肪干细胞分泌血管生成素等稳定因子,促进新生血管的生成和长入。Weiwei 等的实验结果为以上观点提供了佐证。他们分别将 PRP 和 PPP 注入小鼠背部皮瓣,观察两组皮瓣的成活情况并且与不注射血浆的皮瓣进行比较,发现注入 PRP 组的皮瓣成活率明显高于其他组。组织学查明,有 PRP 的皮瓣血管密度明显高于其他。RT-PCR 检查证实,皮下注入 PRP 者的血管内皮生长因子的 mRNA 明显升高,血小板源生长因子表达也明显升高。国内学者程飚等通过观察接受美容手术的患者,发现 PRP 可以显著提高美容整形手术创面的愈合能力和自体游离脂肪移植的成活率。

Valbonesi 等应用自体 PRP 成功治疗了 14 例因接受面部整形手术后导致皮肤和软组织损伤的患者。Hom 等一项研究发现,局部注射自体 PRP,其疗效明显优越于抗生素软膏和湿性敷料,可使创面愈合率超过 80%。众多的临床研究结果显示,在整形外科中应用自体 PRP 能够加速创面生长,降低感染率,并缩短创面愈合期促进其早期闭合。国内相关方面的报道是程飚等通过离心技术收集患者富含血小板成分的血浆,将其应用于面部除皱、双颞部凹陷自体脂肪充填、自体脂肪隆胸、乳房提升术等术后患者,随访结果表明,应用 PRP 后创面愈合速度大幅度提升,瘢痕显著减少。这与许多国外研究的结果是一致的。整形美容外科在修复面部缺损或面部除皱时,常用的方法之一是脂肪移植术,但脂肪组织易被吸收,存活时间短,对这些整形美容的手术的远期效果造成影响。Nagata 等以裸鼠为模型,并将 PRP 与脂肪进行混合移植,混合移植组的移植物的体积和重量、血管增生率、完整性等各项指标均高于单纯脂肪移植组,提示 PRP 对脂肪移植物的存活起到了促进的作用。2011 年,黎洪棉等所做的一项研究表明,较传统的脂肪移植,混合了 PRP 的移植物后的血管增生率有明显的提高,脂肪组织坏死率也大大降低。这些研究结果提示,PRP 能加速移植体早期的血管重建并抑制脂肪细胞凋亡坏死,从而达到提高脂肪移植物成活率的效果。

第一节　皮肤衰老机制及美容治疗原理

一、皮肤的解剖组织学

皮肤位于人体表面,是机体最大的器官,本身也具有多方面的功能。皮肤总面积约为 1.6 m²,其总重量约占体重的 16%。皮肤的厚度根据部位有所不同,通常为 0.5~4.0 mm。皮肤表面由许多皮嵴和皮沟形成,皮嵴部位常见许多凹陷小孔,称为汗孔,是汗腺导管开口的部位。皮沟深浅不一,将皮肤划分为许多三角形、菱形或多角形皮野。与皮肤关系密切的主要有以下内容。①皮肤颜色:根据不同人种、性别、色调有所不同。即使同一人体的皮肤,在各种部位也深浅不一。皮肤还附有毛发、皮脂腺、大小汗腺及指(趾)甲等附属器。②毛发:可分为毛球、毛根和毛干。毛发分布很广,通常可分为硬毛、毳毛两种。硬毛又分长毛与短毛两种。③皮脂腺:通常可分为3种类型。附属于毛囊,开口于毛囊;与毳毛有关,其导管直接开口于体表;与毛发无关,称为独立皮脂腺。④汗腺:又分作大、小汗腺2种。小汗腺:几乎遍及全身。其导管多在表皮内呈螺旋状直行,开口于皮肤表面。大汗腺:仅分布在腋窝、包皮、阴囊、小阴唇、会阴等处。多在皮脂腺开口的上方,开口于毛囊。⑤指(趾)甲:是由致密而坚实的角质所组成,可分甲板、甲根。位于甲体下的基底组织部分称为甲床。位于甲根下的基底组织称为甲母质。

皮肤由5个部分组成,由外往里依次为表皮、真皮、皮下组织,以及皮肤附属器和皮肤的血管、神经、肌肉。

(一)表皮

表皮由两大类细胞组成,即角朊细胞与树枝状细胞。

1. 角朊细胞 可以产生角质蛋白。根据角朊细胞的不同分化过程及细胞形态分为4层,即基底细胞层、棘细胞层、颗粒细胞层及角质层。

(1)基底细胞层:仅一层基底细胞,呈长柱状或立方形,核较大,卵圆形,细胞嗜碱性蓝染。基底细胞呈栅栏状排列于其下的基底膜上。它是生发细胞,代谢活跃,不断有丝状分裂,产生子细胞以更新表皮。基底细胞内尚含有多少不等的黑色素,其含量多少与皮肤的颜色是一致的。

(2)棘细胞层:由4~8层多角形细胞所组成,由于胞质有多个棘状突起故称为棘细胞。棘细胞胞体比较透明,核染色质比基底细胞核染色质少。在棘细胞间可散有朗格汉斯细胞。

(3)颗粒细胞层:由1~3层扁平或菱形细胞所组成,胞质内充满粗大、深嗜碱性的透明角质颗粒。其厚度与角质层厚度一般成正比。

(4)角质层:为扁平、无核、嗜酸性染色的角质化细胞。角质层内有时呈网状,与切片有关。在掌跖皮肤角质层厚的部位,在HE染色切片中,角质层下有时可见一均匀一致的嗜酸性带,称为透明带或透明层。角朊细胞间依桥粒和细胞间粒与物质相互连接。基底细胞靠真皮侧的胞膜上只有半桥粒,在联结表皮、真皮上起着重要作用。

2. 树枝状细胞

(1)黑色素细胞:来源于外胚叶的神经嵴,具有合成黑色素的作用。其胞质透明,核较小深染。黑色素细胞位于基底细胞层。8~10个基底细胞间有一个黑色素细胞。

(2)朗格汉斯细胞:大多位于棘层中上层,胞质透明。细胞来源于骨髓,具有吞噬细胞功能,具有摄取、加工并递呈抗原作用。细胞表面具有HLA-DR抗原、IgG的Fc段受体及Ⅰa抗原等,是与免疫有关的一种细胞。在电镜检查核呈脑回状,有切迹。胞质内有一特征性的网球拍样颗粒,亦称朗格汉斯颗粒。

(3)未定型细胞:常位于表皮下层,其特点是没有黑色素体及朗格汉斯颗粒。此种细胞可能分化为朗格汉斯细胞,也可能是黑色素细胞前身。

(4)Merkel 细胞:在光滑皮肤的基底细胞层及有毛皮肤的毛盘,数量很少。目前认为 Merkel 细胞很可能是一个触觉感受器。

(二)真皮

真皮主要由结缔组织组成,包括胶原纤维、弹力纤维及基质。神经、血管、淋巴管、肌肉、毛囊、皮脂腺及大小汗腺均位于真皮结缔组织内。真皮厚度为表皮的 15 ~ 40 倍,有少数细胞成分,如成纤维细胞、肥大细胞、组织细胞及淋巴细胞。真皮主要分为两层,即乳头层及网状层,但也有将乳头层再分为真皮乳头及乳头下层。网状层也可以分为真皮中部与真皮下部。两者无明确界限。

1. 胶原纤维 在真皮结缔组织中,胶原纤维最为丰富。乳头层的胶原纤维纤细,排列紊乱。网状层的胶原纤维束粗厚,多与表皮平行走向。HE 染色呈深红色。

2. 网状纤维 是较幼稚的纤细胶原纤维。在 HE 染色时,此种纤维不易辨认,但其具有嗜银性,故可以用硝酸银浸染显示。网状纤维在真皮中数量很少,主要位于表皮下、毛细血管及皮肤附属器周围。

3. 弹力纤维 纤细,呈波浪状,缠绕于胶原束之间,在乳头层它犹如树枝状,伸向表皮方向,终止于基底膜。需用弹力纤维染色显示。

4. 基质 是一种无定形物质,由成纤维细胞所生,其主要成分为酸性黏多糖,特别是透明质酸及硫酸软骨素为多。其他成分有中性黏多糖、蛋白质及电解质等。HE 染色基质看不到。用阿申兰及胶样铁等可使其显色。

(三)皮下组织

皮下组织又称皮下脂肪层,由脂肪小叶及小叶间隔所组成。脂肪小叶中充满着脂肪细胞,细胞质中含有脂肪,核被挤至一边。小叶间隔将脂肪细胞分为小叶,间隔的纤维结缔组织与真皮相连续。除胶原束外,还有大的血管网、淋巴管和神经。

(四)皮肤附属器

皮肤附属器包括毛发、毛囊、皮脂腺、汗腺与指(趾)甲等。

1. 毛发与毛囊

(1)毛发:由角化的角朊细胞所构成,从内到外可分为 3 层,即髓质、皮质和毛小皮。全身皮肤除掌跖、指(趾)末节伸侧、唇红、龟头、包皮内侧及阴蒂外均有毛发。根据有无髓和有无黑色素,毛发可分为毳毛、软毛、硬毛。①毳毛:无毛髓和黑色素,胎生期末期即脱落。②软毛:有黑色素,但无髓,广泛地分布在皮肤各部。③硬毛:既含黑色素又有毛髓,只分布在头部、腋窝和阴部。

(2)毛囊:最上部为毛囊漏斗部;中间为毛囊峡部;自立毛肌附着点以下为毛囊下部。毛囊由内、外毛根鞘及结缔组织鞘所构成,前两者毛根鞘的细胞均起源于表皮,而结缔组织鞘则起源于真皮。所有毛囊的活动均呈周期性,即分为生长期(占头发85%)、退行期(仅占头发的1%)、休止期(占头发14%)。休止期时毛囊下部消失,被一波纹状纤维性结缔组织所代替。因此,毛囊下部随不同生长周期而变化,毛囊漏斗和毛囊嵴部则基本上无变化。

1)毛母质:由表皮细胞的团块构成,这些细胞形态多样。

2)毛乳头:相当于真皮乳头,含有丰富的毛细血管及神经的结缔组织。

2.皮脂腺　是一种全浆分泌腺,没有腺腔,整个细胞破裂即成为分泌物,皮脂腺与毛囊关系密切,皮脂腺导管大多数开口于毛囊漏斗部。少数皮脂腺与毛囊无关,直接开口于皮肤或黏膜的表面,如唇红缘的皮脂腺直接开口于黏膜表面——Fordyce 点。不论与毛囊有无关系,其结构基本相同,即为腺体及导管两部分。皮脂腺是全分泌腺,皮脂腺细胞自身脂肪脂化之后形成脂质而分泌,脂质成分中最多的是三酸甘油酯,该成分经过皮脂腺导管向表皮排泄过程中分解成为二脂酸甘油酯、单酸甘油酯。在游离脂肪酸中持有$C12 \sim C16$ 者发炎性最强,有 $C16 \sim C18$ 者形成粉刺的作用最明显。皮脂腺的发育及分泌活动主要受雄激素的影响,它并不直接受神经的支配。

3.小汗腺　除唇红缘、包皮内侧、龟头、小阴唇、阴蒂及甲床外,小汗腺遍布全身。小汗腺由盘曲的分泌腺、盘曲的真皮导管、垂直的真皮导管及螺旋形表皮内导管所组成。

腺体由腺细胞、肌上皮细胞和基底膜带组成,中央有腺腔。腺细胞有两种,即暗细胞和透明细胞。主要依据染色特点而分的。肌上皮细胞呈梭形,排列成一层,位于腺细胞与基底膜带之间。基底膜带位于肌上皮细胞外围,PAS 反应为阳性。

4.大汗腺　仅见于腋窝、乳晕、脐周、肛周和外阴部。

(1)腺体:由腺细胞、肌上皮细胞、基底膜带所构成。腺细胞形态不一,随其分泌活动而改变,大致有圆柱形、立方形和扁平形等,3 种细胞的高度随分泌不同阶段而不同,越活跃细胞越高。分泌时细胞质顶端脱落至管腔内,所以称为顶浆分泌或断头分泌。

(2)导管:与小汗腺相同。

5.甲　包括甲板、甲根及包绕它的组织。甲板由角化的细胞组成。甲根是指甲母即甲母质细胞所在的区域。甲半月的远端是甲床与甲母的分界线。甲板与甲床黏着十分牢固,在甲板的腹侧与甲床间有许多纵向的沟及嵴,使甲床与其下方真皮结缔组织与甲板牢固地黏着。

(五)皮肤的血管、神经与肌肉

1.血管系统　动脉和静脉分别在真皮和皮下组织境界处,乳头下层和乳头层之间形成两个血管网;从肌膜上形成血管网的动脉上行至真皮深层的血管网,再向上行至乳头下层血管网,从这里变成终末细动脉再上行至乳头层,形成毛细血管襻之后变成毛细血管网静脉段,下行至乳头下层的静脉网,再下行经过真皮深层的静脉性血管网到达下方的皮静脉。

2.淋巴系统　皮肤的淋巴管分别在乳头下层、真皮深层形成浅网和深网,淋巴管收集流动在表皮、真皮、皮下组织中所有细胞间、纤维间的淋巴液,并与所属淋巴结相联系。

3.神经系统　由知觉神经和自主神经组成,知觉神经在真皮深层和乳头下层分别形成神经丛,再上行进入乳头。

（1）知觉神经：游离神经末梢分布在真皮上层、乳头层和毛囊周围，管痛觉。终末小体有：①Merkel 细胞；②Meissner 小体（触觉、压觉）；③Vaterpa Clnl 小体（振动感）；④Krause 小体（冷觉）；⑤Raffini 小体（温觉）。

（2）自主神经：皮肤的自主神经为交感神经的节后纤维，与知觉神经成为一个神经束而分布于汗腺、立毛肌、血管等。立毛肌、血管受肾上腺素作用的神经支配，小汗腺受胆碱作用的神经支配。

4. 皮肤的肌肉　主要为平滑肌。

（1）立毛肌：始于真皮上层，斜行附着在毛囊的毛囊隆起部分，收缩时皮肤上起鸡皮疙瘩。

（2）肉样肌：阴囊、乳腺之平滑肌。

（3）颜面表情肌：属于真皮内的横纹肌。

5. 皮肤的生理功能

（1）屏障作用：人体正常皮肤有两方面的屏障作用。①保护机体内各种器官和组织免受外界环境中机械性刺激（如摩擦、牵拉、冲撞等）有一定的防护能力；物理性刺激，如对光吸收能力、对低电流有一定阻抗能力；角质层对化学性刺激有一定的防护能力；对生物损伤有防护作用。②防止组织内的各种营养物质、电解质和水分丧失。

（2）感觉作用

1）瘙痒：痒感是由于对痛点施加轻微持续性刺激时，经脊髓前侧索、视床传到大脑皮质而感到发痒；接受痒的纤维分布在表皮和真皮的境界处，痒点与纤维多的地方相一致。引起痒感的化学物质有组织胺、氨基酸、多肽、乙酰胆碱、蛋白分解酶等，机械的刺激也可使皮肤发痒。上述物质可以单独起作用，也可以是几种物质同时起作用。

2）触觉和压觉：由 Meissner 小体（无毛部）和 Merkel 细胞（有毛部）受理，由有髓神经纤维传导。

3）运动感觉：由 Pacini 小体受理，如变形、振动的感觉。

4）温觉和冷觉：温点和冷点点状存在于皮肤和黏膜，冷点多于温点，皮肤温度低于 20 ℃或高于 40 ℃时即发生冷觉或温觉感。

5）疼痛：主要有刺痛、烧灼痛、疼痛等。

（3）调节体温作用：皮肤是散发热量的一个重要组成部分，它主要通过以下 4 种方式达到调节体温的作用。①辐射：可以散发热量的 60%。②对流散热：散热多少和外界温度变化有关，外界温度升高时，对流散热增强。③蒸发散热：和皮肤上水分蒸发有关系。④传导散热：大约可以散发热量的 9%。

（4）吸收作用：皮肤有吸收外界物质的能力，称为经皮吸收。主要通过 3 个途径吸收外界物质，即角质层、毛囊皮脂腺和汗管口，皮肤吸收作用对维护身体健康是不可缺少的，并且是现代皮肤科外用药物治疗皮肤病的理论基础。

（5）分泌和排泄作用：包括皮脂分泌、小汗腺发汗和大汗腺发汗。小汗腺发汗又分为感觉性发汗和非感觉性发汗，前者是由于温热、精神刺激引起的发汗，后者是意识不到的水分蒸发，一天 600 ~ 700 mL。大汗腺受肾上腺素能及胆碱神经支配，情绪激动时分泌含有多量的蛋白和脂质的乳白色、黏稠的分泌物。

（6）黑色素的生成和代谢作用：黑色素是由黑色素细胞产生的，成熟的黑色素细胞主要分布于表皮的基层内。全身皮肤内约有400万个黑色素细胞，黑色素细胞属于表皮树枝状细胞体系，其胞质内有黑色素小体，它是形成黑色素的主要地方。黑色素可以分为3种：①优黑色素是丙氨酸及酪氨酸氧化作用后的产物，主要分布于动物皮肤处；②脱黑色素是一种光感性色素；③异黑色素是邻苯二酚被氧化作用后的产物。

黑色素代谢受交感神经和内分泌的影响，如下丘脑产生一种促黑色素细胞激素抑制因子，有拮抗促黑色素细胞激素的作用，使黑色素减少。脑垂体中叶分泌促黑色素细胞激素，可以使黑色素增多。其他性腺、甲状腺可使黑色素增多，肾上腺可以使黑色素减少。

（7）上皮角化作用：角化是表皮细胞的重要功能之一。角质细胞是由基底细胞逐渐移行到角质层时形成的由圆锥形细胞演变成扁平形细胞，没有细胞核，这个演变所需的时间为生长周期（需3~4周），各层细胞转换时间是不同的，故又称为表皮换新率。角质细胞的胞质呈网眼状，其中含有大量的角蛋白。角蛋白可以分为2种。①硬角蛋白：主要存在于毛发、指（趾）甲处。②软角蛋白：主要存在于皮肤角质层内。用X射线衍射仪检查，根据角蛋白的空间结构形式，可分为α角蛋白及β角蛋白。

影响角化的因素有环磷腺苷、环鸟腺苷、前列腺素、表皮生长因子、表皮抑素、维生素A等，都可以影响角朊细胞的增殖与分化。

二、皮肤衰老的机制

衰老是生物界基本的自然规律之一。皮肤是人体最大的器官，也是我们身体接触外环境的第一道防御屏障。皮肤衰老是人体衰老表现最为直观明显的部分，它是一系列氧化问题导致皮肤功能和结构破坏的老化现象，在机体整体衰老过程中具有特殊的意义。皮肤衰老的主要表现为皱纹增多、加深，色斑形成并逐渐加重，质地粗糙甚至皲裂，萎缩干瘪，弹性降低，松弛下垂等，同时还包括对外界刺激的反应性降低，血流量减少以及皮肤光泽感变差等现象。在组织学上，皮肤衰老的特点为表皮过度损伤，角质形成细胞出现不典型增生及炎症细胞侵入，真-表皮结合处变平，真皮萎缩，胶原纤维排列紊乱并发生变性，成纤维细胞数量少，附属腺不规则增生等。

关于皮肤衰老机制的研究尚未达成共识。根据不同的影响因素，通常将皮肤衰老归结为两大方面原因：随着年龄增长的内源性老化和外部因素累积的外源性老化。

1. **内源性因素** 内源性因素包括皮肤含水量减少，汗液和皮脂分泌的改变，以及与衰老相关的血管改变等方面。内源性衰老是机体在遗传因素、皮肤附属器官功能退化、新陈代谢降低以及内分泌功能紊乱等基础上所引起的一种自然老化现象。

（1）皮肤含水量减少：角质层为表皮最外层，其中包含多种天然保湿因子（NMF），发挥着重要作用。一方面可以保护皮下组织以防感染发生；另一方面可降低水分蒸发，保存水分，有效维持皮肤弹性及光滑度等生理功能，从而维护皮肤的正常状态，延缓皮肤老化的进一步发展。随着年龄的增长、遗传因素的改变、角质层内结合水含量和NMF的减少,皮肤储水功能逐渐减弱,是皮肤生理老化的主要原因之一。

(2)汗液和皮脂分泌的改变:汗腺和皮脂腺是非常重要的皮肤附属器官。正常情况下,汗液的排泄和皮脂的分泌可在皮肤表面形成一层天然的保护膜,保留皮肤水分,减少水分蒸发,从而维持皮肤的润滑以及柔韧性,有效抵御外界伤害,是预防和延缓衰老的关键因素之一。皮肤脂质的另一重要来源是角质形成细胞,其分泌的脂质包括脂肪酸、胆固醇及神经酰胺(Cer)等,脂质可在一定程度可以减少皮肤水分蒸发,通过维持角质层的含水量来延缓皮肤衰老。

(3)与衰老相关的血管改变:血管功能退化是导致皮肤对外界刺激反应性降低的内在表现。血管老化带来的一系列影响越来越受到研究者们的关注,它不仅是皮肤衰老的重要标志之一,也是衰老研究的关键点之一。血管老化使皮肤微血管数量减少,血管的分布、结构改变以及功能减退导致皮肤供血不足,营养成分供给减弱,最终引发干燥、暗黄、色斑、萎缩等皮肤衰老现象。由此可见,尽可能延缓血管老化进程、维持血管功能将成为皮肤年轻化治疗中不可忽视的切入点。

如果能使用有效的手段促进毛细血管再生,恢复其微循环功能,增加局部组织血供,则局部皮肤的衰老进程会被有效延缓,皮肤衰老征象也会得到很好的改善。随着生物医学与再生医学的不断发展,许多具有再生能力的材料及技术方法正被应用于临床。生物活性因子治疗、细胞(干细胞、免疫细胞等)治疗及基因治疗为现代医学插上了腾飞的翅膀,实现一定程度的"返老还童"已经成为可能。浓缩血小板即是生物医学与再生医学的重要组成部分之一,其促进细胞增殖、分化,诱导血管再生及微循环重建效应,既有实验依据亦有临床资料证实,在实现皮肤年轻化中的应用正在得到广泛关注与认可。

2. 外源性因素　外源性因素主要指环境因素,如紫外线、电离辐射、烟草以及有害物质等,其所导致的衰老结局被称为外源性衰老,其中皮肤光老化最为常见。

(1)光老化:皮肤光老化又称外源性老化,是在自然衰老的基础上与紫外线辐射(UVR)直接相关的一种应激老化现象。日光对人体是不可缺少的,它不仅使人得到温暖、为人提供热量、保证生物体内一切代谢过程得以进行,而且可将表皮内皮脂腺所分泌的大量 7-脱氢胆固醇转变为具有代谢活性的维生素 D_3。日光对人特别是对人体皮肤会产生一些有害作用,包括通常所指的光敏性皮肤病和某些在其发生发展过程中,日光为其促发或加重因素的皮肤病,从产生皮肤美容问题,直到使皮肤过早老化甚至癌变,这些有害影响是日光中紫外线所致的。机体在代谢过程中连续不断地产生自由基。紫外线引起的光氧化反应也是产生自由基的一个主要方式。

(2)环境学说等其他相关因素:除紫外线引发的光老化现象之外,环境中的其他因素同样影响着整个衰老过程,包括环境废气(汽车尾气、烟囱废气、烹饪油烟等)、烟草及重金属等。这些因素可诱导机体氧化应激反应,导致大量活性氧(ROS)产生,引发皮肤衰老。一项跟踪研究表明,吸烟可以影响面部的中下 1/3,导致皱纹加重和色素异常。该项研究比较了不吸烟与吸烟史 5 年以上的双胞胎,发现他们面部衰老表现存在明显差异,推测吸烟诱导衰老发生可能与皮肤中 MMP-1 和 MMP-3 mRNA 表达增加相关。此外,气候变化也是诱导皮肤衰老的因素之一,如大风天气、过度的湿热等。

三、美容治疗原理

皮肤衰老机制复杂(表4-1),皮肤屏障功能受损及由此带来的皮肤衰老和损伤几乎涵盖了皮肤衰老机制的全部,包括物理屏障、化学屏障、色素屏障、免疫屏障、神经屏障和感觉屏障等。目前有许多皮肤年轻化治疗方法,如真皮填充剂和肉毒毒素注射、激光治疗和化学剥脱术等,其效果各有所长,也存在各自的不良反应。为了进一步提高临床疗效,人们开始寻求再生医学方法来改善、阻止或逆转皮肤老化的临床症状。以 PRP、PRF 和 CGF 为代表的浓缩血小板制品在这一方面脱颖而出,临床上取得了积极的效果。它可以有效修复上述屏障,刺激胶原蛋白合成,使表皮、真皮增厚,肤色改善,皱纹减少或变浅,改善及重建局部微循环,受到了临床及科研工作者的广泛关注。

表4-1　PRP 对皮肤屏障的作用机制

皮肤屏障类型	PRP 可能的作用机制
物理屏障	①促进皮肤成纤维细胞增殖,促进胶原合成 ②增加 MMP-1、MMP-2、MMP-3 表达,降解老化损伤的 ECM ③促进透明质酸合成 ④增加 G_1 细胞周期调控因子调节细胞代谢,加速组织更新 ⑤加强和提升面部支持韧带,减缓骨吸收,改善面部松垂及脂肪室移位
化学屏障	①加强表皮或角质层的致密性:介导吞噬细胞对多种致病菌的内化;释放趋化因子,促进炎症细胞聚集 ②抑菌抗炎活性:释放抗菌肽,直接参与抑菌过程;PRP 中的白细胞参与炎症反应的调节
色素屏障	①通过黑色素细胞、角质形成细胞及成纤维细胞来调节色素沉着 ②通过 bFGF 及 HGF 信号通路调节酪氨酸激酶活性受体 ③补充 SOD、CAT、GSH-Px 等抗氧化酶,清除体内自由基及异常色素沉积
免疫屏障	通过产生炎症细胞因子和释放趋化因子以及表达趋化因子受体,参与调控炎症免疫反应
神经屏障及感觉屏障	促进血管新生,为神经提供营养,同时释放抗衰老成分逆转或修复皮肤的神经及感觉屏障

四、富血小板血浆对皮肤屏障的保护作用

1. 物理屏障

(1)促进皮肤成纤维细胞增殖,促进胶原合成:真皮成纤维细胞是皮肤重要的细胞组

成之一,与创面修复、再生密切相关,参与创面收缩、胶原沉积及创面重塑。其生物学功能异常,如细胞增殖、分化和凋亡的改变,将进一步引起衰老。激活真皮成纤维细胞对于老化皮肤的再生至关重要。离体细胞实验观察到,在适宜的PRP浓度培养下,人角质形成细胞和成纤维细胞增殖能力增强,而PRP分泌的外泌体可以更大程度地提高成纤维细胞的增殖和迁移率;同时,肝细胞生长因子(HGF)、VEGF、单核细胞趋化蛋白-1(MCP-1)、中性粒细胞激活蛋白-78(ENA-78)、粒细胞-巨噬细胞集落刺激因子(GM-CSF)分泌量增多,Ⅰ型前胶原肽的产生和Ⅰ型胶原的表达增加。在PRP治疗光老化动物模型及人面部老化皮肤前后对比中均发现,皮肤胶原纤维排列较治疗前紧密,弹性纤维总面积增加,成熟胶原纤维明显增多,Ⅰ型和Ⅲ型胶原蛋白合成明显增多。研究证实在受损伤部位的成纤维细胞和角质细胞内有PDGF mRNA的表达。PDGF能增加损伤部位成纤维细胞向肌纤维细胞转化,促进损伤组织胶原蛋白的合成和上皮形成,促进组织的生长修复。PRP中的PDGF是强大的促分裂原,通过与成纤维细胞、内皮细胞和巨噬细胞上的α受体结合,激活衰老受损局部细胞的有丝分裂,使细胞再生增多。它还可以促进内皮细胞的增殖和迁移,从而发挥血管生成作用和促TGF-β的产生。TGF-β可以促进未分化间充质细胞的增殖,既可直接作用于成纤维细胞合成细胞外基质(ECM),也可刺激成纤维细胞合成大量的胶原基质,调节胶原蛋白合成,尤其是启动Ⅰ型和Ⅲ型胶原蛋白的合成并分泌胶原酶。同时TGF-β又可以有效抑制基质金属蛋白酶(MMP)家族的MMP-1、MMP-3和MMP-9对胶原的分解。此外,PDGF还能刺激胰IGF中IGF-1的产生。IGF-1可以增加角质形成细胞的活力,促进角质的形成,而角质层正是表皮结构中主要发挥屏障作用的部分。所以,PRP通过促进角质形成细胞、成纤维细胞增殖和胶原蛋白的产生,增加皮肤弹性,修复皮肤屏障。

(2)增加MMP-1、MMP-2、MMP-3表达,降解老化损伤的细胞外基质:PRP含有多种高浓度生长因子和细胞黏附分子,植入衰老受损的皮肤组织后,可诱导MMP-1和MMP-2在人皮肤成纤维细胞中的表达增加,促进光损伤细胞外基质成分(包括衰老有害的胶原碎片和皮肤结缔组织)的去除,并通过多种分子机制诱导真皮成纤维细胞合成新的胶原蛋白,进而增强皮肤弹性。

(3)促进透明质酸合成:PRP刺激透明质酸合成可能是改善皮肤老化的另一个重要原因。透明质酸通过结合和保持水分子来影响皮肤的保湿功能,水分子会引起皮肤肿胀从而使皮肤充盈。因此,透明质酸含量的提高会改善皮肤外观。

(4)增加G_1细胞周期调控因子调节细胞代谢,加速组织更新:PRP中的FGF能促进中胚层细胞的有丝分裂,促进细胞运动,使细胞从G_0期向G_1期转化、增殖;同时产生大量的胶原和成纤维细胞,重构细胞外基质,促进再上皮化及血管新生,加速组织更新。

(5)加强和提升面部支持韧带,减缓骨吸收,改善面部松垂及脂肪室移位:面部支持韧带是浅表肌腱膜系统(SMAS)和真皮、深筋膜及骨膜的锚定点,支持和固定面部皮肤和软组织,维持面部正常的解剖位置。支持韧带的功能与血管形成密切相关。衰老会导致支持韧带松弛、功能减弱。PRP可以提供刺激新生血管形成的成分,比如VEGF、HGF、

TGF-β₁、bFGF、PDGF、EGF 及 IL-8 等,它们可以为受损组织的再生增加血供和营养物质,尤其是血供有限和细胞更新较缓慢的软骨、肌腱、韧带等组织。还可以促进脂肪干细胞增殖和体外脂肪干细胞的神经分化、成脂分化、成骨分化;促进血管内皮细胞增殖和成熟以及体外毛细血管的形成,诱导内皮细胞表达成骨生长因子并促进成骨功能。有动物实验表明,每月在鼠骨髓中注射 PRP 可以增加胃,生成并抵抗细胞衰老。研究还发现 PRP 中的外体对骨间充质干细胞的增殖、迁移和成骨分化存在潜在的有益作用。

2. 化学屏障 皮肤化学屏障由脂类、抗菌肽和纤维蛋白降解产物组成。衰老导致皮肤各腺体(包括皮脂腺和汗腺)分泌能力下降、腺体数量减少,使角质层的通透性增大,水分流失,同时丝聚合蛋白(FLG)水解形成的天然保湿因子产量也减少。此外,正常皮肤表面覆盖着一层毛囊皮脂腺分泌产生的脂膜,这种渗透屏障还可以防止潜在的有毒物质进入体内环境,一些角质层脂质也可作为酶促反应产生强效抗菌剂的底物。PRP 可能通过加强表皮或角质层的致密性来发挥其保护作用。有研究显示在初生乳鼠皮肤发育过程中,PRP 能显著促进表皮组织中角蛋白、甲蛋白、内披蛋白的增多与沉积。PRP 还含有大量的细胞黏合蛋白,如纤维素、纤连蛋白和玻连蛋白,将血小板释放的生长因子聚集在局部发挥作用,还能作为新生细胞和组织的支架促进衰老皮肤的修复,同时增加细胞周期蛋白 A 的表达,共同收紧皮肤。

此外,正常皮肤有大量多样的微生物群落定殖,其在角质形成细胞的细胞周期和皮肤免疫网络中起着至关重要的作用。当皮肤微生物群的平衡被打破,皮肤屏障被破坏,可能导致痤疮、皮炎、湿疹等多种皮肤炎性或免疫性疾病的发生。已有研究报道了 PRP 在某些皮肤病的治疗中取得了较好效果,其抑菌抗炎活性的机制可能为:①介导吞噬细胞对多种致病菌的内化;②释放趋化因子,促进炎症细胞聚集;③释放抗菌肽,直接参与抑菌过程,血小板源性的抗菌肽对金黄色葡萄球菌、大肠埃希菌、白念珠菌、枯草杆菌、乳酸球菌、新生隐球菌等具有较强的杀灭作用;④PRP 中的白细胞参与调节炎症反应。

3. 免疫屏障 皮肤被认为是人体最大的免疫-内分泌器官。皮肤响应外部和内部环境变化发出的信号,以在局部和全身水平上产生快速(神经)反应或缓慢(体液或免疫)反应,恢复或维持与不良环境有关的局部和全局稳态。PRP 可能参与了皮肤屏障的免疫调控。PRP 可以通过产生细胞因子和释放趋化因子直接参与调控炎症反应。在生长因子的趋化作用下,大量炎症细胞、成纤维细胞和未分化的细胞被吸引到治疗区域,炎症细胞清除变性的组织并释放炎症介质,介导炎症反应,控制感染和缓解疼痛。同时血小板还表达趋化因子受体,调节与愈合过程相关的炎症、免疫反应。

4. 神经屏障和感觉屏障 衰老作为一种机体结构与功能退行性变的非可逆性现象,神经-免疫-内分泌调控网络影响其转归。皮肤是机体最大的器官,同样受到神经-免疫-内分泌系统的调控,包括调节及协调产生的神经肽 Y(NPY)、神经激素和神经递质等,主要表现在:①皮肤分布着多种感觉神经纤维,神经源性因子被认为参与了光老化的发生发展;②随着年龄增长,皮肤内分泌微环境的改变导致激素分泌异常,影响皮肤胶原含量、皮肤厚度及湿润度,导致皮肤功能和屏障紊乱;③皮肤免疫组织功能老化进一步导致皮肤免疫力下降,最终引发炎症感染及皮肤衰老。由此可见,皮肤局部的神经-免疫-内分泌网络的正常状态对皮肤屏障维持和抑制老化至关重要。随着年龄的增长,皮肤表皮层和真皮层变薄,并且由于性激素的减少以及神经末梢数量减少而导致皮肤敏感性减弱。除了为皮肤补充生长因子、促进血管新生及为神经提供营养外,以 PRP 为代表的浓缩血小板制品还可能通过释放多种抗衰老成分来逆转或修复皮肤的神经及感觉屏障。

皮肤衰老涉及多个学说和分子机制的协同作用,如何更好地延缓皮肤衰老,需要联合不同研究机制的关键因素,结合内源性与外源性衰老的特点,从调节免疫功能、提高抗氧化能力、调控衰老相关基因、促进胶原合成以及改进临床治疗技术等多重角度出发。目前关于 PRP 在美容方面的治疗机制已经不再仅关注 PRP 中生长因子的作用,我们越来越认识到其他生物活性成分所发挥的作用。PRP 不仅是一个生物支架和生长因子的储存库,还是一个可用于组织再生和修复的触发器。PRP 可能通过参与皮肤免疫及神经内分泌调控来修复皮肤屏障功能,通过对细胞周期的影响来改变细胞和组织的活性,调节色素代谢,改善肤质,提亮肤色,恢复皮肤弹性,平衡皮脂分泌,从而实现皮肤的年轻化状态。未来,浓缩血小板制品还有巨大的潜能有待开发,其美容治疗原理还需要进一步深入探讨。

5. 色素屏障 为了防止日光辐射导致光老化,皮肤利用一种特殊而复杂的色素沉着机制来抵御伤害。皮肤色素沉着保护细胞免受环境中紫外线辐射的有害影响,并修复 DNA 损伤。黑色素可减少皮肤对紫外线的吸收,同时清除紫外线暴露期间产生的活性氧,但皮肤中黑色素的异常大量产生和累积可能会导致色素沉着障碍。近年来,PRP 开始参与治疗眶周色素沉着、黄褐斑及联合维生素 D 治疗白癜风等色素异常性疾病,取得了较好的临床效果,可能是 PRP 参与调节了皮肤的色素代谢过程。

从皮肤色素沉着涉及的几种关键细胞来看,PRP 可能通过影响与黑色素产生密切相关的黑色素细胞、角质形成细胞以及真皮中的成纤维细胞来调节色素沉着。皮肤色素沉着主要是由于角质形成细胞中黑色素颗粒的积聚。黑色素的合成(黑色素生成)始于黑色素细胞中黑色素小体的形成,黑色素小体成熟后转移到角质形成细胞中,并在核上区域运输和重组,形成微伞样的黑色素帽,保护角质形成细胞核免受紫外线的损伤。而调节黑色素生成过程的旁分泌信号由黑色素细胞邻近的表皮角质形成细胞和真皮成纤维细胞传递。这些细胞类型之间的密切关系在调节皮肤色素沉着过程中非常重要,PRP 可能是在这 3 种细胞调节黑色素形成过程中参与了调控,使异常的色素沉着过程趋于恢复。

从信号通路来看,人类皮肤中黑色素生成是一个受到严格调控的过程,PRP 可能通过调节 bFGF 及 HGF 信号通路发挥作用。当这两个信号通路发生异常,PRP 可能通过分泌相关的生长因子干预、影响黑色素形成。也有体外研究观察到 TGF-β、EGF 对黑色素形成发挥了重要影响,这也可能是 PRP 发挥作用的方面。已有研究证实 PRP 中存在超氧化物歧化酶、过氧化氢酶和谷胱甘肽过氧化物酶,它们都是人体内源性抗氧化酶,可清除体内自由基及黑色素沉积,这也可能是 PRP 改善色素沉着外观的原因。

第二节　面部皮肤抗衰老

一、皱纹的填充注射

在皮肤的衰老过程中,皮肤发生一系列的物理和化学变化,这种变化不只是包括表皮层,也包括真皮层。表皮的变化,是其厚度的改变,变薄是其最明显的表现,角质层作为人体表皮最外层的物质,发挥着对皮肤周围的外界环境的屏障功能,然而它的特点也是没有血管神经的分布,到处都是死亡的角化细胞。在衰老的过程中,真皮层也在发生着变化,成纤维细胞为真皮层的主体细胞,数量上的下降,也成为产生衰老的原因,其中皱纹的产生与其有着密不可分的关系,皮肤弹性的下降,松弛老化的皮肤,都源于表皮层和真皮层的神经血管数量上的减少,皮肤周围循环系统能力的降低,皮肤各腺体包括脂腺和汗腺在内的变化,不但包括能力的下降,还包括数量的减少,都会造成皮肤的衰老、粗糙、干燥等。皮肤内的成纤维细胞是皮肤真皮中的主体细胞成分,它与自身分泌的弹性纤维一起构成真皮层的主要组成部分,胶原纤维与基质成分发挥着重要的作用,据文献所述,成纤维细胞在决定皮肤皱纹出现上,起到了非常重要的作用,除此之外,还包括真皮层的生物理化特性的改变,也是重要原因之一。皮肤胶原蛋白及透明质酸由真皮层内的成纤维细胞合成。

皱纹分成动力性、重力性、混合性和体位性皱纹。动力性皱纹是在面部上表情肌长期收缩的结果出来的,根据皱纹位置可分为裙襬皱纹、耳前皱纹、额部皱纹、眉间皱纹、口角皱纹、鼻背横皱纹、鱼尾皱纹、唇皱纹、颊部皱纹、颈横皱纹等。

随着现代社会的生存压力增加,环境恶化等内在、外在原因,皮肤衰老越来越明显,越来越引起人们的重视。人们常通过内服、外用等干预措施来延缓皮肤衰老,抗氧化剂、微量营养元素、丁基羟基甲苯(BHT)、中药汤剂等为常用口服药品或产品,物理防晒防护、护肤保湿剂、维 A 酸、激光手术疗法、肉毒素注射疗法等是常用的外用手段。同时,面部除皱技术也是美容术中的重要环节,常见的方法有手术除皱、物理磨削、化学剥脱等。美容医学的不断发展,PRP 在医疗美容中得到了广泛应用。PRP 中含有的大量生长因子,是有效改善面部肤质和面部除皱的关键。如彩图9,经 3 次治疗后川字纹消失。人的血小板衍生生长因子(PDGF)一般储藏在血小板 α 颗粒中,伴随血小板在创伤后激活凝集时释放入血。PDGF 能促进多细胞增殖,对常见的炎症细胞和血管内皮细胞有趋化凝集作用,通过改变细胞活动的周期,促进细胞由静止进入增殖期,修复局部毛细血管。然而,在目前仍缺乏相关研究报道中 PRP 对于老化的人皮肤成纤维细胞合成胶原与透明质酸的促进作用。促进胶原和其他基质成分合成及血管生成增多,改善皮肤质地,使皮肤得以再生。

1.**应用于年轻化及填充的理论基础**　皮肤的外在老化是环境因素造成的结果,如紫外线辐射导致表皮变薄、角质形成细胞异型性、胶原蛋白降解和皮肤弹性降低。皮肤衰老的组织学特征是真皮-表皮交界处变平、真皮萎缩和成纤维细胞减少。这些变化在临床上表现为皮肤干燥、萎缩、变色、产生皱纹和弹性下降。逆转这种损伤的生物刺激疗法可能潜在地获得更自然的效果，疗效维持时间更长，预防之后的损伤，提高安全性以及作为其他治疗方式的补充。许多美容治疗手段旨在通过刺激伤口愈合来修复这种损伤，从而改善老化的皮肤。这通常是通过植入异物(如真皮填充剂)或通过可调控的方式对皮肤造成微损伤(如化学剥脱、激光、光设备、微针、皮下切除、射频和超声波治疗)来实现的。植入异物和故意伤害皮肤并非没有风险和限制。异物植入可能导致很多并发症，包括感染、免疫反应、移植部位不当、移植物移位、生成结节、肿胀和血管阻塞。使用化学物质、激光、微针、皮下分离、射频和(或)超声波对皮肤造成过度伤害同样具有风险，因此这些治疗被限制使用以规避这样的并发症。理想的美容治疗能刺激伤口愈合，启动修复机制，而没有治疗本身相关的风险。利用自体 PRP 进行生物刺激有可能通过释放可以修复损伤的生长因子，从而在分子水平上逆转衰老皮肤中的损伤，同时不存在其他治疗方式的相关风险。在没有造成严重损伤的情况下，通过使用自体血液制品不会引发与异物相关的风险，并且可以触发伤口愈合反应。此外，PRP 可用于增强和提高其他治疗的效果回。在过去的 10 年中，PRP 已被单独使用或与其他皮肤年轻化治疗方法相结合使用。

在正常伤口愈合过程中，血小板脱颗粒释放 α 颗粒，其中含有刺激伤口愈合所需的关键生长因子。这些生长因子包括血小板衍生生长因子、转化生长因子、血管内皮生长因子、表皮生长因子和胰岛素样生长因子。生长因子对单核细胞、成纤维细胞、干细胞、内皮细胞和成骨细胞具有趋化作用，可以促进成纤维细胞、平滑肌细胞、成骨细胞、内皮细胞和角质形成细胞的有丝分裂作用。这些生长因子的受体存在于成人的间充质干细胞、成纤维细胞、成骨细胞、内皮细胞，以及表皮细胞上。它们能提高胶原蛋白和纤连蛋白的产生，增加血管通透性，促进血管生成。PRP 是一种自体血浆溶液，其血小板含量是正常人血浆中血小板浓度基线的 2~10 倍。这种超生理浓度的生长因子可用于加速组织重塑和再生。PRP 还含有纤维蛋白、纤连蛋白和玻连蛋白，它们在细胞迁移、附着、增殖、分化和细胞外基质累积中也起着重要作用。PRP 利用血小板在细胞水平上的刺激，促进愈合过程。在本质上，为了使衰老的皮肤恢复年轻，这种生长因子级联刺激成纤维细胞，增加胶原和其他基质成分的合成，应用于损伤的修复和抑制细胞外基质的降解。PRP 的这些特性使其成为年轻化和填充的一种有效的治疗方式。美国食品药品监督管理局(The Food and Drug Administration, FDA)已经批准了在商业上可用的 PRP 制备系统，可以与同种异体骨或自体骨在植入前相结合使用，同时可以选择应用于系统治疗后仍不愈合的糖尿病溃疡。PRP 注射应用于皮肤年轻化等适应证目前仍不在 FDA 的准许标签中。

2. **应用于皮肤年轻化和除皱治疗** 动物和人体模型都被用来研究 PRP 对皮肤的再生作用。研究包括许多疗效测量方法，包括组织学评估、患者满意度评分、皱纹评分和各种其他参数。大多数临床研究都是小规模的，缺乏对照组，并且使用不一致的治疗方案和结果测量方法，所有的这些因素导致了直接比较很困难。Cho 等用小鼠模型证明了 PRP 对光老化皮肤的影响。在此研究中，30 只小鼠被 UVB 照射 8 周，分为 3 个治疗组。

治疗组接受 PRP 注射,一组接受生理盐水注射,一组不注射。在经过最终治疗后的第 4 周,皱纹分析显示,PRP 组相对于另外两组皱纹显著减少。活检标本显示真皮厚度显著增加,体外实验显示,PRP 组成纤维细胞增殖和胶原蛋白生成增加。注射 PRP 后人类皮肤的组织学变化证实了动物模型中的发现。Abuaf 等评估了 20 例接受了右侧 PRP 注射和左侧生理盐水注射的患者治疗前后耳下皮肤的组织学变化。他们发现,生理盐水侧的胶原密度增加了 46%,而 PRP 侧的胶原密度增加了 89%。这项研究表明 PRP 可能增加皮肤的胶原水平,这不仅受生长因子的影响,还受注射造成的微损伤的影响。Charles-de-Sa 等检查了 13 例在乳突区接受 PRP 注射治疗的患者在 3 个月后的组织学变化。组织活检证实了真皮网状层增厚以及弹性纤维和胶原沉积增加的组织学变化。Cameli 等报道了 12 例接受了 3 个月 PRP 治疗的患者在皮肤质地、皮肤总体弹性、皮肤光滑度、皮肤屏障功能和电容方面在统计学意义上的显著改善。受试者接受了前额、鱼尾纹、脸颊和鼻唇沟的皮内注射,在最后一次治疗的 1 个月后接受了评估。这些治疗方法耐受性好,并且没有并发症。

Yuksel 等评估了 10 例在鱼尾纹处注射 PRP 以及在前额、颧骨和下颌区域进行"皮肤微针滚轮"治疗后注射 PRP 的患者。进行 3 次每隔两周的治疗后,这些患者在最后一次治疗后的 3 周后接受评估。他们在皮肤紧致度、松垂度、总体外观和皱纹方面显示出统计学意义上的显著改善,并且没有明显并发症的报道。

Elnehrawy 等对 20 例接受了 PRP 治疗面部皱纹(包括鼻唇沟、鱼尾纹和前额横纹)的患者在单次注射 PRP 8 周后进行了随访。他们报道受试者皱纹得到了显著的改善,并且没有任何不良反应。有趣的是,鼻唇沟较其他治疗区有明显改善 Redalelli 等对 23 例在面部和颈部接受了 3 个月 PRP 治疗的患者进行了随访。治疗开始前和最后一次注射的 4 周后,对其进行了皮肤镜检查、数字分析、图像分析、患者满意度评分和医师满意度评分。他们报道了在鼻唇沟、水平颈纹、眼周细纹、皮肤小皱纹、皮肤复位试验、皮肤均匀性及质地及皮肤张力在统计学意义上的显著改善。所有受试者均未出现严重或持续的不良反应,最常见的不良反应是瘀伤、轻度红斑和注射后持续几分钟的灼烧感。这种灼烧感很可能是由于 PRP 中激活剂氯化钙所导致的。

Mikhael 和 ElEsawy 进行了一项为期 6 个月的研究,在这项研究中,20 例患者接受了 3 个月的 PRP 注射。他们发现,与治疗前相比,在最后一次治疗的 1 个月后,临床照片、患者满意度问卷和医师印象评分都有所改善。该手术同样也很安全,而且耐受性良好,仅在注射部位有短暂、轻微的不良反应。

Gawdat 等采用更严谨的研究设计对 20 例患者进行了一项对比试验,随机分为两组,一组在脸上进行 PRP 注射,另一组在同部位进行含有"成品生长因子"配方的中胚层疗法。这些患者接受了 6 次每两周 1 次的治疗,加上之后 6 个月的随访。结果显示,两种方法都显著改善了皮肤饱满度、整体活力,增加了表皮和真皮厚度。然而,研究人员发现,与对照组相比,PRP 治疗后的患者满意度更高,改善持续的时间更长。这项试验值得注意,因为它是少数具有较长随访期的对照研究试验,并且它包括了定性的临床结果测量以及组织学检查。尽管如此,样本量还是很小,很难进行全面的大规模推广。Kamakura等发表了一项样本量更大的前瞻性研究,其中包括 2005 例患者,他们在除皱过程中注射了混有成纤维细胞生长因子的 PRP,注射于鼻唇沟、木偶纹、泪沟、中颊沟、前额、部、眉间、口周、颈部和手背部。患者接受了 1 次治疗,并在接下来的 6 个月内进行了不同时间点的随访。治疗后皱纹明显改善的平均时间为 65.4 d。医师和患者都表现出很高的满意度,唯一显著的并发症是矫正过度,随着临床治疗医师对剂量滴定和注射技术的熟悉,矫正过度的发生率逐渐下降。作者没有将这一联合治疗方案与单一 PRP 治疗相比较,但提到在他们以往经验中,单一 PRP 治疗不足以进行更深层次的皱纹矫正。

富含血小板纤维蛋白基质(platelet-rich fibrin matrix,PRFM)是另一种自体产品,最常用于口腔颌面外科和整形外科,以减少血肿的形成。制备包括将 PRP 与凝血酶混合形成止血凝胶,可以持续释放生长因子。Sclafani 等发表了几篇将 PRFM 应用于面部除皱治疗的研究。然而,根据方法学描述,该溶液似乎更类似于已经激活并且允许部分聚合的PRP,而不是真正的 PRFM,PRFM 很黏稠,而且不容易通过注射器注射(报道中使用 30G 的针)。Sclafani 对 15 例患者鼻唇沟进行皮内注射 PRFM。他发现在第 2、6 周时皱纹有显著的改善差异有统计学意义,在治疗后的 12 周达到最大的改善,并且无重大不良事件或并发症的报道。

Sclafani 和 McCormick 发表了一份报道,4 例患者在接受上臂皮肤注射 PRFM 治疗前以及治疗后 10 周内进行了组织活检。组织学评估显示,早在治疗后 7 d 就有活化的成纤维细胞和新的胶原蛋白沉积,这些成纤维细胞活化和新的胶原蛋白沉积的改变持续了 10 周。在19 d 内观察到新血管的生成、脂肪细胞在皮内的聚集以及皮下脂肪细胞的激活。这些发现在研究期间变得更加明显,只有到研究结束时成纤维细胞反应变得不那么显著。

面部年轻化治疗操作流程如下。

(1)面部美容治疗不适宜人群:①血小板功能障碍综合征;②急性和慢性感染;③正在接受抗凝治疗的患者;④败血症;⑤血流动力不稳定;⑥严重代谢和全身疾病、慢性肝病、纤维蛋白合成障碍。⑦恶性肿瘤皮肤疾病(系统性红斑狼疮、卟啉症、过敏)。

(2)治疗前处理:①注射前停用抗凝药物 1 周;②注射前 3 d 应做 1 次面部深层护理,不要化妆;③尽量避开 3 期(月经期、孕期、哺乳期)。

(3)操作流程

1)面部清洁:治疗前洗脸,如果经常化妆女性,提前 3 d 做一次面部深部清洗。

2)面部麻醉:①局部涂抹利多卡因乳膏;②局部神经阻滞、眶上神经、眶下神经、颏神经;③右美托咪定静脉应用。一般治疗应用利多卡因乳膏涂抹进行表面麻醉,覆盖保鲜膜,30~60 min 后清洗皮肤。

3)碘伏消毒、生理盐水清洗干净,纱布上不能有任何碘伏颜色。

4)抽血、制备 PRP,要求 PRP 无红细胞、无白细胞,浓度在 2~4 倍。制备 PRP 后按部位注射。

5)PPP 外用、贴面膜、面部冷敷(其他剩余 PPP 每日面部涂抹)。

6)治疗后用面部用生理盐水清洗。

7)3~4周治疗1次,一个疗程治疗4次。

(4)术后处理:①术后应用冷敷10~15 min,注意避免冻伤;②术后可用治疗者的PPP制成面膜美容;③术后一定注意防晒和保湿治疗,术后3 d可应用防晒霜。④如深部皱纹治疗效果欠佳,可联合其他方法填充。

最后,Scalfani对50例使用PRFM进行除皱和皮肤年轻化治疗的患者进行了图表回顾,随访时间至少为3个月。这些患者平均接受了1.6次治疗,平均随访时间为8个月。在随访中,大多数患者对他们的结果感到满意,且对这些治疗具有良好的耐受性。这些患者对PRFM的高满意度和耐受性的发现与出于类似目的而使用PRP的其他衍生物的研究是一致的。需要进一步的研究来比较Scalfani制备的PRFM与其他PRP制品在疗效、疗效维持时间和耐受性上的差别。术语的阐明和制备方案的标准化对于PRP在美容医学领域的一体化和接受度至关重要。如果没有明确的定义,临床医生将存在疑惑,将不能在临床试验中有效地复制结果。

3. 应用于眼周年轻化治疗　眼周年轻化治疗已被证明特别具有挑战性,许多治疗方法会产生非预期的并发症或不满意的结果,并发症包括瘀伤、持续肿胀、结节生成、血管阻塞,甚至失明。PRP可提供一种更安全的眼周年轻化治疗方法,这一优势使得自体疗法吸引临床医师和患者。Mehryan等对10例在泪沟区和鱼尾纹进行了单次皮内注射PRP的患者进行了随访。他们评估了注射3个月后的患者的眼周皮肤黑色素含量、颜色均匀度、表皮角质层水合作用和皱纹体积的情况,发现睫下皮肤颜色在统计学意义上有显著改善。但在其他测量参数上没有显示出统计学意义上的显著改变,不过医师和患者的满意度得分上都有所提高。

Ramaganont等报道了一项随机双盲的安慰剂对照研究,包含20例患者。在一侧的鱼尾纹处注射PRP,另一侧同区域注射生理盐水。注射3个月后,治疗组和安慰剂组的皱纹率均显著降低,但两组间无显著差异,该项发现表明,与注射相关的针刺作用可能会对眼周皮肤产生实质性影响。不管怎样,患者的满意度很高,安全性也很好。Kang等评估了20例期望改善睫下皮肤张力和皱纹的患者。10例患者一侧面部注射PRP,另一侧注射贫血小板血浆(PPP)。另10例患者一侧注射PRP,另一侧注射生理盐水。这些患者接受了3个月的治疗。结果测评包括自我评估问卷、主观满意度评分以及3名皮肤科医师的临床盲评,他们比较了基线和治疗结束3个月后的照片;与PPP或生理盐水应用于皮肤治疗相比,PRP应用于眼下皮肤皱纹和肤色改善的效果更加显著。

Nofal等对30例应用PRP治疗改善眼睛周围色素沉着的患者进行了随访。这些患者接受了每两周1次共7次的皮内注射PRP(在左侧眼眶周区域)和每周1次(共7次)二氧化碳治疗(在右侧眼眶周区域)。他们发现PRP和二氧化碳激光在眼眶周围色素沉着的疗效上是类似的。这项研究的作者报道,与用二氧化碳治疗的不良反应相比,用PRP治疗的不良反应如擦伤和疼痛更加常见。鉴于PRP令人印象深刻的耐受性和安全性,它仍然是应用于眼周年轻化的一个比较有趣的治疗选择。

4. 结合微针和激光换肤治疗应用于皮肤年轻化 PRP 与其他美容治疗相结合,旨在恢复皮肤年轻化的时候可以潜在地提供许多好处。如上所述,PRP 治疗的一些效果可以归因于注射针法本身的作用。此外,鉴于 PRP 应用于皮肤后,可以使表皮屏障受损,产生一定的渗透性,在微针注射和激光换肤后,PRP 应用于皮肤可能潜在地提高疗效,并且加速这些治疗的恢复。

Na 等评价 25 例在双臂内侧行二氧化碳(CO_2)激光治疗的患者。激光治疗后,将 PRP 涂抹于一侧,另一侧用生理盐水涂抹,然后对患者进行 28 d 的随访。研究人员发现,经 PRP 治疗的一侧皮肤黑色素及红斑指数均显著降低,表皮水分流失的恢复也更快。取自 5 例患者的皮肤组织活检显示,经 PRP 治疗的一侧胶原蛋白束较厚。这些发现表明应用 PRP 可能是一种有效的促进创面愈合的方式,可以减少暂时的不良反应,并且改善激光换肤术后皮肤的紧致度。

Shin 等对 22 例接受了 3 次激光治疗疗程的患者进行了随访。其中 11 例妇女在激光治疗后涂抹 PRP,而另外 11 例没有。做了点阵二氧化碳激光治疗后应用 PRP 的患者对改善皮肤质地和细纹的满意度为 100%,而单独做点阵二氧化碳激光治疗的患者满意度仅 58%。治疗 1 个月后,PRP 组的红斑指数显著降低,PRP 治疗后的组织活检标本显示胶原蛋白增加,成纤维细胞数量增多,真皮-表皮交界处长度延长 128 mm 与 PRP 和激光换肤治疗相结合类似,PRP 与微针治疗的结合已成为一种越来越流行的方法。越来越多的文献研究了在微针治疗中结合与不结合 PRP 的效果。简而言之,与将 PRP 和激光换肤治疗相结合一样,将 PRP 结合到旨在恢复皮肤年轻化的微针治疗中,很有可能可以提高治疗效果,并有助于将短暂的不良反应降至最低。Sasaki 使用荧光标记的血小板,试图进一步了解微针治疗后 PRP 是如何渗透的。他使用激光共聚焦显微技术测量 PRP 的吸收,并确定微针治疗后将 PRP 按摩进入 1.0 mm 微针管道的最佳时间为 5～30 min。今后的研究需要进一步分析在微针注射和激光换肤治疗中 PRP 是如何在皮肤中渗透的。

5. 联合脂肪移植和透明质酸注射的填充效果 将 PRP 与其他可注射物质相结合(如自体脂肪或透明质酸填充物)的治疗很具有吸引力,因为这种结合可能提供协同效应。脂肪移植和透明质酸填充物应用于年轻化治疗提供了令人印象深刻的美容效果,但是这些治疗方法有不良反应的风险和(或)缺乏持久性。PRP 的结合可能会潜在地降低持续矫正所需的容量需求,为延迟生物刺激提供支架,从而延长临时填充物的持久性,同样可以有助自体脂肪的移植,且限制潜在的并发症。Ulusal 发表了一项关于 94 例患者接受皮内注射 PRP 结合透明质酸的治疗。他发现,根据 3 名医师和患者的独立等级评分显示,患者满意度高,并且在皮肤紧致度——松弛度、皮肤质地和总体外观方面都有统计学意义上的显著改善,无明显并发症的报道。另一项研究涉及 31 例接受透明质酸结合 PRP 注射和"微针滚轮"治疗的患者。受试者接受 3 个月的治疗,在最后一次治疗的 6 个月后,评估其疗效。与基线相比,患者的皮肤紧致度和弹性在统计学意义上有显著的改善,并且没有严重的并发症报道。今后的对照试验对联合使用透明质酸和 PRP 及单独使用两种产品的疗效和安全性的比较是很必要的。这些研究必须明确概述制备方案和最终溶液成分,因为血小板、白细胞和红细胞浓度及剂量的微小变化可能影响溶液的相互作用和协同作用。应用这些制品技术,无论是通过注射或通过微针孔更浅表地注射,都必须严格审查。

　　PRP 与自体脂肪移植相结合的疗法存在争议,一些报道认为 PRP 能提高移植存活率和止血率,而另一些则认为没有。简而言之,Wellemsen 等对 82 例患者进行了回顾性分析,报道了在脂肪移植和微创骨悬吊术中加和不加 PRP 的情况下的恢复时间和美容改善疗效。在面部脂肪填充术中加 PRP 可缩短恢复时间,在微创骨悬吊术中加 PRP 可以改善整体美容效果。Fontdevila 和他的同事进行的项随机临床试验发现,通过计算机断层成像显示,移植物加 PRP 与单纯移植物植入相比,在双侧容积含量或维持时间方面没有差异,而另外两项盲法临床试验确实报道 PRP 不同的联合治疗的益处。这些差异可能是由于 PRP 溶液的组成和制备不同所致。由于炎症作用,巴菲层的包合物可能对自体脂肪移植物的存活有重大影响。因此,像其他 PRP 联合治疗一样,仍然需要更大的对照试验明确阐述的标准化技术。

　　6. 技术和注意事项　虽然 PRP 已经在骨科、颌面外科和其他外科医学领域应用了40 多年,但它最近才被用于美容,可能是由于不充分的、小规模的或易混的文献,没有关于其有效性的明确客观证据。2017 年,Frautschi 等发表了一篇全面的回顾,检索了1950—2015 年发表的将 PRP 应用于美容医学的报道。在回顾了 38 份报道之后,作者的结论是,已发表的研究表明了有前景的、上下有联系的结果,但缺乏制备方法、组成成分和激活方式的一致标准,使得任何有意义的荟萃分析都不切实际。此外,大多数研究都缺乏对照的病例,虽然大多数研究声称有效,但只有 47% 的研究使用了客观的测量方法。Motosko 等对 2006—2015 年关于 PRP 应用于美容治疗的回顾研究认为,尽管大多数研究产生了积极而安全的结果,但是在制备方法和治疗方案上存在显著差异,这很难得出结论性的发现。在更为严格的痤疮瘢痕设计研究中,包含随机对照和半脸对照试验以及流式细胞技术报道,从那时起就发表了文章,并进一步证实了这种潜在的年轻化模式。由于PRP 是自体的,因此 PRP 血小板浓度存在天生的变异性。人的血小板浓度在 150 000 ~450 000/μL,因此这种变异可能会对 PRP 浓度产生 3 倍的潜在影响。目前的大多数研究没有考虑血小板基线水平或报道 PRP 中血小板的浓度。此外,还讨论了浓度和血小板绝对剂量/计数何者为衡量疗效的更好指标,因为后者不依赖于体积。这些研究也未能解释可能影响血小板功能的各种常用药物(如阿司匹林、他汀类药物、抗生素,以及选择性5-羟色胺再摄取抑制药),尽管一项小规模的研究表明这些药物可能没有什么影响,另一个备受争议的话题也许和血小板浓度/计数同样重要,是包括或排除其他细胞系。白细胞和红细胞可以显著影响 PRP 的活性和生长因子分布。

　　研究报道表明,高血小板、高白细胞的 PRP 系统可使许多分解代谢分子的浓度增加。在巴菲层中发现的白细胞可以产生大量基质金属蛋白酶,这可能限制组织修复和降解细胞外基质,类似于光老化中所见。红细胞释放活性氧化物,改变溶液 pH 值,并且可能沉积含铁血黄素,所有因素可能影响组织反应和最终结果。了解这些细胞系的 PRP 在不同美学适应证的影响对于采用和标准化这些治疗至关重要。PRP 制备的方法各式各样,而且通常描述得较简单,因此研究很难阐述、复制或详细比较。PRP制备方法的授权值得更多的关注。在作者看来,PRP制备方案在运用目前文献推广和评估临床疗效之前,必须更好地分类和标准化。至少,今后的研究应清楚地报道制备方法以及治疗溶液的起始和最终细胞成分。Frautschi等推荐了一个分类系统,可用于帮助得出科学的结论,并有助于更清楚地了解PRP最有效的情况。建议的FIT-PAW分类系统包括离心力、离心顺序、离心时间、血小板浓度、抗凝剂的使用、活化剂的使用及白细胞7个部分组成。使用这样的报道系统可能有助于揭开PRP的神秘面纱,并使不同临床专业和治疗部位的结果达到一致性,这些先决条件将使PRP应用于美容治疗领域的发展更加有理有据。

尽管存在这些局限性,报道中使用PRP进行年轻化及填充治疗的方法包括皮肤注射、微针渗透和激光换肤以及与脂肪移植和注射填充物的联合治疗。PRP通常在皮内注射,文献中的大多数病例报道表明,这种方法的并发症最少。有报道表明在眼周皮内注射PRP会有短暂擦伤和疼痛的反应,其中一位作者(J.B.)更喜欢使用套管进行眼周PRP注射,他发现该技术可将肿胀和瘀伤的发生率和严重程度降至最低,但承认它禁止应用于皮内注射平面。如上文所述,PRP已与其他活性成分(如生长因子制剂)以及自体脂肪和透明质酸填充剂一起制备。这些联合物的本质尚不清楚,但协同效应的潜力却很诱人。需要进一步的研究来评估如何优化联合给药方法,以获得最有效的结果。尽管目前的研究有限,并且缺乏客观的数据,但目前的文献证明了组织学和图像学方面的有效性、患者和医师的高满意度、令人印象深刻的耐受性和安全性,以及充满希望的前景。很明显,PRP在美容领域无论是自身还是结合其他治疗方式都在未来具有很大的潜力。然而,在这个时候,需要有强有力的前瞻性随机对照试验将其验证水平提高到一个更高的层面。根据作者在临床实践和临床试验中使用PRP的个人经验,该疗法具有成本效益高、安全性好的特点,并与其他治疗方法(如脂肪移植、注射填充物、微针注射和剥脱性激光换肤)相辅相成。

二、眶周皮下注射操作

1. **术前准备** 以无菌纱布擦拭麻药并以皮肤黏膜碘消毒全面部,无菌生理盐水擦洗脱碘。

2. **眶周区域PRP注射** 常规消毒铺巾,采用退针注射技术,将套盒所带30G长针头与1 mL注射器连接固定,针头全长伸入皮下层,经皮可见针位置变化,边退针边注射,见局部皮下轻轻隆起(边注射边以盐水纱布轻轻按压止血)。注射途径采用网格状分布,即多排横行注射与多排纵行注射(间隔约为1 cm),交织成网格状,使注射物能均匀弥散分布。

3. **治疗后护理** 治疗后以生理盐水纱布湿敷后外涂少量红霉素眼膏保护针眼,并以软冰持续冷敷30 min预防红肿,24 h内应避免洗脸及揉搓,24 h后面部无红肿、感染等不适表现后可常规洗脸,外用护肤品,整个研究期间注意防晒,外用防晒霜及遮盖物防晒。

第三节 脱发和毛发修复

PRP 疗法对某些类型的脱发是一项很有前景的治疗方法。PRP 可以为传统治疗方法不理想的脱发患者提供新选择,并可避免其他治疗方法常见的不良反应(如皮肤干燥和性功能障碍)。目前的大多数研究都在探究 PRP 治疗雄激素性脱发(AGA)的有效性,治疗斑秃(AA)和瘢痕性脱发(CA)的数据很少。

PRP 疗法可以通过分泌有活性的生长因子和细胞因子促进头发生长,如血小板衍生生长因子(PDGF)、表皮生长因子(EGF)和血管内皮生长因子(VEGF)。生长因子通过蛋白激酶 B 通路,抑制糖原合酶激酶 3-β 磷酸化和 β-连环蛋白的降解来延长细胞存活时间、促进细胞增殖及局部血管化,从而促进毛囊进入生长期,然后延长生长期时间。PRP还可以减轻炎症,防止毛囊过早进入退行期,激活促炎症信号通路,影响肌细胞和脂肪细胞功能。

一、治疗雄激素性脱发

雄激素性脱发是一种有遗传因素参与的且依赖雄激素作用的特征性秀发。以头顶或前额两侧头发稀疏、脱落,发际线逐渐向后退缩,伴有皮脂溢出、头屑多,可有瘙痒为临床特征。男女均可患病,多发于 20 ~ 30 岁。雄激素性脱发是最常见的脱发类型,其特征是毛囊微型化,可能是由于双氢睾酮(DHT)水平升高和(或)雄激素受体基因改变,终毛毛囊转变成露毛毛囊的进展性改变导致生长期毛发数量减少。

1. 男性型雄激素性脱发 Gupta 等进行了开放性研究,采用 PRP 皮内注射,每 15 d 1 次,1 个疗程共注射 6 次,治疗了 30 例年龄在 20 ~ 50 岁的男性雄激素性脱发患者。6 个月后观察到接受治疗者头发直径增加 39.8%±17.2%,头发密度增加 39.7%±16.5%,大体照片评价改善率达 30.2%±12.2%。Gentie 等进行了随机、安慰剂对照试验,23 例雄激素性脱发患者一侧头皮皮内注射 PRP,每次 0.1 mL/cm²,每月 1 次,共 3 次注射,另一侧应用安慰剂。3 个月后观察到治疗侧平均毛发数量较注射前增加 33.6 根,毛发密度增加 45.9 根/cm²,终毛密度增长 40.1 根/cm²,而对照侧平均毛发密度减少 3.8 根/cm²,终毛密度减少 5.6 根/cm²,差异具有统计学意义($P<0.000\ 1$),毳毛密度与对照侧无显著差别;注射 2 周后组织切片在显微镜下观察显示,与注射前相比,上皮细胞增大,毛囊数增加;Ki-67+角质形成细胞及毛乳头细胞增多,毛囊周围小血管略微增多。根据临床试验结果,作者认为 PRP 是治疗雄激素性脱发的一项有效、安全的方法。

Shah 等发现 PRP 联合米诺地尔治疗脱发的疗效优于单用 5% 米诺地尔($P<0.05$)。Alves 和 Grimalt 进行一项随机、双盲、安慰剂对照试验研究,在同个受试者脱发区分为试验组和安慰剂组,25 例雄激素性脱发患者分为 2 组,一组一侧头皮皮内注射 PRP,联合局部应用 5% 米诺地尔,每日 2 次,对侧应用生理盐水与 5% 米诺地尔;另一组为一侧头皮

PRP 皮内注射,联合口服 1 mg 非那雄胺,每日 1 次,对侧应用生理盐水与非那雄胺。6 个月后发现毛发平均数量、毛发密度、生长期毛发密度、终毛密度等指标,联合治疗组较注射前显著改善($P<0.05$),且优于单一治疗组($P<0.05$);PRP 联合 5% 米诺地尔组优于 PRP 联合非那雄胺组($P<0.05$);单用药物组无明显差别。该研究的局限性在于随访时间短,优点在于同一受试者既是试验组也是安慰剂组,便于观察试验结果。通过该研究,作者认为 PRP 能显著增加平均毛发直径,5% 米诺地尔、非那雄胺也可促进毛发再生,PRP 联合 5% 米诺地尔、非那雄胺治疗雄激素性脱发有效,且联合 5% 米诺地尔优于非那雄胺,为临床抗脱发治疗提供了信心。

2. 女性型雄激素性脱发　Tawfik 和 Osman 等进行随机、安慰剂对照试验进一步证实 PRP 治疗女性型脱发的有效性。将 30 例女性型脱发患者分为 2 组,一组 PRP 皮内注射,每周 1 次,共 4 次,另一组应用安慰剂。7 个月后治疗组患者毛发密度平均增加 77.28 根/cm^2,毛发直径增加 0.11 mm($P<0.005$),而对照组患者分别增加 17.81 根/cm^2、0.03 mm($P=0.09$);治疗组 83% 的患者拔毛试验转阴,对照组未改变(注射前治疗组和对照组拔毛试验 100% 阳性);患者满意度评价高达 7 分(1～10 分);在治疗过程中未观察到明显不良反应。

二、治疗斑秃

斑秃(AA)是一种局限性的斑片状脱发,可累及所有毛发生长部位,可自行缓解和复发。斑秃属于休止期秃发。多数患者只有一个边界清楚的圆形或椭圆形脱发斑,少数为两个或多个脱发斑。如脱发损害扩大,数目增多,可互相融合,至整个头皮毛发均脱落,则称为全秃。发展至身体其他部位的毛发均脱落者(包括眉毛、睫毛、胡须,甚至全身毳毛)称为普秃。

该病病因与发病机制:①自身免疫。本病由 T 淋巴细胞介导,组织病理可见受累毛囊周围有淋巴细胞浸润,在活动期的皮损辅助性 T 淋巴细胞占主导地位,而在毛发再生的部位则抑制性 T 淋巴细胞的功能增强。斑秃患者抗甲状腺抗体、抗胃壁细胞抗体,可合并有甲状腺疾病或白癜风等其他自身免疫疾病。②遗传素质。约 25% 的患者有家族史。遗传方式可能为常染色体显性遗传伴可变外显率。发病早、病情严重、家族性发病者常与 HLA-DR4、DR11 和 DQ7 有关,而发病较晚、病情较轻、预后较好者往往家族遗传的倾向较低。③细胞活性因子。白细胞介素-1 和肿瘤坏死因子在体外是有效的毛发生长抑制因子,患者的毛囊中也有类似发现。④精神紧张。神经分布和脉管系统精神紧张可诱发斑秃,但有研究提示紧张并非主因。脱发部位有轻微的瘙痒或疼痛,提示可能有周围神经系统变化。患者血中的降钙素相关基因蛋白的水平低下,该蛋白对免疫系统和循环系统有多重作用。

1. 治疗

(1)作用机制:PRP 中富含高浓度的血小板,其促进细胞增殖、分化及血管增生的作用主要通过血小板被激活后 α 颗粒的脱颗粒作用。这一过程使许多促进毛发生长的细胞因子释放,主要包括表皮生长因子(EGF)、成纤维细胞生长因子(FGF)、血小板衍生生长因子(PDGF)、转化生长因子(TGF)、肝细胞生长因子(HGF)、胰岛素样生长因子(IGF)和血管内皮生长因子(VEGF)等。这些生长因子在细胞迁移、增殖、存活及止血、抗炎、血管生成等方面都起到重要作用。在毛发生长的过程中,EGF 通过激活 Wnt/β-连环蛋白信号通路促进毛囊外根鞘细胞的增殖,FGF 和 PDGF 通过改善毛乳头细胞功能诱导毛发生长,TGF 和 IGF 促进毛囊干细胞的增殖、分化,VEGF 通过促进毛囊周围血管的生成增加毛囊的血供和营养。

Wnt/β-连环蛋白信号通路在诱导毛囊干细胞增殖、分化过程中起着十分关键的作用。当毛乳头细胞中的 Wnt 通路未被激活时,β-连环蛋白被糖原合成酶激酶-3(GSK-3)磷酸化并降解。Xiao 等证实经 PRP 处理后的毛乳头细胞中 GSK-3 的水平降低,从而激活 Wnt 信号通路,促进毛囊生长发育,且 PRP 还通过激活丝裂原活化蛋白激酶(MAPK)和蛋白激酶 B(Akt)信号通路促进毛乳头细胞的增殖。其中,MAPK 信号通路对调节细胞的有丝分裂和生长有重要作用,而 Akt 可以减少细胞的凋亡。人毛乳头细胞于 PRP 培养基中培养后,Akt 和 MAPK 家族中的细胞外信号调节激酶(ERK)被激活,Bcl-2 蛋白、β-连环蛋白和 FGF-7 水平升高,这些改变对于延长毛囊生长期及促进毛囊干细胞的增殖、分化至关重要。一些研究已证实,经 PRP 处理后的头皮毛乳头细胞和毛囊数量增加,作为细胞增殖标记物的 Ki-67 水平升高,毛囊周围血供更加丰富。

PRP 除了诱导毛囊干细胞的增殖和分化、调节毛发生长周期和增加毛囊周围血供外,还具有减轻毛囊周围炎症的作用。脂氧素 A4(LXA4)与 LXA4 受体、半胱氨酸 LT 受体-1 或芳烃受体结合后,抑制中性粒细胞趋化和白三烯 B4(LTB4)诱导的整联蛋白聚集和中性粒细胞运动,发挥抗炎和促炎消退作用。单核细胞趋化蛋白-1(MCP-1)属于 C-C 亚族趋化因子,能够趋化单核巨噬细胞活性,诱导多种炎症因子释放、聚集、活化白细胞,从而促进和维持机体的炎症反应。El-Sharkawy 等研究表明,与全血和贫血小板血浆(platelet-poorplasma,PPP)相比,PRP 中 LXA4 水平明显升高,且 MCP-1 明显被抑制,提示 PRP 可能通过抑制炎性细胞因子和趋化因子的释放减轻毛囊周围的炎症反应,从而促使毛囊功能的恢复。

(2)临床应用:Trink 等首次进行了 PRP 治疗 AA 的双盲对照研究,该研究将 45 例 2 年以上病程的多灶型 AA 患者随机分为 PRP 组、曲安奈德组和安慰剂组,每月仅在半侧头皮注射药物,12 个月后 PRP 组 60% 的患者达毛发完全再生,而曲安奈德组这一比例仅为 26.6%,远低于 PRP 组。此外,PRP 组有色毛发数量更多,头皮中 Ki-67 水平、头皮瘙痒和烧灼感的改善程度均高于曲安奈德组,而复发率、营养不良性毛发数量低于曲安奈德组。Singh 报道 20 例 2 年以上病程的 AA 患者每月接受注射 PRP,经过 6 次治疗后所有患者均有明显的毛发再生,随访 1 年后仅有 1 例患者复发。E. I. Taieb 等将 90 例患者随机分为 3 组,第 1 组外用 5% 米诺地尔每日 2 次,第 2 组注射 PRP 每月 1 次,第 3 组为安慰剂组,治疗 3 个月后 PRP 组有 70% 单灶或多灶型 AA 患者和 30% 普秃患者出现了显著的毛发再生,与米诺地尔组疗效无明显差异,但 PRP 组起效更快,皮肤镜下有色毛发数量更多,营养不良性毛发、短毳毛、黄点征的改善更加明显。此外,此研究发现 PRP 仅对单灶或多灶型 AA 的疗效较佳,对普秃的疗效有限,而对全秃几乎无效。Albalat 等为了比较 PRP 与糖皮质激素对 AA 的疗效,将 80 例患者随机分为曲安奈德组和 PRP 组,均每 2 周接受局部注射治疗 1 次,治疗 3~5 次后发现 PRP 组有 72.5% 的患者达到了 70% 以上的毛发再生,而曲安奈德组为 65%,两组有色毛发数量的增加和营养不良性毛发的减少无统计学差异。经过 6 个月随访后,PRP 组复发率仅为 5%,而曲安奈德组复发率高达 25%。

尽管目前已有一些研究初步证实了 PRP 治疗 AA 的有效性,但 Khademi 等报道 10 例 3 年以上病程的 AA 患者经单次半侧头皮 PRP 注射治疗,4 个月后 8 例患者未见毛发再生,2 例患者仅有不到 10% 的毛发出现再生,这提示了单次的 PRP 注射治疗对 AA 无明显疗效。治疗前后对比,如图 4-1。

此外,Rinaldi 等研制了一种名为"TR-M-PRPplus"的化妆品,其中含有模仿 PRP 成分的仿生肽,故具有促进毛发生长的作用,并尝试用于治疗 AA。Rinaldi 等将 60 例 AA 患者随机分为 TR-M-PRPplus 组和安慰剂组,均接受每周 2 次的外用治疗,3 个月后 TR-M-PRPplus 组 SALT 评分平均提高了 57.07%,而安慰剂组仅提高了 27.96%。随访 1 个月后 TR-M-PRPplus 组毛发生长情况进一步改善,此项研究表明 PRP 类化妆品或许能替代自体 PRP 注射治疗 AA,且无痛苦、更便捷、安全性更高,但其有效性还需大样本研究进一步证实。

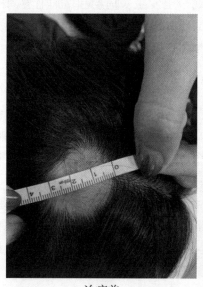 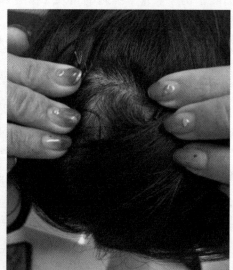

治疗前 治疗后

图 4-1 治疗前后对比

2. **不良反应** PRP 注射治疗的不良反应发生率较低,主要表现为注射时的不适,如注射部位的轻度疼痛、红斑、烧灼感和水肿等,个别患者还出现头痛、疲倦和过敏性皮炎等不良反应。目前尚无并发细菌、病毒、分枝杆菌等相关感染及毛囊炎、脂膜炎的报道。

近期,Owczarczyk-Saczonek 等报道了一例有梅尼埃病病史的 41 岁女性患者,在第 3 次于面部、颈部注射 PRP 后诱发了血清病,表现为皮疹、乏力和发热等症状,经每日输注 60 mg 泼尼松后症状缓解。4 个月后,该患者梅尼埃病复发,并出现了感觉神经性听力损失,经每 6 d 输注 500 mg 甲泼尼龙后症状才得以缓解,但即使经过积极治疗,该患者仍遗留了严重的右耳听力损伤。PRP 诱发血清病的机制可能是血清中存在的自身抗体作为一种抗原物质被 PRP 再次激活,经过补体活化、嗜碱粒细胞脱颗粒释放组胺、中性粒细胞趋化等一系列炎症反应后诱发血清病,这也提示自身免疫性疾病可能是 PRP 注射治疗的禁忌证。

三、治疗瘢痕性脱发

瘢痕性脱发是一种罕见的脱发类型,常由不同病因导致并可继发于中心性离心性瘢痕性脱发、扁平苔藓、前额纤维化性脱发、牵引性脱发等,所有这些疾病都会导致毛囊损害,并最终引起毛囊纤维化。瘢痕性脱发的病理组织学诊断和治疗充满挑战,其主要目标是尽量减少炎症和保留现有毛发。治疗方法如毛发移植和组织扩张技术效果有限,并只能在瘢痕稳定后选择。理论上,PRP 可能对这类脱发患者有益,因为它具有再生和抗炎特性。支持 PRP 用于瘢痕性脱发的证据有限,目前还没有人样本的随机对照试验,但一项病例报道表明 PRP 在某些类型的瘢痕性脱发治疗中可能是有益的。毛发移植和 PRP 联合治疗几个月后,一例扁平苔藓患者所移植的毛囊存活率高达 80%,表明 PRP 在外科毛发修复术后可能是有利的。虽然 PRP 可能是有益的,但根据作者经验,PRP 治疗 AA 和 CA 的疗效是有限的,并认为未来的主要治疗方法是 JAK 激酶抑制剂(口服和局部涂抹),而不是 PRP。

四、联合外科毛发修复技术

毛囊单位移植术(FUT)和毛囊单位提取技术(FUE)是 AGA 患者可选择的主要的毛发移植方法。在 FUT 过程中,通过外科手术从枕后切取一条窄长带毛囊的头皮。作为 FUT 的替代治疗,可以通过 FUE 从供区直接获得毛囊单位。在 FUT 和 FUE 获取毛囊过程中,毛囊可能损伤或脱水,因此不太容易存活。毛囊保存液中加入激活的血小板有利于移植毛囊的保存并促进毛囊在移植前进入生长期。据报道,在移植前将毛囊单位浸泡在 PRP 溶液中,与浸泡在生理盐水中的毛囊相比,毛发生长和毛发密度将增加了 15%。在一项 40 名 AGA 患者的单盲、随机试验中,将 PRP 用于 FUE 中疗效显著。在本研究中,与未经 PRP 治疗的患者相比,经 PRP 治疗的患者在 FUE 手术后头发再生和头发密度增加的比例更大。

五、需要考虑的重要技术

PRP 提取过程中有许多重要的技术可能很有价值,例如外源激活和自身激活。在 PRP 溶液中加入凝血酶和氯化钙可激活血小板并触发 α 颗粒脱颗粒。这种脱颗粒可促进特定生长因子的释放,如胰岛素样生长因子-1(IGF-1)和 PDGFI。然而,PRP 活化不一定总能获得更好的毛发修复效果。此外,一些生长因子的富集程度并不总会因为活化过程得到明显的改变,想要获得更好的毛发修复效果,活化过程并不是必需的。因此,需要进一步研究哪些激活的生长因子和制备系统能够达到最佳的毛发修复效果。同一患者的面部对侧做比较的临床试验将有助于优化治疗方案,并提示临床医师如何制备最好的PRP。

细胞外基质(ECM)材料也可以添加到PRP中,以增强毛发修复效果。细胞外基质材料可促进干细胞形成祖细胞,保护毛乳头细胞免受DHT水平升高(如毛囊小型化)的影响。与PRP类似,细胞外基质材料含有促进毛发生长的生长因子,如VEGF、表皮生长因子(EGF)和胰岛素样生长因子(IGF)。一些监管机构(如FDA)已批准使用猪源性膀胱ECM材料帮助修复和重塑受损组织。ECM材料与PRP结合可用于改善手术毛发修复过程中的伤口愈合和供区瘢痕。但是,像Acell公司这样的产品含有外源蛋白质,因此,与其联合使用发生不良反应的可能性比单独使用PRP可能性高。此外,在毛囊附近注射致密物质引起细胞外压力增加可能导致不良反应。如果没有很好的研究来改进ECM材料引起的局部压力升高并量化这些风险,就很难证实其用途。进一步的随机对照临床试验是必要的,因为很少有研究探索将这些联合再生技术用于脱发患者。可使用单次离心法和二次离心法制备PRP,第一次离心可使红细胞从血浆中分离。高速和长时间离心可使血小板沉淀,应避免。此外,PRP溶液中高浓度的红细胞或白细胞可导致毛囊周围炎症并抑制毛发生长。因此,最好在最终注射PRP中限制红细胞和白细胞的数量。血小板可在第二次离心中进一步分离,在第二次离心过程中,目的是沉淀血小板。因此,更高的离心速度和更长的离心时间可能会有帮助。不过,仍需注意的是,高速离心可能会把PDGF分离出去,从而限制了它在治疗中的使用。单次离心法和二次离心法都可以获得高容量的PRP,并产生理想的毛发修复效果。全自动采集系统,如Magellan自体血小板分离系统,也可用于分离和浓缩血小板。为达到最佳效果,建议每月进行1次PRP注射,持续3个月,PRP浓度应为患者基线全血水平的4~7倍。PRP注射可在皮内、皮下注射和(或)注入毛发移植时的受区下注射优于皮内注射,可以直接将PRP输送到毛囊底部。皮下注射也可以使PRP更好地扩散到疏松的结缔组织空间,有效地覆盖毛囊,减少对脱发区域进行必要的注射次数。皮下注射耐受性好,并且可能不那么痛苦,因为当溶液扩散时,局部压力小于对真皮内注射时的压力。这些建议只是参考,因为标准化的PRP治疗尚未确定,并且没有研究直接比较各种注射方式的优劣。

PRP延长细胞寿命、促进毛发生长和血管形成,是一种很有前景的无创性毛发修复方法。短期研究表明,PRP在AGA患者治疗中产生了积极的结果:毛发密度增加;通过提高移植毛囊的存活率,减少瘢痕生成,改善毛发修复效果,在患有AA的患者中也有一些证据。由于在CA的治疗中只进行了个案研究,因此需要更多的研究来确定PRP治疗对瘢痕性脱发的适用性,随机临床试验应致力标准化和优化用于治疗脱发的PRP制备技术,因为这有助于获得一致的结果,并更好地为患者提供咨询服务。

第四节 脂肪移植

在整形美容外科领域,组织容量缺失可以通过多种方法纠正,包括组织重新定位(如面部提升)、假体植入、注射填充剂(如透明质酸)或自体组织移植。自体脂肪移植技术最早于 20 世纪初兴起,该技术经 Coleman 标准化后,已广泛应用于整形美容外科领域。脂肪移植物作为软组织填充物最先应用于面部美容,后广泛应用于隆乳手术、乳房再造、下肢萎缩、凹陷性瘢痕等。其不仅具有良好的组织相容性,而且使用方便、易得、成本低。注射的脂肪除了有矫正容量缺失的效果外,还能促进新血管生成,改善皮肤弹性,对抗衰老。该技术同时还具有促进创面愈合、改善瘢痕及放射性皮炎的疗效。

自体脂肪移植的主要优点包括:①持久且相对稳定的效果;②可避免肉芽肿和永久性注射物可能引起的过敏反应;③天然的一致性;④为注射区域皮肤和皮下组织提供营养支持。自体脂肪移植成功的关键源自脂肪组织中含有丰富的再生多能干细胞,特别是脂肪来源干细胞(ADSC)。这些全能干细胞整合到宿主组织中,分泌各种细胞因子和生长因子,包括 VEGF、EGF、IGF、PDGF 等。

虽然脂肪移植存活率和远期效果部分受适应证选择和患者基础条件的影响,但外科技术对其影响最大。即便是最先进的技术手段,移植后脂肪组织的不可控吸收(10% ~ 90%)使远期存活率不稳定,导致患者满意度不高,限制了脂肪移植更广泛的应用。迄今提出的提高脂肪移植效率最为有效的方法是使移植脂肪组织中富含间充质干细胞,但大多数报道称该技术耗时、昂贵且使获取的脂肪严重丢失,疗效仍存在不确定性;另一种提高脂肪移植效果的方法是通过生长因子刺激移植脂肪组织再生存活,但外源性和合成生长因子治疗在临床(如创面治疗等)中并没有取得预期的效果,其中一个原因就是蛋白质的脆弱和生长因子的不稳定性。

目前,最常用的脂肪收集、纯化和注射是 Coleman 在 1986 年详细描述的方法,考虑了脂肪细胞在处理过程中脆弱的特性。因此,我们建议添加 PRP——众所周知的生长因子自然存储库,以促进干细胞存活、增殖和分化,以提高脂肪移植后的远期存活率和疗效。

一、影响移植脂肪存活率的因素

1. **供受区的选择** 脂肪组织丰富的部位均可作为供区,包括大腿、腰腹部和上臂内侧。最常用的供区是大腿后外侧,此处皮下纤维少且属于相对无血管区。关于供区选择和脂肪移植效果之间的关联还没有足够令人信服的证据,但有学者认为脂蛋白酶(LPL)高的供区脂肪移植存活率高,臀部和大腿最高,下腹部其次。受区应选择血供好的部位及层次进行少量多层次移植,以利于脂肪存活。

2. **吸脂方式的选择** 移植脂肪存活率也取决于吸脂时对脂肪细胞的损伤程度。Shiffman 比较了不同规格的注射器和套管针在不同负压下吸脂对脂肪细胞活性的影响,结果显示脂肪细胞在-700 mmHg 负压下活性显著下降,而低于-500 mmHg 负压下吸取的脂肪细胞活性较好,脂肪细胞活性随吸脂时负压的增加而降低。因此,应避免机械吸脂(>-500 mmHg),只有手动吸脂采集才能获得满意的脂肪移植物质量。用 10 mL 螺口注射器连接钝头套管针,将活塞拉至 2 mL 产生的低负压所获取的脂肪质量最优。套管针直径<18G 会显著增加对脂肪细胞的损伤,最常用的钝头套管针直径为 3 mm。

3. 脂肪的分离与纯化   理想的脂肪纯化方法是将血液、肿胀液和细胞碎片及脂滴从健康的脂肪细胞中分离出来。虽然学者们描述了各种分离脂肪的方法,但还没有一种被确定优于其他方法。普遍认为,操作步骤越少的技术可能会有越好的结果,包括:①静置沉淀法。静置脂肪混悬液 30 min 至 1 h,依靠各组分密度差异自然分层。该方法避免了脂肪暴露在空气中,适合少量移植或在缺乏层流手术室的机构采用,目前已有适合大量移植的无菌采脂袋,提高了采集效率。②吸附法。该方法操作简单快捷,适合少量移植。③清洗过滤法。在无菌杯上覆盖无菌纱布,将获取的脂肪放在无菌纱布上,用乳酸林格液冲洗,待其自然滤干。该方法适合大容量移植,但脂肪暴露时间较长,应在层流手术室内操作。④机械离心法。将脂肪低速离心,1 200 g 离心 3 min。该方法将脂肪从加速降解的物质中分离出来,浓缩单位体积内的移植物脂肪细胞和干细胞,但对无菌条件要求较高。各种研究评估了机械离心对脂肪移植的影响,研究得出结论:离心不会对脂肪细胞的存活力产生负面影响,除非转速或离心力过高。

4. 注射方式的选择   提纯的脂肪应尽快注射,不应超过半小时;如脂肪离体超过 4 h,或冷藏(冻)保存后,其活力显著下降。Coleman 等建议应多点、多层次、多隧道、分散少量注射,以增加脂肪移植物表面积与受区的比例,并采取边退针、边注射脂肪的方法,注射完轻柔按摩抚平,禁止用力按压。在脂肪移植过程中,注射时引起的机械损伤和血供中断引起的缺血损伤可使移植物存活率降低,并引起液化、坏死等并发症。脂肪颗粒与注射针管径差异越大,脂肪在注射时受到的形变压力越大,损伤越明显,因此操作时尽量选择与脂肪颗粒大小匹配的注射套管针。对于小而精确的脂肪移植(如眶下区域),建议使用 1.65 mm 套管针。

二、脂肪移植

移植后 48 h 内,受区的脂肪移植物出现再血管化,在此之前,它由血浆中的游离物质提供营养,失活组织则被巨噬细胞清除或纤维化、囊性变。移植物的成活质量高度依赖于愈合进程、再血管化和成脂分化。

对于在注射前处理纯化后的脂肪,学者们尝试了各种方法来提高移植脂肪的存活率,如加入胰岛素、肝素、钙离子、甲状腺素、人血清白蛋白、生长因子、基质血管成分(SVF)、PRP、PRF 和 CGF 等,但目前还没有确凿的证据确定上述哪一种方法优于其他方法并得到学界的广泛认可。

PRP 不仅含有高浓度血小板和凝血因子,可有效止血,并在移植部位释放多种天然生长因子。

此外,PRP 含有大量白细胞,有利于预防感染。这种方法完全是自体的,不需要任何形式的体外预适应或培养基补充就能独立使用。基于 PRP 的上述特性,将 PRP 与脂肪移植物混合后再进行注射,可在受区早期快速建立血供。一系列体外研究已证实 PRP 可以提高脂肪细胞存活率和干细胞分化。Dong 将 PRP 和脂肪混合物注射人裸鼠头颈部,发现 PRP 可以提高移植体 10 周后的存活率。相关临床病例报道了脂肪移植与 PRP 联合应用可促进创面愈合。由于普通脂肪颗粒直径较大,这些移植物只能作为深层组织容量填充剂使用。Tonnard 开发并报道了纳米脂肪(Nanofat),它可以克服这一限制。Nanofat 含有大量的 SVF 和 ADSC,不仅可以作为一种浅表的真皮内填充材料,还可以促进组织再生。Lei 在小鼠模型中探索并比较了 PRP/Fat(结构性脂肪)和 PRP/Nanofat(体积比均为1:4)这两种混合移植物中移植物存活及血管化的关系,得出结论:PRP 可提高 Nanofat 和结构性脂肪的存活率,促进再血管化,且 PRP/Nanofat 组的血管生成能力更强。因此,进一步研究应集中在往移植物中添加 SVF 和 ADSC 能否增强 PRP 的正向促进效果。一项动物研究利用三维 CT 分析脂肪移植物体积随时间的变化,结果显示非活化 PRP 与脂肪移植物的结合显著提高了脂肪细胞的存活率和组织的血管密度。然而,与其他添加激活 PRP 的研究相比,非激活 PRP 直到第 90 天才增加残余脂肪移植物体积。

目前,关于 PRP 对于脂肪移植疗效的研究结果存在争议可能是因为 PRP 的应用方法不同,包括混合模式、PRP 和脂肪的体积比、PRP 中血小板的浓度、激活 PRP 的方案、活化剂的选择都存在差异。统一和优化评价参数与计算方法对于获得客观、真实的结论具有重要意义,因此 PRP 的最佳应用方案有待进一步研究。虽然在该模型中发现 PRP/Nanofat 治疗很有前景,但其治疗效果可能因环境而异,因此应该在其他应用中进行探索。此外,还需要探索和规范不同应用条件下 PRP/Nanofat 的最佳配比及制备方法。

三、在自体脂肪移植中的应用

(一)术前准备

1.肿胀液的配制 0.9% 氯化钠注射液 500 mL+2% 盐酸利多卡因注射液 15 mL(300 mg)+1% 盐酸肾上腺素注射液 0.5 mL。

肿胀液对脂肪细胞有一定的破坏,因此以移植为目的的吸脂手术肿胀液注射量要比常规吸脂手术少,一般以拟吸脂量的 1.5 倍为宜。对于小范围面部脂肪移植,可采用局部浸润(肿胀)麻醉,局部神经阻滞(眶上神经、眶下神经、颊神经)也能有效缓解疼痛。在额颞部等血供丰富的部位填充时,预先行肿胀麻醉也能有效收缩小血管,减少术中出血及栓塞风险。如手术范围广泛或手术时间较长,可加行静脉复合麻醉。

2.切口的选择 供区切口根据吸脂部位而异,以隐蔽、方便操作为原则,常选以下几种。

(1)臀股沟切口:适合大腿内、外、后方部位的吸脂。

(2)脐周切口:适合上、下腹部范围的脂肪吸取,切口隐蔽,愈合后痕迹小。

(3)髂前上棘切口:适合上、下腹部及侧腰部范围的脂肪吸取,切口愈合后痕迹可被内裤遮盖,相对隐蔽。

(二)脂肪的获取及纯化

患者行全身麻醉及供区肿胀麻醉后,使用 2.5 mm 内径的多孔吸脂针接 20 mL 螺口注射器,手动、低负压、多隧道均匀吸取脂肪。吸取的脂肪混悬液经密闭硅胶管转入一次性采血袋中,经静置沉淀后,将下层肿胀液、血液及细胞碎片排出废弃,袋中的脂肪分装入 20 mL 螺口注射器中,特制堵头封闭后放入离心套管中,按照 Coleman 技术标准:1 200 g 离心 3 min。整个操作过程严格遵循无菌原则,获取的脂肪组织在密闭腔隙中转移,未暴露在空气中,这也大为降低了术后感染、液化坏死等并发症的发生率,有利于移植物存活。

离心后注射器内分为 3 层:将最上层的油脂倒出,将最下层肿胀液等挤出注射器。中间层主要由脂肪移植物组成(从下往上可相对分为高、低两种密度的脂肪组织)。一般提取下半部分高密度脂肪作为软组织凹陷的容量填充物;而上半部密度相对较低的脂肪经过机械乳化:两螺口注射器经 1.4 mm 内径的乳化头连接,以 10 mL/s 的速率将管内的低密度脂肪来回推注以充分乳化(10 ~ 15 次),乳化后的脂肪经 500 μm 孔径滤网过滤后再次离心:1 600 g 离心 3 min,离心后弃除上方油脂层得到基质血管成分胶(SVF-gel),其含有大量 SVF 和 ADSC。因此,使用不同内径及侧孔径的吸脂针,不同纯化手段(如乳化)获取的脂肪颗粒大小、性状及生物学特性存在较大差异,故应用范畴也不同。

最新研究报道证实,PRP 可增加脂肪移植后炎症反应,促进坏死组织吸收和肉芽组织增殖,然而 PRP 不能增加活脂肪细胞数量。最重要的原因可能是脂肪移植物中缺乏 SVF 和 ADSC;因此,我们认为在首次离心制备的高密度脂肪中同时添加 SVF-gel 和 PRP,不仅能提供移植物成活及再生所需的 SVF 和 ADSC,还能释放多种生长因子刺激成纤维细胞和血管内皮细胞等多种组织细胞的增殖与分化,促进血管生成及胶原纤维、粘连蛋白等胞外基质的表达,抑制其降解以促进三维基质的重建,使脂肪细胞重新排列成正常的三维组织。

(三)与脂肪混合

通过三通连接器将离心纯化的高密度脂肪或提取的 SVF-gel 与 20% 等体积的 PRP 混合。根据体外研究,80% 的脂肪(衍生物)/20% 的 PRP 似乎是细胞增殖和存活的最佳体积比。混匀的脂肪(衍生物)与 PRP 混合物建议在半小时内注射入体内。

第五节　痤疮瘢痕

一、病因与分类分级

痤疮是一种毛囊皮脂腺的慢性炎症性疾病,主要影响青年人,且多发生于面部,表现为粉刺、炎性丘疹、脓疱、囊肿、结节、瘢痕等,若得不到及时诊断和处理,会遗留一些并发症,其中最常见的是面部永久性瘢痕,严重影响患者容貌。痤疮瘢痕是因毛囊皮脂腺发生炎症反应后在局部形成创面,在其愈合过程中皮肤组织发生改变所致。大多数痤疮瘢痕呈现萎缩性瘢痕表现,与真皮胶原蛋白丢失有关,可分为冰锥型、滚动型和箱车型。

（一）痤疮病因

1. 皮脂分泌 皮脂由角鲨烯、三酰甘油、游离脂肪酸、胆固醇以及神经酰胺等多种成分组成,在影响痤疮发生的众多因素中,它是关系比较密切的因素之一。皮脂分泌的增加不仅会导致痤疮的发病,而且研究发现,当皮脂的各成分发生变化时,其对皮肤的保护能力便会下降,容易导致痤疮及炎症的发生。

2. 激素水平 由性腺及肾上腺分泌的雄激素对皮脂腺的发育和皮脂的分泌起着调控作用。研究表明,高雄激素水平可以促进皮脂分泌,从而形成粉刺,堵塞毛囊孔,导致细菌生长而诱发痤疮。Riyanto 等在实验中用大豆异黄酮抑制 3β-羟基甾体脱氢酶、7β-羟基甾体脱氢酶、5α-还原酶活性,降低了活跃的雄激素水平,结果发现痤疮的发生率降低。

3. 细菌感染 毛囊中存在多种微生物,如糠秕马拉色菌、白葡萄球菌和痤疮丙酸杆菌等,其中痤疮丙酸杆菌与痤疮的发生关系最为密切。痤疮丙酸杆菌是一种革兰氏阳性菌,属于人体皮肤表面正常菌群之一,当其繁殖过度时可导致痤疮的发生。其会释放多种酶,进而分解皮脂产生游离脂肪酸,而游离脂肪酸不仅会加重毛囊皮脂腺导管的增生及过度角化,引起皮脂分泌不畅,还会刺激毛囊壁而引起炎症反应,发生痤疮。

4. 毛囊皮脂腺导管角化异常 毛囊是毛发根部的一种囊状组织,当其内的毛囊皮脂腺导管过度角化时会引起导管口径缩小及堵塞,无法排出的皮脂异常堆积于毛囊口,从而引起痤疮的发生。

5. 其他因素 除以上原因外,痤疮的发生还与一些外部因素有关,如饮食不当、肥胖、作息不规律、吸烟、空气污染、面部清洁不当以及化妆品使用不当等。

（二）痤疮严重程度分类

目前临床主要采用 Pillsbury 严重程度分类法,将痤疮按病情轻重分为 Ⅰ ~ Ⅳ 度（表4-2）。

表4-2 痤疮严重程度分类（Pillsbury 法）

严重程度	临床表现特点
Ⅰ度（轻度）	散发或多发的黑头粉刺,可伴散在分布的炎性丘疹
Ⅱ度（中度）	Ⅰ度+炎症性皮损数量增加,出现浅在性脓疱,但局限于颜面
Ⅲ度（重度）	Ⅱ度+深在性脓疱,分布于颜面、颈部和胸背部
Ⅳ度（重度-集簇性）	Ⅲ度+结节、囊肿,伴瘢痕形成,发生于上半身

（三）痤疮分型

临床上根据痤疮表现不同,将其分为寻常性痤疮、聚合性痤疮、暴发性痤疮、婴儿痤疮、月经前痤疮、职业性痤疮及其他(包括药物性痤疮)。

1. 寻常性痤疮 好发于面颊、额部,其次是胸部、背部及肩部。病损初发为圆锥形丘疹,为皮脂淤积于皮脂腺开口处形成的白头或黑头粉刺。病情发展可形成炎性丘疹;继续发展可形成大小不等的暗红色结节或囊肿,后者经久不愈可形成脓肿,破溃后形成窦道和瘢痕。这类痤疮病程为慢性、时轻时重,大多数于青春期后缓解,少部分至中年期愈合,但常遗留色素沉着、凹陷或增生性瘢痕。

2. 聚合性痤疮 是痤疮中最严重的一种类型,好发于青年男性,包括各种类型的皮损,如粉刺、丘疹、结节、囊肿、窦道及瘢痕等,可形成瘢痕疙瘩。

3. 暴发性痤疮 主要表现为患轻度痤疮数月或数年后,病情突然加重,同时出现发热、关节痛、贫血等全身症状。

4. 婴儿痤疮 为婴儿在胎儿期受母体雄激素影响所致。

5. 月经前痤疮 与月经周期密切相关,常常在月经前发病或加重,月经过后可缓解,呈周期性发作。

6. 职业性痤疮 与职业接触相关,脱离环境后可缓解。

7. 其他 一些皮肤外用物中含有的抑菌物质、脂肪酸盐以及一些化妆品可能引起皮脂腺导管堵塞或炎症,进而导致痤疮的发生;糖皮质激素、雄激素等也可导致药物性痤疮。

(四)痤疮瘢痕分级

临床约30%的痤疮可发展为明显痤疮瘢痕,其中萎缩性瘢痕最为常见,是由真皮炎症导致表面皮肤收缩所致。Goodman & Baron痤疮瘢痕分级法将痤疮萎缩性瘢痕分为4级,依据其瘢痕临床特点不同,分别对应不同的疾病严重程度:斑疹型、轻度、中度及重度(表4-3)。

表4-3 Goodman & Baron痤疮瘢痕分级法

分级	疾病程度	临床特点	瘢痕表现
1级	斑疹型	红斑、色素减退或色素沉着斑,平于皮面,与距离无关	红斑、色素减退或色素沉着斑,与皮面平齐
2级	轻度	轻度萎缩或增生,在50 cm社交距离外观察不太明显。化妆、男性剃过后的胡须或正常体表毛发的阴影均可充分遮盖	轻度滚动型瘢痕,可伴较小而软的丘疹
3级	中度	中度萎缩或增生性瘢痕,在50 cm社交距离外仍明显可见。化妆、男性剃过后的胡须或正常体毛的阴影不易掩盖,但通过手拉伸皮肤可使之平坦	更明显的滚动型瘢痕、浅箱车型瘢痕、轻度至中度增生性或丘疹样瘢痕
4级	重度	重度萎缩性或增生性瘢痕,在50 cm社交距离外明显可见。化妆、男性剃过后的胡须或正常体表毛发的阴影不易遮盖,也不能通过手拉伸皮肤使之平坦	冲压状萎缩性瘢痕(深箱车型瘢痕)、冰锥型瘢痕、严重萎缩性营养不良性瘢痕、明显的增生性瘢痕或瘢痕疙瘩

二、不同分期/分型痤疮的治疗方法

由于痤疮发病主要与皮脂分泌旺盛、毛囊口上皮异常角化、雄激素水平、痤疮丙酸杆菌感染及内分泌功能紊乱等相关,故痤疮治疗的主要原则是去脂、溶解角质、稳定激素水平、杀菌消炎、调节内分泌功能及修复皮肤屏障等。根据痤疮的严重程度,可酌情选择日常护理、外用药、内服药、物理治疗等多种方法联合治疗,从而达到缓解和消除痤疮的目的。《中国痤疮治疗指南》(2019修订版)总结了不同分级痤疮推荐的一线和二线治疗方案(表4-4)。

表4-4　痤疮推荐治疗方案

痤疮严重度	临床表现	一线治疗方案	二线治疗方案
轻度（Ⅰ级）	粉刺	外用维A酸	过氧化苯甲酰、壬二酸、果酸、中医药
中度（Ⅱ级）	炎性丘疹	外用维A酸+过氧化苯甲酰+/-外用抗生素或过氧化苯甲酰+外用抗生素	口服抗生素+外用维A酸+/-过氧化苯甲酰+/-外用抗生素、壬二酸、红蓝光、水杨酸或复合酸、中医药
中重度（Ⅲ级）	丘疹、脓疱	口服抗生素+外用维A酸+/-过氧化苯甲酰+/-外用抗生素	口服异维A酸、红蓝光、光动力、激光疗法、水杨酸或复合酸、中医药
重度（Ⅳ级）	结节、囊肿	口服异维A酸+/-过氧化苯甲酰/外用抗生素。炎症反应强烈者可先口服抗生素+过氧化苯甲酰/外用抗生素后,再口服异维A酸	口服抗生素+外用维A酸+/-过氧化苯甲酰、光动力疗法、系统用糖皮质激素(聚合性痤疮早期可以和口服异维A酸联合使用)、中医药

随着医疗和生活水平的提高,越来越多的患者可能会选择一些美容疗法治疗痤疮,如以粉刺为主的痤疮可行果酸或超分子水杨酸治疗,配合使用控油保湿类医学护肤品;以炎性丘疹、脓疱为主者可予以红蓝光或低能量强脉冲光(IPL)治疗;以结节、囊肿为主者可考虑行光动力、皮损内注射药物或红蓝光治疗;以萎缩性痤疮瘢痕为主者,其主要治疗方式包括激光、皮肤磨削术、射频、注射填充、微针等。

三、在痤疮(瘢痕)治疗中的应用研究

近年来,国内外研究发现应用PRP治疗炎性痤疮尤其是难治性痤疮有较好的疗效。针对痤疮主要并发症中的萎缩性瘢痕的治疗,一般在痤疮炎症得到有效控制后,选用超脉冲CO_2激光或铒激光等进行处理,而近年来越来越多的研究及临床实践发现联合PRP注射或涂抹患处可增加协同效应,提高疗效,减少不良反应的发生。

其主要机制可能包括:①PRP可减少皮脂腺分泌,改善痤疮毛囊异常角化。PRP富含的多种生长因子和其他蛋白质如黏附分子和趋化因子等,与局部环境相互作用,可促

进细胞增殖、分化和再生,刺激上皮再生和新生血管形成。此外,PRP 中的纤维蛋白原在激活后交联形成纤维蛋白凝胶,其内部呈微米级别的随机网状结构可以供细胞黏附和迁移。以上作用机制可能促使局部皮肤及其附属器组织重构,改善痤疮毛囊异常角化,减少皮脂腺分泌,从而消除痤疮形成的诱因。②PRP 可减轻炎症反应。血小板中的致密颗粒含有生物活性因子,包括血清素、组胺、多巴胺、钙和腺苷。这些生物活性因子可以增加膜通透性,调节真皮炎症反应。此外,血小板还可释放如白介素-1 受体拮抗蛋白(IL-1Ra)、可溶性肿瘤坏死因子受体(sTNF-R)Ⅰ和Ⅱ、IL-4、IL-10、IL-13 和 γ 干扰素(IFN-γ)等炎症反应抑制因子,抑制痤疮发生时可能出现的过度炎症反应和免疫应答,从而减轻炎性渗出、消除红肿,有效缓解痤疮症状。③PRP 可抑制痤疮丙酸杆菌。PRP 中高浓度的白细胞有助于抑制和杀灭痤疮丙酸杆菌,并能产生具有抗菌作用的氧代谢物,可强化白细胞杀菌机制。此外,血小板源性抗菌肽(PDAP)在杀菌方面也发挥着显著作用。④PRP 可促进萎缩性瘢痕再生修复。PRP 中的生长因子可刺激细胞的增殖、合成与代谢,增加胶原合成能力和速度,促进软组织的修复。此外,PRP 在创面表层形成凝胶状物质可阻止病原体感染创面,有利于创面愈合,从而帮助修复萎缩性瘢痕。

(一)治疗痤疮研究

国内肖杰华等选取 20 名寻常痤疮患者,对 PRP 联合点阵铒激光与单纯使用点阵铒激光的疗效及术后不良反应进行了对比评估。在治疗 3 个月后,由两名专业皮肤科医生对受试者进行目测和触感评价,对比治疗前后照片及调查患者满意度,并记录两组术后不良反应情况。结果显示 PRP 联合点阵铒激光可明显提高面部痤疮治疗效果,加速创面愈合,且不良反应少、安全性高。另一项报道通过病例对照研究评估 PRP 联合 5% 过氧苯甲酰凝胶或 IPL 治疗面部痤疮的临床疗效,结果显示两种联合方式均对面部痤疮治疗有显著效果,而 PRP 联合 5% 过氧苯甲酰凝胶效果最佳,可明显改善症状,安全性较高。张志波等运用 L-PRP 对 8 例难治性痤疮患者面部进行注射治疗,通过治疗前及治疗后 30 d 常规摄影评价疗效,发现痊愈 7 例、显效 1 例,随访 1~2 年无复发,也证实了 PRP 可作为治疗痤疮的有效治疗手段。

(二)联合激光治疗痤疮瘢痕研究

目前,国内外多项研究发现 PRP 注射或外用联合激光治疗痤疮瘢痕比单一使用激光具有更好的临床疗效,且术后恢复快,不良反应轻。

1. 注射 PRP 和激光联合应用与单一使用激光的比较 Lee 等利用半脸对照设计,在 CO_2 点阵激光治疗痤疮瘢痕后,通过对一侧面部注射 L-PRP,另一侧面部注射生理盐水的方法,评估患者的疗效情况。结果显示 L-PRP 的治疗将患者术后红斑总持续时间从(10.4±2.7)d 缩短至(8.6±2.0)d,水肿持续时间减少约 1 d。在治疗后第 4 天用色度计测量,结果显示与对照侧相比,L-PRP 处理侧红斑明显减少,痤疮瘢痕的整体临床外观得到明显改善。

在另一项针对 30 名患有轻度至重度痤疮瘢痕患者的单盲、半脸对照研究中,所有患

者先接受剥脱性 CO_2 点阵激光治疗,随后在右侧面部皮内注射 L-PRP,分两阶段治疗,间隔 3~4 周。在随访第 6 个月时,由两位皮肤科医生进行盲法评估,结果显示与单一激光疗法相比,PRP 与激光联合治疗组痤疮瘢痕的外观明显改善,患者满意度显著提高。尽管两种疗法均观察到术后红斑,但联合治疗后红斑持续时间明显缩短。

2. 注射 PRP 和激光联合应用、外用 PRP 和激光联合应用与单一使用激光的比较
2014 年,Gawdat 等对接受点阵激光(FCL)治疗痤疮瘢痕的患者开展了一项研究,比较患者术后分别注射 L-PRP、外用 L-PRP 及注射生理盐水的疗效和安全性。20 例患者被随机分为两个实验组,对两侧面部分别进行不同的处理:第一组患者一侧面部行 FCL+皮内注射 L-PRP,一侧行 FCL+皮内注射生理盐水治疗;第二组一侧面部接受 FCL+皮内注射 L-PRP,另一侧接受 FCL+局部外用 PRP 治疗,每月治疗 3 次,并在第 6 个月时进行随访评估。结果显示与仅接受 FCL 治疗的对照组相比,局部外用和皮内注射 L-PRP 处理组的术后恢复时间都较短,并且在痤疮瘢痕的临床外观上呈现显著改善;局部外用和皮内注射 L-PRP 治疗组之间没有明显差异,但局部外用 L-PRP 组的耐受性更好。运用光学相干断层扫描技术(OCT)对痤疮瘢痕进行深度测量,也发现与局部外用和皮内注射 L-PRP 治疗组相比,仅 FCL 治疗组的瘢痕深度改善力度较弱,结果与临床观察一致。

另有一项针对 30 名痤疮瘢痕患者开展的随机、单盲、半脸对照研究将所有患者随机分为 3 组,在接受剥脱性 CO_2 点阵激光治疗后,分别予以皮内注射 L-PRP、外用 L-PRP 及皮内注射生理盐水处理。在治疗第 6 个月时,经医生的单盲评估和患者对照片的自我评价,结果显示 PRP 组(外用和皮内注射)相对于生理盐水组在皮肤的平滑度方面有显著改善;两个 PRP 组之间无明显差异;PRP 组的不良反应(如红斑、水肿)持续时间显著减少,由不良反应导致的停工期亦缩短。

此外,有研究将 L-PRP 局部外涂于接受 FCL 治疗的患者内臂,发现与生理盐水对照组相比,L-PRP 治疗侧的红斑和黑色素指数显著降低,经皮失水也明显降低,取自 L-PRP 治疗区域的活检也显示比对照组具有更厚的胶原束。

3. 临床与分子机制研究相结合 S. Min 等针对 25 名中重度痤疮瘢痕患者开展了一项随机、单盲、半脸对照实验。所有患者先接受 2 次/月剥脱性 CO_2 点阵激光治疗,术后在一侧面部皮内注射 L-PRP,另一侧皮内注射生理盐水。治疗 2 个月后,与生理盐水组比较,PRP 组痤疮瘢痕的改善和患者满意度评分都明显提高,PRP 治疗侧红斑、肿胀、渗出等不良反应也明显降低。与此同时,研究者分别在治疗前及治疗后 1 d、3 d、7 d 和 28 d 获取患者的皮肤组织进行分子机制研究,发现痤疮瘢痕皮肤组织中 $TGF-\beta_1$、$TGF-\beta_3$、Ⅰ型和Ⅲ型胶原蛋白水平显著增加;推测 $TGF-\beta$ 水平的升高可能是痤疮瘢痕临床改善的重要机制。在体外试验中,对人永生化角质形成细胞(HaCaT 细胞)使用 PRP 48 h 后,Q-PCR 检测发现表皮生长因子受体(EGFR)表达增加,而角蛋白 16(KRT16)表达减少,从而支持 PRP 有加速术后上皮化能力的推测。

当然,也有一些负面报道称 PRP 中白细胞浓度升高可能会通过 NF-κB 途径介导产生反向炎症效应。Michael 等对目前已有的临床研究做了 Meta 分析,总结发现在 7 项 L-

PRP 联合剥脱性激光治疗研究中(包括 167 名患者),有 5 项研究证实 PRP 对痤疮瘢痕预后产生了更好的疗效,有 6 项研究显示 PRP 改善了术后症状如红斑、水肿和疼痛。这些结果反驳了白细胞可能诱导有害促炎环境的推测,并表明 L-PRP 可促进激光治疗后的伤口愈合。

(三)联合微针治疗痤疮瘢痕研究

2016 年, M. Asif 等在 50 名患者中开展了一项半脸模式自身对照研究,观察 PRP 联合微针治疗痤疮瘢痕的效果。研究者在受试者整个面部进行微针治疗,随后一侧面部联合使用 PRP 治疗,另一侧使用蒸馏水处理,其中使用 PRP 的方法是先将 PRP 皮内注射到痤疮瘢痕内,再局部外涂。虽然两组患者的临床症状均有改善,但 Goodman 评分及皮肤科医生独立评分的方法均提示 PRP 治疗侧面部显示出更好的临床反应,患者满意度也更高。几乎所有患者都表示添加 PRP 可以在外观上改善痤疮瘢痕及皮肤粗糙性,提示 PRP 与微针联合治疗痤疮瘢痕可获得显著疗效。Ibrahim 等对 35 名痤疮瘢痕患者采用半脸模式自身对照研究,比较单纯使用微针治疗和微针治疗后立即局部外涂 PRP 的治疗效果,发现两侧痤疮瘢痕都有明显改善,Goodman 评分显示患者对两侧治疗效果满意度相当,尽管经 PRP 处理一侧呈现出的改善效果未达到统计学意义,但临床显示添加 PRP 治疗确实可以缩短红斑和水肿时间,加速创面的修复。另有一项对 30 名患者进行的半脸对照研究运用 Goodman 评分比较微针治疗与局部外涂 PRP 或维生素 C 联合治疗的效果,评估结果显示在微针疗法中加入 PRP 具有更好的临床效果,可以明显改善痤疮瘢痕,且患者对 PRP 治疗侧的效果也更为满意。值得一提的是,维生素 C 的添加被证明可有效治疗痤疮炎症后色素沉着。此外,Deshmukh 等证实 PRP 配合皮下剥离术在改善痤疮瘢痕外观方面具有协同作用,尤其是针对滚动型和箱车型瘢痕。

综上所述,PRP 联合其他多种治疗方式在痤疮(瘢痕)治疗中可获得更好的临床疗效,同时减轻了红斑、水肿、结痂等不良反应的发生,具有广泛的临床应用价值。

四、治疗痤疮(瘢痕)的操作方法及注意事项

(一)操作方法

1. 制备 笔者选择在治疗前约 1 h 采集患者 40 mL 全血,根据商用 PRP 制备套装产品说明书相关操作规范进行制备,获得 PRP 6 ~ 8 mL。若没有专门的商用 PRP 制备套装,也可手工制作。采用二次离心法,离心后对 PRP 中的血小板浓度进行检测,确定其达到有效浓度。

2. 皮损区域的麻醉和清洁消毒 可选择在静脉血离心期间,对患者皮损区域的皮肤涂抹利多卡因乳膏进行表面麻醉,30 ~ 60 min 后清洗皮肤,局部使用医用酒精擦拭消毒。

3. 皮损区域注射 PRP 用 30G 或更细的针头对痤疮皮损区域(如萎缩性瘢痕凹陷处)的真皮浅、中层(深度 1.2 ~ 1.5 mm)进行 PRP 微滴注射。一般每隔 1.0 ~ 1.5 cm 取一个注射点,每点注射量约 0.1 mL,注射至该处略高于皮面。

4. 剥脱性 CO_2 点阵激光 针对痤疮遗留萎缩性瘢痕的治疗,若条件允许,可在注射完 PRP 后于瘢痕处再进行剥脱性 CO_2 点阵激光治疗,注意选择合适的激光参数。

5. 均匀涂抹 PRP 激光术后即刻可能出现局部皮肤红肿、干燥、灼痛感,可于治疗区域覆盖无菌纱布,将剩余的 PRP 均匀涂抹在治疗区域进行湿敷,待血浆凝固后 30 min,予冰面膜冷敷治疗区 15 min,以缓解疼痛。

(二)术后注意事项

PRP 注射治疗后,需要告知患者以下注意事项。①多饮水,保持治疗区域局部清洁干燥。②治疗后 24 h 内,注射创面尽量避免沾水。③治疗局部注意防晒、保湿。待痂皮脱落后可使用一些保湿修复类产品,禁用化妆品。④治疗后 1 周内禁止服用阿司匹林等药物,禁食辛辣刺激食物,避免饮酒,治疗区域禁止按摩、揉搓等。⑤对痤疮脓瘢或局部皮肤存在较明显的感染性病灶,须先行清创、消毒和(或)口服抗生素治疗,待感染控制好转后再行 PRP 治疗。

痤疮是青年人较为常见的一种皮肤病,皮损好发于面部,常表现为炎性丘疹、脓瘢、囊肿、结节等,皮损消退后可遗留色素沉着、瘢痕等。痤疮瘢痕是痤疮的一种常见且具有挑战性的临床并发症,通常是由治疗延迟或不当所致,萎缩性痤疮瘢痕更为常见。目前临床上治疗痤疮萎缩性瘢痕有多种方法,其中 CO_2 点阵激光是一种临床公认较为成熟的治疗方法,但其治疗后仍可能会出现一些常见不良反应,如红斑、水肿、结痂等。PRP 含有数倍于基线浓度的血小板,是各种生物活性分子的混合物,包括生长因子、细胞因子、趋化因子、蛋白酶、抗蛋白酶、白细胞、纤维蛋白/纤维蛋白原等。由于 PRP 这些生物活性成分的主要功能是促进组织修复、调节炎症反应,故可加速组织愈合、促进组织再生、抑制细菌生长等。临床研究表明,PRP 联合其他多种治疗方案对痤疮及痤疮瘢痕的临床症状改善及减轻不良反应具有协同效应,联合治疗后患者满意度更高,红斑、水肿和结痂形成的持续时间均短于单一治疗。当然,目前有关 PRP 用于痤疮(瘢痕)治疗的临床和基础研究数据尚不十分充分,故对此方案尚需进一步研究探索。

综上所述,PRP 对痤疮(瘢痕)的治疗在美容效果、术后停工期和患者满意度等多方面显示出其优越性,展现出良好的临床应用前景。

第六节 改善泌尿生殖系统功能

一、女性泌尿生殖系统衰老及临床表现

绝经期泌尿生殖系统综合征(GSM)是一个描述女性泌尿生殖系统衰老的新术语,主要是指雌激素缺乏所引起的一连串泌尿生殖系统相关症状和体征。据统计,GSM 在围绝经期妇女中的发病率超过 50%,严重影响生活质量、社交活动和性爱关系。GSM 是一种慢性进展性疾病,时间越久,年龄越大,症状越严重,很多绝经女性深受其苦却未能得到

重视,甚至未能就医而得到诊断。

雌激素缺乏是造成 GSM 的关键因素,卵巢功能衰退是雌激素产生不足的最主要原因。卵巢在体内有两个主要功能:一是产生卵母细胞(卵子)用于受精,二是产生女性激素也就是生殖激素:雌激素和孕酮。卵巢的功能受到下丘脑神经细胞释放的促性腺激素释放激素(GnRH)的控制,这些激素将它们的信息传递给垂体,产生黄体生成素(LH)和卵泡刺激素(FSH)。这些激素被释放到血液中以控制月经周期及其他生理功能。

卵巢在每个月经周期的中期释放卵子,通常在每个月经周期中仅释放出一个卵子。女婴从出生时就决定了她将拥有多少卵子,这个数字大约是 200 万个。但是当一个女孩进入青春期时,卵子数目会减少,最后卵巢中储存的卵子数大约是 40 万个。从青春期到围绝经期,只有 400 ~ 500 个卵子会发育成熟并从卵巢中释放出来。在月经周期的前期,卵子包封在卵泡里,随着卵泡的发育,它们会产生雌激素。卵子被释放后,留在卵巢中的空卵泡称为黄体。黄体会释放孕酮(含量较高)和雌激素(含量较低)。在卵子的成熟过程中,多个含有卵子的卵泡逐渐变大,但许多卵泡在这个过程中失去了运作的能力,这是为了确保在月经周期中成熟一个主卵泡,使其能将所包含的卵子在排卵期释放。

绝经是指女性最后一次月经后不再有月经周期,也就是生育年龄的结束。这代表的是卵巢中含有卵子的所有卵泡已经全数丧失。当没有更多的卵泡或卵子时,卵巢就不再分泌雌激素和孕酮,月经就停止了。广义的绝经大致可分成 3 类:①自然绝经,通常 50 ~ 55 岁的女性其卵巢功能自然衰退,不再分泌女性激素,月经周期停止;②早发性卵巢衰竭,有些女性在 40 岁左右就绝经了,大部分原因不明,可能与基因遗传有关;③其他外力因素或称医源性绝经,如罹患卵巢肿瘤必须切除双侧卵巢或其他癌症接受放化疗,影响卵巢正常功能而造成绝经。从广义的绝经来看,绝经发生的年龄可能是 40 ~ 50 岁,但从女性泌尿生殖系统衰老的进程来分析,衰老是一个一直存在的过程,在经历生产与围绝经期之后,衰老进程就更加提速。

对于绝经前后的妇女,过去医学界多专注阴道瘙痒、干涩或灼热、性交疼痛等阴道症状,因此,称之为外阴阴道萎缩症。2014 年,北美绝经学会(NAMS)将其更名为"绝经期泌尿生殖综合征"(GSM),认为女性围绝经期出现泌尿道症状如排尿刺痛、尿频、漏尿和血尿等,必须引起注意并重视,而 GSM 能更准确地、全方位地描述女性泌尿生殖系统衰老。

GSM 是指女性在围绝经期及绝经后,由于雌激素低下引起外生殖器、盆底组织、膀胱和尿道发生的多种变化,同时还引起性功能障碍和性欲减低,影响主要包括三大方面:生殖道、泌尿道以及性生活。

GSM 的临床表现与血中雌激素浓度下降有直接关系。雌激素受体(α 和 β)存在于阴道内、外阴、盆底肌肉组织、骨盆内筋膜、尿道和膀胱三角,雌激素即作用于这些受体。当雌激素缺乏时,女性泌尿生殖道的解剖结构和组织形态便会发生变化,包括胶原蛋白、弹性蛋白和透明质酸含量减少,黏膜上皮变薄,平滑肌功能改变,结缔组织密度增加,血管分布减少。这些变化会降低阴道的弹性,增加阴道内 pH 值,导致阴道内菌群变化,阴道润滑度降低,增加了外界感染及受损的概率(表4-5)。

表4-5　GSM泌尿生殖道解剖和功能的变化

外阴方面	阴道及盆底方面	功能方面
丧失阴唇和外阴丰满度,大阴唇、阴蒂缩小	阴道缩短和狭窄,盆底支撑减弱,盆腔器官脱垂	酸碱性改变,导致菌群失调,阴道内pH值>4.5
阴道口萎缩与狭窄	阴道上皮变薄,易干燥 浅表细胞丢失和副基底细胞增多 阴道萎缩及易发生炎症 尿道黏膜突出和脱垂,尿道上皮变薄	阴道分泌物异常或异味 阴道敏感度下降或感觉减退 阴蒂刺激感觉丧失

最近有关GSM的大型调查研究显示,绝经后妇女有45%~63%曾经历过外阴阴道症状,最常见的是阴道干燥,其他症状包括性交困难、阴道刺激、瘙痒感、阴道压痛、性交时阴道点滴出血。在患有外阴阴道症状的女性中,40%有性功能障碍问题,24%性欲望缺乏,34%性觉醒困难,19%性高潮困难。此外,还常伴有下尿路症状,如排尿困难、尿急、尿频、夜尿、尿失禁和反复泌尿道感染(表4-6)。

表4-6　绝经期泌尿生殖系统综合征的症状和体征

症状	体征
生殖器官干燥	湿润度减少
性交时润滑度下降	弹性下降
性交时不适或疼痛	小阴唇萎缩
性交后出血	外阴或阴道苍白、红斑
性觉醒困难,性欲望缺乏,性高潮困难	阴道萎缩
外阴或阴道刺激、灼烧或瘙痒	组织脆弱、裂隙、瘀斑
排尿困难	尿道口外翻或脱垂
尿频、尿急	复发性尿路感染
尿失禁	子宫、膀胱或直肠膨出

在女性泌尿生殖系统衰老中,盆腔松弛综合征也是经常困扰女性的问题之一。造成盆腔松弛综合征的相关原因有:绝经后女性激素缺乏,妊娠、分娩,吸烟,肥胖,慢性肺部疾病,重体力劳动,盆腔手术直接或间接影响了盆底解剖结构,组织细胞萎缩而导致肌肉、韧带弹性减低或消失,尿道括约肌及骨盆周围韧带组织支撑虚弱无力等。盆腔松弛综合征包括盆腔器官脱垂与尿失禁两大方面。

器官脱垂主要包括以下3种。①膀胱脱垂:是指膀胱经由阴道前壁发生脱垂,压迫阴道壁,甚至掉至尿道口处。②直肠脱垂:主要由肛提肌的松弛或裂开所引起,表现为阴道后壁脱垂。③子宫脱垂:是指子宫从正常位置沿阴道下降,宫颈外口到达坐骨棘水平以下,甚至子宫全部脱出于阴道口外,常合并有阴道前壁及后壁膨出。盆腔器官脱垂的临床表现包括会阴部或阴道下坠感、腰酸背痛、会阴部胀痛、尿频、排尿困难、尿潴留、尿失禁、大便囤积、较重的子宫脱垂可在阴道口外见块状脱出物,甚至出现宫颈糜烂及阴道壁溃疡等。

女性泌尿生殖系统衰老所引发的尿失禁主要是压力性尿失禁(SUI),常采用 Stamey 尿失禁分级对其严重程度进行分级(表4-7)。

表4-7 压力性尿失禁分级

级别	表现
第一级(轻度)	腹部压力突然增加导致尿液流出,如咳嗽、打喷嚏、搬重物、提重物、跳跃引起尿失禁的状况
第二级(中度)	压力程度较轻时出现尿液流出,如稍微咳嗽、大笑、跑步或快步走、爬楼梯、拖地会引起尿失禁的状况
第三级(重度)	身体活动或位置改变时出现尿液流出,如走路、做家务(如洗碗、扫地)、改变姿势(如由站到蹲或坐)会引起尿失禁的状况
第四级(极重度)	休息状态如床上翻身都会出现尿失禁的状况

二、绝经期泌尿生殖系统综合征的治疗方法

雌激素或激素替代疗法是 GSM 的首选治疗方法,可以使阴道恢复到绝经前的生理状态并缓解症状。对于子宫完整的女性来说,使用孕酮能降低诱发子宫内膜癌的风险。阴道雌激素乳膏可以缓解泌尿生殖器官萎缩,但可能不会产生全身效应。阴道保湿剂(例如含透明质酸)通过改变内皮的液体含量和降低阴道 pH 值来达到症状的缓解。阴道润滑剂对于雌激素或激素替代疗法有禁忌证的女性可以提供短期缓解,起到改善干燥或保湿作用。对于盆腔器官脱垂与尿失禁,轻、中度患者可采用保守治疗如电刺激或盆底肌锻炼等;对于无法改善者,目前经耻骨或者经闭孔无张力阴道吊带手术为最主流的治疗方法,效果较好,维持的时间较长,成功率高达95%。

GSM 治疗的新技术主要是光电与注射的手段。2014 年,光电类的阴道铒激光与 CO_2 激光仪器进入市场,对泌尿生殖系统衰老的治疗提供了很好的替代性选择,很多文献也报告了良好的临床治疗效果,尤其是针对乳腺癌妇女不能使用雌激素者。但在 2018 年 7 月,美国食品药品监督管理局对阴道激光提出安全性上的质疑,不过更多的学者认为其临床治疗效果是正面的而且有效。在注射类治疗,目前临床上主要采用 PRP、透明质酸、自体脂肪或干细胞直接注射于局部,临床证实均有较好的疗效。激光光电和注射均属于

微创治疗的范畴,相比手术,微创治疗创伤相对小,恢复期短,患者接受度高。

三、改善女性泌尿生殖系统衰老的临床研究

PRP能促进受损阴道黏膜、肌肉和皮肤的修复与饱满度恢复,促进阴道血管与血供增加,进而提升敏感度,使阴道看起来更加年轻化。另外,PRP有助于盆底相关韧带和肌肉强度的提升,使尿道支撑力变得更强,从而减轻尿失禁。文献最早是在2009年报道注射PRP应用于阴道直肠瘘修补手术,并利用PRP浸润不可吸收人工网片后植入盆底以治疗盆腔器官脱垂。目前有不少学者将PRP运用于泌尿生殖系统抗衰老的治疗,更多的是将PRP与其他注射材料(如脂肪或者透明质酸)混合后注射于泌尿生殖系统所需治疗的部位。

一项非随机对照的PRP注射前瞻性研究纳入68名女性,平均年龄62.8岁,患有压力性尿失禁及膀胱过度活动症,阴道缺乏润滑和性功能障碍(性欲冷淡、觉醒迟缓、性交困难),采用O点注射(O-Shot)注射PRP,1次/月,共2次,治疗后94%的患者满意。研究者认为PRP的O-Shot注射是一种安全、有效、非手术和非激素类的用来治疗泌尿生殖系统症状的好方法。

Behnia-Willison等针对28例外阴硬化性苔藓(LS)患者进行治疗,以扇形注射法将PRP注入外阴,患者接受3次PRP治疗,第2次与第1次注射间隔4~6周,第3次在第12个月。在两年的随访期间,几乎所有患者都表现出病变部位缩小的临床改善,28.6%的患者在PRP注射治疗后病变完全消失。报告中除注射疼痛外,没有出现其他并发症。研究的结论是PRP注射治疗LS是有效的。

Kim等使用脂肪混合PRP填充治疗一位67岁阴道萎缩和LS患者,他们将总共40 mL与PRP混合的自体脂肪移植注射到大阴唇中,最终大阴唇的萎缩干痒获得了改善,大阴唇轮廓得以恢复,小阴唇上的白色斑块状病变也有所改善,阴道干涩、性交困难情况得到明显改善。研究者认为脂肪混合PRP填充注射可对外阴病变和生殖器官老化外观起到修复再生作用,功能和美容效果都令人满意。

Hersant等对20名因不能服用激素治疗的有乳腺癌病史的绝经后妇女,采用PRP与透明质酸混合后进行一次性的阴道黏膜下注射,所有受试者阴道干燥和阴道其他症状在治疗6个月后均得到明显改善。他们得出结论是,对于那些不能接受激素治疗的患者,PRP与透明质酸相结合可为有乳腺癌病史的绝经后妇女提供一个新的替代疗法。

Biguria等联合应用PRP与透明质酸对14名女性性功能障碍患者进行注射治疗。PRP制备完成后,定位G点位置并注射1 mL透明质酸,在这个位置前后2个点再注射PRP,接着分别在阴蒂12点钟、3点钟、6点钟和9点钟4个方向分别注射PRP。3个月后进行女性性功能指数评估,所有女性性功能障碍均得到明显改善。

四、改善女性泌尿生殖系统衰老的适应证、操作方法及注意事项

(一)适应证

1. 外阴及阴道萎缩 对于正在使用激素者、不能使用或拒绝使用激素的绝经前后妇女,不管其外阴、阴道萎缩严重程度或者症状表现程度如何,皆可接受 PRP 治疗。

外阴硬化性苔藓(LS)是好发于女性外阴的疾病之一,以外阴及肛周皮肤萎缩变薄、色素减退呈白色病变为主要特征。LS 好发于 50 岁以上的绝经妇女,属于外阴部位的非肿瘤性皮肤病变。目前的研究显示,其病因与自身免疫性疾病(约 21% 的患者合并自身免疫相关疾病)、感染、性激素缺乏(如睾酮不足)、基因遗传疾病(有家族倾向)有关。

(1)LS 主要表现为外阴病损区瘙痒及外阴烧灼感,小阴唇逐渐丧失,阴蒂呈现密封包埋,并导致进行性瘙痒、性交困难和生殖器出血。妇科检查可以发现。如果为早期病变,皮肤发红、肿胀,出现小丘疹、紫癜状或外阴萎缩、色素减退;晚期病变时,皮肤萎缩菲薄呈羊皮样改变,阴道口挛缩狭窄。确诊靠组织学检查,注意在病损处多点活检,需与老年生理性萎缩、白癜风及白化病相鉴别。

(2)目前 LS 的治疗方法:包括以下 5 种。①一般治疗:保持皮肤清洁、干燥,忌食辛辣刺激食物,不宜用刺激性清洁剂或药物擦洗,忌穿不透气内裤。②药物治疗:局部应用 2% 丙酸睾酮油膏或水剂、0.5% 孕酮油膏、糖皮质激素类(0.05% 氯倍他索软膏)。可以考虑免疫治疗,如局部炎症细胞因子抑制剂、T 细胞选择抑制剂(如他克莫司)等。注意幼女 LS 一般不采用丙酸睾酮油膏,以免出现男性化。③全身用药:如阿维 A、多种维生素、镇静安眠和抗过敏药物。④物理治疗:可选择聚焦超声、激光、光动力、冷冻、射频等治疗。⑤手术治疗:适用于病情严重或药物、物理治疗无效者,特别是外阴形态异常、性功能障碍的患者,可采用化学剥脱术、皮肤磨削术、阴唇沟粘连分离术、小阴唇成形术,并配合 PRP 注射。术后清创换药,辅以外阴敷面膜等皮肤护理。

(3)配合 PRP 注射的手术主要步骤:①喉罩全身麻醉,取截石位,标记手术范围。②注射肿胀液(生理盐水 200 mL+垂体后叶激素 6 个单位+肾上腺素 0.2 mg)。③阴唇沟、舟状窝处粘连分离。④行小阴唇成形术。⑤行皮肤磨削术,菱形铣刀以(15 000 ~ 30 000 rpm)速度旋转去除皮肤上层以改善表面质地,磨削深度限于真皮浅层,相当于浅 II 度烧伤;必要时结合刮皮术、修剪术、化学剥脱术;术后即刻使用 PRP 行皮内多点注射(亦可用水光注射法),总体用量 4 ~ 6 mL 或更多。⑥阴道碘伏纱布填塞,外阴封闭包扎。

(4)术后护理要点:①术后静脉应用抗生素预防感染;②术后 7 d 无菌换药,再行 PRP 注射治疗 1 ~ 2 次;③术后 2 个月采取外阴敷面膜等长期皮肤护理措施。

针对 LS 的治疗思路可以概括为"除旧布新",皮肤磨削术及化学剥脱术等技术方法的使用在于去除病变组织,即"除旧";随后最关键的就在于如何促进局部组织更快、更高质量地再生,PRP 正好符合这一要求,即"布新"。

2. 盆腔器官脱垂与尿失禁 PRP 治疗盆腔器官脱垂与尿失禁的适应证为:轻度或中度盆腔器官脱垂,以及轻度或中度尿失禁的绝经前后妇女。严重盆腔器官脱垂与尿失禁

仍须以手术治疗矫正。

（1）盆腔器官脱垂的 PRP 筋膜与韧带注射：治疗通常是以经阴道方式将 PRP 注射于盆腔脱垂器官的筋膜与韧带。支撑盆腔器官的筋膜与韧带相当多且复杂，我们仅在经阴道内所及的部位进行注射。最上段为子宫，支撑子宫的 3 根主要韧带为宫颈耻骨韧带、主韧带和子宫骶韧带，这 3 根韧带包绕着宫颈，所以经阴道内的注射只在这 3 根韧带与宫颈的交接处进行，常用 PRP 约 10 mL，无法注射到往外延伸的骨盆壁。中段的阴道前壁为膀胱，支撑膀胱的为阴道与膀胱之间的筋膜组织，在这个层次直接注射，常用 PRP 约 10 mL。中段的阴道后壁为直肠，在阴道与直肠之间的筋膜组织层直接注射，常用 PRP 约 10 mL。下段为处女膜的周围以及前庭区，这个环形区域直接在皮下注射 PRP 约 10 mL。

（2）尿失禁的 PRP 韧带注射：女性尿道长约 4 cm，嵌入支持阴道前部的结缔组织中。尿道由内上皮衬里、海绵状黏膜下层、中间平滑肌层和外部弹性纤维结缔组织层组成。尿道的所有组织结构提供足够的闭塞压力以防止尿液漏出。耻骨尿道韧带（PL）支撑尿道、维持闭尿机制是目前多数学者支持的理论基础。大多数针对压力性尿失禁的手术都旨在恢复尿道支撑力，主要是 PL 在静息时对尿道的阻力。相关研究表明，PRP 注射用于修复 PL 损伤对治疗压力性尿失禁具有一定的作用。笔者通常将 5 mL PRP 经阴道方式直接注射在 PL。PRP 筋膜及韧带注射操作难度较大，建议由具备一定经验的妇产科医师实施。

3. 性敏感度降低　PRP 在性功能障碍中的应用被认为是新的革命性的非手术治疗方法，是指将 PRP 注射到阴道的特定区域，这种治疗方式被称为 O 点注射（O-Shot）。PRP 能促进组织再生，有助于性反应的增强，包括改善"性唤醒"，增强性高潮，减少性交困难，并增加自然润滑度。通常将 1 mL PRP 注入阴蒂，4 mL PRP 注入 G 点部位，用于治疗某些类型的女性性功能障碍。

（二）操作方法

1. 术前准备　操作所需材料包括无菌操作台、无菌手套、阴道扩阴器或妇科拉钩、纱布、1 mL 螺旋口注射器、30G×1.3 cm 锐针头（用于外阴注射）、30G×2.5 cm 锐针头（用于阴道内注射）、利多卡因注射液、标记笔。

患者平躺于妇科检查台，取截石位，必要时剃毛备皮以利观察操作视野，检查整体外观，如大小阴唇饱满度、色泽、阴蒂位置、外阴萎缩及皮肤情况，阴道内情况如炎症分泌物、阴道松弛、宫颈情况，以及是否有其他病灶，必要时可以做阴道镜检及阴道分泌物涂片检查。

鉴于有 60% 左右霉菌性阴道炎患者毫无症状，建议操作前 3 d 阴道内预防性纳塞抗霉菌栓剂，操作前使用碘伏由外而内消毒 3~5 遍。常用表面麻醉药膏行表面麻醉，等待 20 min 后即可进行操作（注意患者是否对麻醉药膏过敏）；或者局部注射利多卡因麻醉，针对要注射的部位采用多点式（如大阴唇）或定点式（如阴蒂或 G 点）局部麻醉。

2. 操作要点

（1）膀胱膨出，外阴萎缩及干痒，性敏感度减低，性交疼痛。操作顺序建议由外阴到内阴的顺序进行。性敏感度减低可于阴蒂处注射 PRP 约 1 mL 以及 G 点注射 PRP 约 4 mL。注射前可以局部注射麻醉药约 0.2 mL。阴蒂的解剖位置明确,找到即可进行注射。G 点解剖位置因人而异,一般位于阴道口与宫颈之间的阴道前壁,距阴道口 3~5 cm 或更深,局部常会有一定程度的组织增厚,注射前可先进行检查互动,找到敏感位置。至于膀胱膨出问题,则仿照 G 点注射方式在阴道前壁及阴道膀胱筋膜层进行 PRP 多点注射,以加强筋膜组织支撑力。

(2)性交时顺产瘢痕处疼痛,外阴萎缩及干痒。于瘢痕处皮下深层联合浅层注射 PRP,运用挑针剥离松解瘢痕粘连,共注射约 1 mL PRP。然后行外阴萎缩及干痒 PRP 注射治疗,先用标记笔于两侧大阴唇做标记点,点与点间距约 1 cm,每侧大阴唇多点皮下注射 PRP,单点剂量 0.2~0.5 mL,共约 10 mL,注射结束后大阴唇呈现饱满状态,基本无出血及瘀青。

(三)注意事项

1. 术中注意事项 使用锐针将 PRP 注射在外阴与阴道内时,最常见的不良反应是疼痛与瘀青,适当使用表面麻醉药膏或利多卡因局部麻醉能有效减轻疼痛。对于血管分布多的部位,瘀青确实比较难预防。若发生出血,应及时用纱布按压 3 min 以上,便能止血。尽管 PRP 注入血管内尚未发现明确的栓塞风险,但仍建议在注射过程中保持回抽观察的习惯。

2. 术后注意事项 疼痛、瘀青与肿胀是 PRP 注射后最常见的不良反应,建议术后 2~3 d 局部冷敷,每次冷敷时间不超过 15 min,休息 1~2 h 后可以再敷,每日 6~8 次。局部不适感有可能会持续 4~14 d,之后会慢慢自行消退。具体注意事项如下:①术后视情况可口服 3 d 非甾体抗炎药(NSAID)及预防性应用抗生素;②术后第 3 天每日用温水洗净会阴部以保持洁净;③术后 1 周内避免辛辣食物、烟酒等;④术后 1 周内避免性交;⑤术后 1 周内应尽量穿着宽松、透气裤装;⑥术后 1 周内阴道可能会有少量渗液或渗血现象,属正常情况;⑦通常术后 1 周后可恢复平日作息,1 个月复查情况后便可以进行下一次治疗。

在妇产科领域,PRP 在泌尿生殖系统抗衰老的治疗中,除了运用于外观和功能修复外,还能运用于卵巢功能保存、薄型子宫不孕症及宫腔内粘连的预防等方面。泌尿生殖系统衰老采用 PRP 注射治疗是比较局部性的治疗方法,创伤小,发生血管内栓塞的危险性较低,仅有注射疼痛及注射后的肿胀、瘀青、出血等问题,是比较安全有效的治疗方式。所有接受 PRP 注射的患者在术前务必要对其泌尿生殖情况进行详细检查,找出病变所在并做好知情同意,充分沟通治疗的效果、安全性及可能需要多次注射治疗等事宜。虽然在临床研究报告中确实有较好的治疗效果,但注射后的效果可能存在个体差异,应避免对疗效过度渲染以及商业推销。

还应注意的是,不建议将 PRP 作为泌尿生殖系统抗衰老的首选治疗方法,可以将 PRP 治疗作为替代性的选择,如因其他疾病不能使用激素药物的患者,或其他原因无法耐受手术者。再者,治疗方法也应因病施治,多种方法联合应用。PRP 在泌尿生殖系统抗衰老中的运用在不同患者应该设计不同的治疗方案,例如 PRP 可以搭配其他人体可注射材料、联合阴道激光治疗或结合手术治疗,相辅相成,提高疗效,但必须首先确保治疗方案的安全性。

五、在男性治疗中的应用

1. **中老年男性面临的生理问题**　①硬度:下降。②时间:勃起缓慢,性反应时间延长,性交时间缩短。③阴茎的长度和体积减小。④性高潮下降。⑤同时是否合并其他慢性疾病。

2. **原理**　注射 PRP 后增加阴茎血液量,改善勃起功能,提高敏感度,增强耐力,同时男性阴茎增粗、增长也得到改善,经治疗后提高性生活时间。

3. **禁忌证**　①血小板功能障碍;②血小板减少症;③低纤维蛋白原血症;④严重糖尿病;⑤败血症;⑥急性或慢性传染病;⑦肝脏慢性疾病史;⑧正接受抗凝血治疗;⑨长期或过量使用阿司匹林或维生素 E;⑩有皮肤恶性肿瘤病史或其他癌症。

4. **注射方法**　①利多卡因乳膏涂抹预注射部位周边,也可使用局部麻药使用于注射部位皮下或阴茎根部神经阻滞;②抽血制备合格 PRP;③用皮筋扎在阴茎部;④将 PRP 缓缓打入双侧海绵体,每点可注射 0.5~1.0 mL;⑤即刻以上抽吸阴茎;⑥每天辅助负压方式抽吸;⑦3~4 周治疗 1 次,3~6 次/疗程。

5. **术后护理**　①治疗部位有轻微红肿,注意保持局部清洁;②PPP 液或抗生素软膏继续敷于皮肤表面 30~60 min;③术后 24 h 可用生理盐水清洁;④术后 1 周,才可进行性生活;⑤按疗程治疗;⑥加强耻尾肌(PC)肌功能锻炼。

第五章 富血小板血浆在口腔颌面外科中的临床应用

近 20 年来，PRP 在再生医学领域中的研究迅速发展，在口腔外科中，主要用于促进伤口愈合过程中新生组织的生成。有人提出，PRP 中的血小板可以释放一系列生长因子，这些生长因子可以募集修复性细胞，并激活一些软组织修复和牙槽骨再生所必需的生物学过程。此外，PRP 来源于患者本身，在口腔门诊中的制备相对容易。因此，PRP 的应用为口腔外科中组织修复和再生领域开辟了新途径。

一些研究表明，PRP 凝胶可明显减少因牙齿脱位产生的术后疼痛和不适感，并且可以避免骨髓炎的发生。Alissa 等评估了 PRP 在拔牙窝愈合过程中的效果。研究表明，经 PRP 治疗后的患者其术后疼痛感明显减轻，临床上可观察到软组织愈合。Ogundipe 等也证实，在拔除第 3 磨牙时用 PRP 进行处理，患者的疼痛感减轻，肿胀和张口程度也得到改善。此外，Ruktowski 等表明，拔牙后使用 PRP，拔牙窝的放射密度与基线水平相比会有显著的增加。最近 Prataap 等发现，自体 PRP 是一种生物相容性材料，用 PRP 处理拔牙窝可以显著的促进软组织修复过程，减轻患者疼痛，并降低牙槽骨炎的发病率。以上这些研究中，由于缺乏公认的术语和相关错误的理解，因此各研究中 PRP 产品的定义并不清晰。然而，近些年的数据表明，L-PRP 和 P-PRP 凝胶可能是口腔颌面外科手术中最常用到的产品。

在口腔颌面外科和普通外科领域，PRP 相关产品在体内外均有研究，目前它们广泛应用于骨科。临床研究人员建议在植牙前使用 PRP 或者与牙种植体位点协同使用 PRP，这样有利于快速再生高质量的骨内沉积物。PRP 作为一种简单安全的治疗方法，在口腔颌面外科学的众多研究中前景十分可观。综上所述，PRP 具有制备简单、价格低廉、无免疫原性等优点，广泛应用于医学领域。PRP 来源于患者自身血液，是一种极为安全的生物制品，用于患者自身治疗不会产生免疫排斥反应。在口腔再生医学领域中，PRP 中血小板被激活后所释放的多种生长因子可以促进牙髓再生过程中的细胞增殖和分化，通过调节牙周伤口愈合期间软硬组织的应答促进伤口愈合，并可能利于牙周骨内缺损的填充。同时这些生长因子也有利于口腔颌面外科手术中新生组织的产生。

尽管 PRP 有诸多优势，但是在目前的研究中还存在一些不足之处。一方面，在牙髓再生过程中，各研究中关于 PRP 具体的使用方法及产品定义多种多样，评估和分析体系也尚不明确，因此需要建立标准化操作流程、确定相关专业术语并使用统一的评价分析体系。另一方面，PRP 的具体有效成分尚不明确，其促进伤口愈合和新组织生成的机制还不清晰，仍需要进一步摸索其涉及的信号通路并明确作用机制。总的来说，PRP 是一种相对安全的生物材料，为口腔医学再生领域带来了希望。

近年来,PRP 在口腔颌面外科领域应用越来越广泛。除基础研究外,临床研究还发现 PRP 可以明显地促进体外成骨细胞的增殖;但是过高浓度的 PRP 又会抑制成骨细胞的生长。在对动物的牵张成骨实验中发现,在术后早期,截骨部位骨吸收和骨形成出现较早,微血管、骨胶原纤维形成相对较多;在术后后期,骨密度较高;给予 PRP,骨形成与改建完成较快。①上颌窦底提升:上颌后牙缺失后常伴有牙槽骨萎缩所致的上颌窦底相对过深,加之上颌骨骨质疏松、骨小梁细,从而导致其临床种植成功率较低。有学者将 PRP 与碎骨片等混合制成糊状物质充填于上颌窦中以提升上颌窦底,术后植入种植体并取出骨标本进行组织学分析。结果显示,板层骨片富含血管化的结缔组织内含骨细胞,其周边为成骨细胞所包绕,骨新生活跃。在动物实验的基础上,有学者将 PRP 与患者自身的颧骨和异种骨混合,对患者的后牙牙槽高度不足进行上颌窦底提升并即刻植入种植体,获得成功。但亦有学者在研究中发现,加用 PRP 组的骨形成量仅高于未加 PRP 组 8%～10% 。学者们认为,PRP 为自身源性,其促进创伤愈合的能力虽取决于自身所含的高质量浓度的生长因子,但这些生长因子却有个体差异,质量浓度和活性随患者的性别、年龄、机体状况等综合因素变化而变化。②牵张成骨:先天或后天原因造成的骨缺损或骨畸形,仅仅以常规手段给予治疗是难以取得良好的临床治疗效果的,而采用牵张成骨的治疗方法则可取得比较满意的效果。譬如先天性小下颌、单侧颌骨发育畸形等通过牵张成骨治疗,患者的颌骨轮廓会得到较好的改善,咬合关系也能得到矫正。但是,牵张成骨治疗过程较长是其不足。有学者将 PRP 应用于牵张成骨取得了一定疗效。③牙周重建:激活的 PRP 制成凝胶状,能使颗粒状移植物有良好的可塑性。有人在用 PRP、患者自身骨和引导性组织再生术(GTR)治疗牙周病骨缺损时发现,牙周病损的骨缺损区充满了新生骨,牙周组织与牙结合得到显著恢复。还有人用 PRP、皮下结缔组织移植物、胶原膜来治疗牙龈退缩,即将 PRP 凝胶置于手术区的移植膜与根面之间,将贫血小板血浆(PPP)置于其上方作为保护层,术后所有病例均取得了满意的疗效。PRP 对进展期牙周病的治疗亦有效,可显著改善Ⅱ级根分叉病变,降低牙周袋深度,提高移植骨和牙周组织与牙的结合程度。④种植体周围的处理:种植体植入制备成形的牙槽窝后,与牙槽窝内板层骨之间总会存在一定的间隙。PRP 凝胶不但可以充填这些微小潜在的间隙,还可诱导牙槽窝内的新骨生成,提高种植体的骨结合,促进种植体周围炎症消除,使种植体获得良好的骨结合与健康的龈界面。亦有学者将 PRP 涂于种植体表层,在植入种植体 3～4 个月后即可加终末负荷。譬如上颌窦底提升患者术后 4 个月即可植入种植体,8 个月后可承受终末负荷。⑤牙槽嵴重建:有学者用患者自身髂骨、PRP 和钛网对下颌前牙区牙槽嵴缺损进行修复,结果发现牙槽嵴的高度和宽度在早期即有明显增高,术后 PRP 组萌生骨量明显高于对照组,随访亦未发现移植物萎缩现象。

第一节　颌骨相关疾病

一、颌骨囊肿

1.概念　颌骨囊肿是一种常见的口腔疾病,临床上一般采用骨组织或骨替代材料充填骨腔,但骨内充填材料应具备骨传导、骨诱导、骨生成作用及较好的生物相容性,而CGF含有高浓度的各类生长因子及纤维蛋白,具有促进组织再生的功能,在骨组织再生方面具有良好的疗效。常见颌骨囊肿90%以上为牙源性囊肿,牙源性囊肿包括5种。①萌出囊肿:是包绕一个正在萌出牙牙冠的囊肿部分位于骨外,几乎都与乳牙有关,与萌出牙软组织内阻生关系密切。②根尖周囊肿:是发生于颌骨的最常见牙源性囊肿,多由慢性根尖周炎、根端肉芽肿发展而来。由于慢性炎症长期存在刺激牙周膜内的马拉塞上皮剩余增生,增生后的上皮形成条索或团块状,进而中央变性、液化更有周围组织不断渗出。逐渐形成囊肿。③含牙囊肿:又称滤泡囊肿,常发生在牙冠牙釉质形成之后,在缩余釉上皮与牙冠之间出现液体渗出和蓄积而形成囊肿。④腺牙源性囊肿:好发于下颌骨,特别是前牙区,发病原因尚不清楚。⑤牙旁囊肿:又称炎症性侧囊肿、下颌感染性颊侧囊肿是因牙周袋内炎症影响,在根侧面紧靠牙颈发生的囊肿,约占牙源性囊肿的5%,牙旁囊肿来源于余釉上皮或马拉塞上皮。

2.浓缩血小板在颌骨囊肿摘除术中的应用　囊肿的常规处理方式可分为袋形缝合术和刮治术。囊肿刮治仍是治疗的金标准,去除囊壁后的骨腔有些可以自行愈合,但需根据囊腔大小决定是否填塞,至于多大的囊腔需要填塞尚无统一标准。对前后牙不同部位的囊肿手术可有多种处理方式,包括自行愈合、同期植骨或延期植骨等。

拔除患牙后的囊肿骨腔应依据牙槽骨量及囊肿骨腔的大小来决定是否需行同期位点保存术。有研究认为,3 cm以下可自行愈合,术后1年可缩小60%～70%,成骨密度达97%;>3 cm的囊肿术后1年成骨密度为46%,愈合周期长。总体来说,年轻患者愈合能力优于年长患者,单皮质骨缺损愈合能力优于双层皮质骨缺损愈合能力,下颌前部愈合能力优于上颌前部愈合能力。另外,骨缺损大小、形状也与愈合有关,首先取决于病灶最小直径,而在病灶体积相同的情况下,椭圆形骨缺损愈合优于圆形骨缺损愈合。对前牙美学区的根端囊肿的处置,应强调保持牙槽骨骨量充足稳定,对后期拟种植修复来说意义重大;而后牙区经评估后可以任其自行愈合。

骨腔愈合需要充足的血供,由于CGF中含有的多种生长因子及CD34+细胞浓度是外周血的数倍甚至十几倍,能促进邻近骨和骨膜的骨原细胞增殖而形成编织骨。研究证实,PDGF可促进血管的形成与再生,为创伤修复提供保证;TGF-β可促进成骨细胞生长,抑制破骨细胞形成;ICF在骨质的生长、重塑和修复过程中均起到重要的调节作用;VEGF可促进内皮细胞的增殖和分化,产生更多骨形成蛋白,并能促进成骨细胞及破骨细胞的分化和生长。王天祥等研究表明,CGF 用于颌骨囊肿术后骨缺损的充填可加快创口愈合速度,并能促进骨质再生,提高骨缺损区愈合效果;甄超等的研究也证实,CGF 具有促进骨组织生长和愈合的能力,有利于颌骨囊肿术后骨缺损的修复;李勇等使用 CGF 联合 Bio-oss 骨粉充填 30 例颌骨囊肿术后中、大型骨缺损,术后 3 个月可见骨腔内大量新骨形成,术后 6 个月新骨密度增高,大量骨小梁形成,术后 12 个月植骨区与其周围颌骨组织密度接近,骨缺损完全修复。

二、颞下颌关节紊乱病

(一)概念

颞下颌关节紊乱(TMD)是指累及颞下颌关节和(或)咀嚼肌群,具有相关临床表现的一组疾病的总称,包括咀嚼肌紊乱疾病、结构紊乱疾病、炎性疾病和骨关节病四大类,原称为颞下颌关节紊乱综合征。发病因素复杂,咬合异常、结构发育异常、精神心理因素、创伤等为本病的主要致病因素,还与免疫学因素、偏侧咀嚼习惯、夜磨牙、紧咬牙及其他口腔不良习惯有关。本病临床主要症状包括开闭口运动及咀嚼时关节区和(或)关节周围肌群疼痛、开口受限等关节运动障碍、关节内弹响或杂音,还可伴有头痛、耳鸣等其他症状。

颞下颌关节紊乱发展一般分为功能紊乱、结构紊乱、关节器质性破坏 3 个阶段。①下颌运动异常:开口度异常、开口型异常(偏斜或歪曲)、开闭口运动出现关节绞锁等。②疼痛:开口或咀嚼运动时关节区或关节周围肌群疼痛,一般无自发痛,若为急性滑膜炎,可偶有自发痛。病程迁延者,有关节区发沉、酸胀,咀嚼肌易疲劳及面颊、颞区、枕区等部位慢性疼痛或感觉异常等表现。③弹响和杂音:弹响音是开口运动有"咔、咔"的声音。破碎音是开口运动有"咔叭、咔叭"的声音。摩擦音是在开口运动中有连续的似揉玻璃纸样的摩擦音。

(二)治疗

1.治疗机制 关于浓缩血小板技术治疗 TDM 的作用机制,目前研究认为主要是以下几个方面。

(1)TMD 从总体上属于低炎症性关节炎的一种,浓缩血小板中的多种抗炎因子及免疫调节因子能有效控制、调节这种无菌性炎症进展,实现局部内稳态,进而可能达到治愈的效果,相关研究认为其炎症调节能力对本病症状和体征的改善发挥了关键性作用。

(2)TMD 存在有不同程度的关节软骨、关节囊、肌肉、韧带等多种结构损伤,浓缩血小板中富含的多种生长因子及 CD34+细胞在促进组织修复、再生方面的作用是得到确切证实的,并在与 TDM 相似的骨性关节炎等病种的治疗中得到广泛应用。

(3)浓缩血小板注射入局部组织后能有效刺激自身组织产生透明质酸,起到润滑关节、减轻摩擦力的作用,有利于减轻关节物理性磨损及软骨破坏。

不同类型的 TMD 患者均可接受 PRP 的注射治疗。PRP 对关节软骨的修复作用是糖皮质激素、透明质酸等药物所不具备的。若为咀嚼肌紊乱型患者，其病变主要位于关节外的咀嚼肌群，以咀嚼肌张力异常、痉挛、肌筋膜炎等问题为主，浓缩血小板治疗目标以咀嚼肌为主，特别是咀嚼肌及其附着点的压痛较显著之处；其他三型患者，其关节均有不同程度的器质性损害，故均可将浓缩血小板直接注射到关节腔内，以消除关节内炎症、促进关节的自我修复。

2. 注射操作方法

（1）咀嚼肌群的 PRP 注射。可选取咀嚼肌张力较高、压痛最为明显的部位（如翼外肌）进行注射，所使用 PRP 应尽量清除红细胞以避免造成肌肉血肿机化，每点 0.5 ~ 1.0 mL，2 周注射 1 次，3 次为 1 个疗程。注射后应予适当压迫止血。

（2）颞下颌关节的 PRP 注射。使用长 5 号注射针头，每次提取 PRP 5 mL，于关节腔内注射 0.5 ~ 1.0 mL，其余注射在关节周边组织内，2 周注射 1 次，3 次为 1 个疗程。颞下颌关节注射通常分为关节上腔注射与关节下腔注射两种，一般多注射于前者，但近期有文献报道关节下腔注射对于增加开口度、减轻关节疼痛等效果更佳。

1）颞下颌关节的常规穿刺方法有 2 种。①关节上腔穿刺法：患者取侧卧位，嘱患者尽量张大口，于耳屏前 1 cm 颧弓下缘凹陷处进针，并向前、上方推进，当针尖触及骨面（关节结节后斜面）时稍稍回退一点，回抽无血或其他液体，即可注射。②关节下腔穿刺法：患者取侧卧位，嘱患者稍张口，于颧弓下方触摸到髁突最隆起处，于髁突后侧稍向下斜刺进针，先将针尖抵及髁突后部，然后稍退针，将针尖稍转方向朝上（顶侧）进针，直至针尖出现落空感（即针尖位于并紧贴髁突顶部）时，回抽无血或其他液体，即可注射。

2）超声引导下颞下颌关节的穿刺方法：由于制备 PRP 有一定成本（特别是使用套件提取时价格高昂），而盲穿条件下难以精确判定髁突与针尖的所在位置（除非特别熟练者），否则要准确将 PRP 注射进颞下颌关节的关节下腔还是有一定难度。为确保穿刺成功，最大程度发挥 PRP 的作用，推荐在超声引导下进行颞下颌关节的下关节腔注射。

超声引导的具体定位方法是：①患者取患侧在上的侧卧位；②用 1 个消毒棉球或小纱布团塞住患侧外耳道口，避免消毒液流入耳内，以患侧颞下颌关节为中心用碘伏消毒，避免消毒液入眼，铺洞巾；③使用高频线型探头，以无菌手套套扎保护探头（或使用专用无菌塑料套），避免消毒液直接接触探头；④嘱患者微张口，通过触摸确定颧弓下缘的位置；⑤将探头放置于颧弓下缘并稍向前下方倾斜；⑥采用平面内穿刺法，进针点位于探头前侧，在超声全程引导下进针，使针尖位于髁突表面并紧贴髁突表面，即进入颞下颌关节的下关节腔；⑦在颞下颌关节的下关节腔内注射 PRP 0.5 ~ 1.0 mL。

3. 术后注意事项

（1）嘱患者保持充分睡眠，避免精神紧张，避免受寒冷刺激。

（2）注射 24 h 后局部可予热敷辅助治疗，进行适度颞下颌关节功能锻炼，但避免大力咀嚼硬物。

（3）术后局部应予充分压迫止血。

（4）术后 1 ~ 2 d，患者局部可能会有疼痛、酸胀、僵硬等反应，可给予口服非甾体抗炎药等进行对症处理。

（5）必要时可配合服用乙哌立松、替扎尼定等肌肉松弛药以及抗焦虑药物。

TMD 是口腔颌面部常见疾病，只要积极配合治疗，一般预后良好。使用超声引导下颞下颌关节下关节腔注射浓缩血小板，可确保穿刺成功，最大程度发挥其生物学作用。尽管目前已经在动物实验及临床治疗等多个层面证实浓缩血小板注射治疗 TMD 具有积极效果，但在使用剂量、治疗疗程以及大样本对比研究等方面仍有待进一步探索完善。

第二节　牙髓及牙周病

一、牙髓的解剖生理

1. **牙髓组织学特点**　牙髓为疏松结缔组织，和身体其他结缔组织一样，具有较强的修复、再生能力。牙髓也是由细胞、纤维和不定型基质组成。牙髓在组织学上自外向内可以分为 4 层。①最外一层为成牙本质细胞层，是牙髓特有的高度分化的细胞，它们平铺于牙髓腔内壁，将牙髓组织与前期牙本质分开，每个成牙本质细胞都有一胞质突起伸入牙本质小管中，称为成牙本质细胞突。电子显微镜观察，成牙本质细胞胞质突起伸入到牙本质小管内的深度约达小管的近髓 1/3 ~ 1/2，小管内充满与髓腔内成分相同的组织液。成牙本质细胞是不能再生或进行有丝分裂的细胞，一旦遭受严重刺激发生坏死时就会丧失功能。②在成牙本质细胞层下方，有一个宽约 40 μm 的区域，细胞相对稀少，称为无细胞层，也称 Weil 层，其内有毛细血管、无髓鞘神经纤维以及成纤维细胞胞质突起穿越。③无细胞层下方是多细胞层，主要为成纤维细胞和未分化间充质细胞，此层的细胞很少发生分裂，但当成牙本质细胞死亡后，此层中的间充质细胞可以分化为成牙本质样细胞，因此多细胞层又称为牙髓细胞的储库，另外多细胞层内还含有一些淋巴细胞和巨噬细胞。④牙髓的中央区域为固有牙髓，占牙髓的绝大部分，它含有较多的血管和神经。在新萌出的牙齿内，固有牙髓的细胞主要是未分化间质细胞和成纤维细胞。这些细胞外形不规则，有着长的胞质突起。牙髓中胶原纤维稀少，常常分布于血管神经周围。牙髓纤维是许多细纤维丝合成的嗜银纤维束；基质为含黏多糖的不定型物质，细胞和纤维散在分布其中。由于不定型基质具有黏性，牙髓腔内压力不易扩散。牙髓发生炎症时，炎症灶的局部压力常明显增高。

2. **牙髓对刺激的反应**　在牙齿发育期间，原发性牙本质以较快速度形成，构成了牙本质的主体。牙齿萌出后，成牙本质细胞以缓慢的速度继续形成牙本质，称为继发性牙本质，它很难与原发性牙本质相区别。牙髓和牙本质都起源于外胚间充质，由牙乳头发育而来。从组织发生和解剖生理上看，牙髓和牙本质是一个由成牙本质细胞连接在一起的整体，对于有生活牙髓的牙齿来说，任何外界刺激在影响到牙本质的同时就会对牙髓产生影响。因此，将牙髓和牙本质视为一个功能单位，合称为牙髓牙本质器官或牙髓牙本质复合体。外界刺激最主要影响的是成牙本质细胞层,只要牙体疾患或牙体手术治疗到达牙本质层,刺激便会通过暴露的牙本质小管传入牙髓,产生不同程度的反应。牙本质暴露面离牙髓越近,牙髓的反应越重。发生反应的严重程度和所接受刺激的强度有关。刺激由弱到强引起成牙本质细胞层排列紊乱、成牙本质细胞变性以至坏死,形成牙本质死区。

在外界刺激下,牙髓牙本质复合体会发生相应的组织变化,在局部形成成团的第三期牙本质。第三期牙本质根据其细胞来源的不同又分为两类:当刺激较缓和时,受损的成牙本质细胞层中仍有存活的原发性成牙本质细胞,它们在牙髓牙本质界面能够继续行使功能,所产生的牙本质称为反应性牙本质;如果刺激强度较大,造成局部的成牙本质细胞死亡,此时,牙髓中的间充质细胞可分化为成牙本质细胞样细胞,继而分泌、形成新的牙本质,称为应答性牙本质或刺激性牙本质或修复性牙本质。第三期牙本质与原发性牙本质相比,牙本质小管不规则、矿化程度低、含有更多的有机物,又称为不规则牙本质。第三期牙本质的形成在外界刺激与牙髓组织间增加了屏障,从而降低了牙本质的通透性,从这一角度讲它反映出牙髓牙本质复合体对各种局部刺激的防御,也代表了牙髓牙本质复合体重要的再生功能。以往将上述由外界刺激所导致产生的新牙本质称为"修复性牙本质",有学者认为这一称谓会误导临床医师认为受损伤的牙髓正在愈合修复。实际上,只要外界刺激致使成牙本质细胞死亡,即已造成了牙髓不可复性的损伤,第三期牙本质中的"修复性牙本质"的形成只不过是作为一种"瘢痕组织"出现的,它的存在仅代表着牙髓曾经历了不可复性的损伤,并不意味有满意的预后。

原发性成牙本质细胞与成牙本质样细胞所形成的牙本质之间的界面非常重要,两者的牙本质小管在此处并不是呈直线相接的,交界处常常有无小管牙本质形成,这一屏障降低了受累牙本质的通透性,也可因牙本质小管并不通过该屏障而完全失去通透性。第三期牙本质形成的速率、厚度及其组成结构受外界刺激的强度、频率和持续时间影响,形成的平均速率是每天 1.5 nm,也有每天形成 3.5 nm 的情况。有研究报道 50 d 可有 70 μm 的第三期牙本质产生。另一个主要影响第三期牙本质形成的因素是洞底剩余牙本质厚度(RDT),当 RDT 在 2 mm 以上时,牙髓几乎没有任何不良反应;当 RDT 在 1 mm 以内时,对牙髓的毒性反应可降低至 90%;当 RDT 在 0.5 mm 以内时,对牙髓的毒性反应为 75%;当 RDT 在 0.25 mm 以上时,成牙本质细胞存活尚好,可产生大量的反应性牙本质;随着 RDT 的再减少,成牙本质细胞数目下降,反应性牙本质形成减少,牙髓间充质前体细胞分化为成牙本质细胞样细胞所形成的应答性牙本质增多;当 RDT 在 0.008 mm 以下时,成牙本质细胞几乎没有存活,如有第三期牙本质产生则其全部是由应答性牙本质构成的。在一些急性损伤或急性龋时,由于未能形成第三期牙本质,当病损到达牙本质深层而牙髓尚未暴露时,细菌及其毒素便可能进入牙髓,造成牙髓的炎症反应。在预备窝洞时,使用器械不当,产生过量的热或压力,也会引起牙髓发生不可逆的炎症反应。

3. 牙髓血运 牙髓的血运来自牙槽血管,牙槽动脉分支通过牙槽骨,进入根尖孔,即牙髓动脉。牙髓动脉经根管达髓室,分支为牙髓小动脉;小动脉再向成牙本质细胞层分成细支,即毛细血管;同时,牙髓动脉在根管内沿途向近根管壁处分支成小动脉和毛细血管。毛细血管再汇合为与动脉伴行的小静脉、牙髓静脉。由此可见牙髓的血液循环为通过根尖孔的终支循环,缺乏侧支循环,因而牙髓病变不易康复。

二、牙髓及牙周疾病定义

1. **牙髓疾病**　是指牙髓组织的疾病,包括牙髓炎症、牙髓坏死和牙髓变性,其中牙髓炎症是最为常见的。由于牙髓组织处于牙体硬组织包绕之中,只通过根尖孔、侧枝根管和副根管与外界联系,牙髓急性炎症时,血管充血、渗出物积聚,导致髓腔内压力增高,使神经受压,加以炎性渗出物的刺激而使疼痛极为剧烈。

2. **牙周疾病**　是口腔最常见的两大类疾病之一,也是成年人牙齿丧失的主要原因。按照累及组织的不同,该病分为两大类,即牙龈病和牙周炎。牙周疾病不只是存在于口腔的局部慢性感染,它和关节炎、肾炎、心内膜炎等全身疾病存在一定的相关性;同时也是某些系统性疾病的一个危险因素,包括心血管疾病、糖尿病、呼吸系统疾病、骨质疏松症、早产及低体重新生儿等。

三、在牙髓及牙周疾病治疗中的应用

1. **牙髓康复治疗**　再生牙髓病学是一种取代受损结构的生物学基础过程,这些受损结构包括牙本质、牙根系结构和牙髓-牙本质复合体中的细胞。牙源组织再生可通过将固有的牙源性干细胞置于消毒的牙根管系统中,并加以适当的生长因子和支架介质辅助得以实现。自体 PRP 能够释放丰富的促愈合生长因子,这些生长因子有利于牙髓干细胞增殖和分化。另外,PRP 也可以作为理想的三维支架介质,在口腔医学的几个分支中得到广泛应用和推广。最近在牙髓康复领域中,PRP 作为一种理想材料,可以支持根管内重要组织中的细胞生长和分化,并可以促进牙髓再生。这种微创血运重建技术可能对结构缺损的未成熟恒牙有很好的疗效。

很多病例报告指出使用 PRP 能一次性成功再生牙髓。其中一次性血运重建术有许多优点,如降低细菌对根管的进一步感染率,减少患者定期复查所得的不良结果。尽管公开的病例报告数量急剧增加,但仍未建立 PRP 治疗方案的标准化流程。Sachdeva 等报道,在一名 16 岁男性患者褪色、无牙髓的上颌左侧切牙中发现一个顶端开放且发育不完全的牙根。将自体 PRP 注入根管直至釉牙骨质界平面,并用白色矿物三氧化物聚集体(MTA)直接覆盖到 PRP 凝块上,2 d 后牙齿得到修复。3 年的跟踪放射照片显示牙齿的根尖周病变消退、根壁增厚、根系进一步发育,并且根尖顶端持续闭合。Alagl 等也探究了PRP 在牙髓和根尖周组织愈合和再生过程的作用。他们发现 PRP 在牙髓再生治疗中可作为良好的支架。用 PRP 处理显著增加了根管长度,但其他治疗效果与传统的用血凝块作为支架相比无显著差异。目前,研究人员已经使用 PRP 代替血块作为支架在坏死的未成熟牙齿中进行牙髓再生治疗。牙髓再生过程包括两个临床概念,一个如上所述,是实现组织再生的新方法;另一个是通过组织工程技术实现牙髓和牙本质再生。尽管这项技术尚处于起步阶段,但其应用可能会使未成熟的无髓牙齿继续生长和进一步成熟。因此,使用 PRP 进行牙髓再生的方法仍需要更多的转化研究加以改进。

在牙髓学领域中,PRP 治疗方案以及其长期高效的临床试验还未建立标准化流程。另外,合理评估和分析病例也存在困难。因此,PRP 的使用效果还需在未成熟坏死牙的牙髓再生治疗中进一步探索,最终实现在根管系统中再生更多牙髓和牙本质样组织从而建立标准化流程。

2. 牙周再生 PRP 促进牙周膜成纤维细胞(PDLF)增殖、分化和胶原形成。其中以血小板聚集体为核心诱导矿化小结的形成。在分子水平上,PRP 能增强成骨细胞 Osterix 和骨涎蛋白 mRNA 的表达,提高碱性磷酸酶(ALP)活性。这有利于牙周骨组织的修复。PRP 促进成纤维细胞增殖和细胞外基质的形成从而促进结缔组织再生担。PRP 刺激成骨细胞、牙周膜细胞增殖分化,抑制上皮细胞增殖。因此,用于牙周组织再生极为有利,可以阻止长结合上皮沿牙根向下生长,有效避免了再生过程中上皮细胞对牙根表面新附着形成的干扰。

牙周治疗的主要目的是再生牙周炎破坏的牙齿支撑结构。牙周再生手术过程可以刺激牙槽骨和牙骨质再生,并形成新的功能性牙周韧带。目前,PRP 在口腔再生医学中已经普及,牙周再生过程的可预测性得到提高。牙周再生过程需要牙龈成纤维细胞、牙龈上皮细胞、牙周韧带成纤维细胞和成骨细胞的参与,这些细胞对于牙周伤口愈合过程中的组织修复和硬组织再生至关重要。当血小板被激活时,它们像其他分泌细胞的分泌机制一样,向胞外分泌颗粒,通过细胞内信号转导特异激活细胞。然后,生长因子从血小板颗粒中释放出来,并参与调节伤口愈合过程中细胞的趋药性、分化、有丝分裂和代谢。牙周伤口修复期间使用 PRP 处理后,自体血小板会被递送至牙周伤口,这可增加生长因子的局部浓度,生长因子可以调节牙周组织的稳态并改变牙周软组织和硬组织的应答信号以增强治愈效果。

牙周再生的一个主要标准是牙周韧带细胞迁移到伤口区域。PRP 中血小板释放的生长因子需要通过中间物提供的空间发挥功能。屏障膜是目前牙周再生治疗的主要方式之一,在引导组织再生术(GTR)中使用屏障膜可为牙周韧带细胞的迁移提供所需空间,并防止长结合上皮的形成。由于 PRP 受空间限制,它主要与骨移植物或替代物结合使用。从近几年的文献可看出,尽管 PRP 的临床益处已被多次证实,但 PRP 在牙周再生过程中的作用效果仍有争议。Bhardwaj 等发现 PRP 可以辅助骨移植,这似乎对治疗人类牙周骨内缺损有一定的帮助。有病例报告也显示,在引导组织再生术中将 PRP 添加到同种异体骨移植物中对骨内缺损进行治疗,结果显示其临床嵌入和骨填充程度均得到显著提高。通过综合评估 PRP 对牙周骨内缺损治疗中牙周再生的作用可知,PRP 可能有益于临床和影像学结果。通过系统评估 PRP 在牙周骨内缺损和牙龈萎缩等多种再生过程中的作用可知,在骨内缺损治疗中 PRP 有利于辅助骨移植过程,但对于牙龈萎缩的治疗没有效果。2017 年的一篇报道指出,现有的数据似乎并不能证明 PRP 对牙周再生治疗的临床效益。Camargo 等比较了 PRP 添加与否对牛多孔矿化骨和 GTR 的影响,通过分析并评估其探诊深度(PD)和临床附着水平(CAL)的变化以及 6 个月后的缺损修复情况,最终证实 PRP 在促进骨内缺损的临床治疗中疗效不显著。以上两个有争议的研究结果可能与研究设计、移植材料及初始临床参数的差异有关。

PRP 的诸多优势可能会使其成为未来牙周再生治疗的常规方法。因此,研究者们应该对 PRP 进行更深一层次的探究,进一步探索其在牙周再生过程中的作用机制,并证实其在体外临床的研究结果。

第三节 上颌窦手术

本节以"富含血小板血浆配合骨粉技术在上颌窦外提升术的应用"为例进行介绍。

1. **概念** 上颌窦呈锥形空腔,底向内,尖向外伸入颧突,上颌窦开口于鼻腔。上颌窦壁即骨体的四壁,各壁骨质皆薄,内面衬以上颌窦黏膜。上颌窦底与上颌后牙根尖紧密相连,有时仅隔以上颌窦黏膜,故当上颌前磨牙及磨牙根尖感染时,易于穿破上颌窦黏膜,导致牙源性上颌窦炎;在拔除上颌前磨牙和磨牙断根时,应注意勿将根推入上颌窦内。

上颌窦外提升术又叫上颌窦开放式提升,即在上颌窦侧壁开窗,直视下将上颌窦底黏膜剥离并向上、向内推移,增加牙槽骨高度。如果剩余骨量>2 mm,可以在进行外提升的同时植入种植体。如果剩余骨量<2 mm,则先植入骨移植材料,以增加上颌窦底至牙槽嵴顶的骨量,待 9 个月的成骨期完成后,再植入种植体,以保证牙种植初期稳定性。

该手术适应于上颌后牙缺失区骨高度欠缺量较多,上颌窦底内提升术不能满足骨量需求,需要上颌窦底提升高度 5~8 mm。

上颌窦外提升术较上颌窦内提升术可提升的骨高度大,适应证广。在术者直视下完成,只要术者操作得当,工具合适,应不易发生黏膜撕裂;或者一旦出现黏膜撕裂,可在直视下将黏膜相互重叠,关闭裂口,防止上颌窦炎的发生。但同时手术创伤较大,术后疼痛及肿胀反应较明显,需要植骨量较大,治疗时间长,费用高,患者不易接受,在临床上多用于上颌后份植入区垂直骨量高度严重不足的患者。

基本步骤:①局部麻醉,进入手术阶段。②切口翻瓣,将患牙区牙槽嵴颊侧切成梯形切口,翻起黏骨膜层,使骨面充分暴露。③骨窗制备。用球钻和超声骨刀等进行开窗,开窗范围直径约 1.5 cm,窗层距牙槽嵴顶 3~5 mm。④分离上颌窦黏膜。用合适的窦膜剥离器,将上颌窦底黏膜剥离,并向上推起,逐步达到要求提升的高度。⑤如果骨量合适,则直接制备种植窝,植入种植体;如果骨量不足,则需要填塞骨移植材料,待骨成熟后再进行牙齿种植。⑥缝合及手术后处理。

根据种植范围大小,在牙槽嵴顶做水平黏骨膜切口加近远中垂直切口,形成梯形切口。向颊侧上方剥离黏骨膜瓣,暴露上颌窦前壁。用球钻在前壁确定开窗线,大小约 1.0 cm×0.8 cm,底线应高于窦底平面,继续小心钻磨,直至透出淡蓝色上颌窦黏膜,取下骨块,仔细剥离上颌窦黏膜,将其完整地抬起,再根据提升高度,确定种植体长度,逐级备孔,植入骨粉和种植体,同时开窗骨块放在黏膜与种植体之间。在开窗处覆盖胶原膜,严密缝合。根据患者骨壁条件,可以提升同期植入种植体或一期植入骨粉、二期植入种植体。

2. 配合骨粉技术在上颌窦外提升术的应用　近年来种植修复已经成为缺牙患者的常规修复方式,种植义齿修复具有舒适感好、异物感小、咀嚼效率高、对邻牙损伤小等优点。充足的骨量和良好的骨质量是种植修复成功的基础,但上颌后牙区被认为是种植修复相对困难的区域,主要归因于上颌窦的位置和较低的骨质量,两者增加了种植操作难度和修复后的长期成功率。因为在较低的骨密度区,种植体植入深度与较高的成功率呈正相关,上颌窦底提升术旨在于增加上颌骨后牙区骨量高度,从而增加了种植修复术后长期的成功率。骨替代物临床使用有自体骨、同种异体骨、异种骨这几类为主,因其具有支持成骨的特性,这些材料的使用在临床获得了巨大的成功,然而,研究表明将生物介质加入这些骨替代物材料中时,具有诱导成骨的特性使支持成骨特性降低而加快自体骨形成。富血小板血浆(PRP)是全血经过离心分离而得到的血制品,因富含多种生长因子,如血小板衍生生长因子、转化生长因子、成纤维细胞生长因子和胰岛素生长因子等,也被称作是人体的自体生长因子库。此外,使用 PRP 可以使骨替代物的放置变得更加便于操作,刺激软组织愈合,并减少患者的不适感。目前对 PRP 联合骨替代物行上颌窦底提升的研究较多。

(1)口腔检查及术前准备

1)PRP 制备:采用 Curasan-type PRP Rit 两次离心法,抽静脉血 6 mL,以 1 500 r/min 转速离心 20 min,可见血液分 3 层,最底层是沉降系数较大的红细胞层,最上层是血清,交界处为含血小板的一薄层,吸取上部血浆及靠近交界面下 1 mm 的红细胞转到另一试管中,再以 2 000 r/min 转速离心 10 min,可见在底部薄层的红细胞上沉积有棕色物质,即为血小板沉积层,用巴氏管吸取上部大部分血浆,剩下约 0.5 mL 摇匀即 PRP,为促进静脉血分层沉积成凝胶状即 PRP 胶,在 PRP 中加入 0.1 mL 钙激活剂,3~5 min 后放在无菌器皿中备用,其余产物按医疗废品处理。

2)口腔卫生检查:种植手术前可对全口牙齿进行系统检查及相关牙体牙髓牙周治疗、超声波治疗等。

3)术前准备:拍曲面断层片、牙片,放置测量钢球,进行种植术区骨量分析,缺骨分析,确定种植方案(确定种植体长度、直径)。

(2)治疗过程:上颌窦外提升术外科方法为常规种植手术消毒、铺巾,局部麻醉下于患者缺牙间隙牙槽嵴顶偏腭侧处切开骨膜,于水平切口两端向颊侧方向切开形成梯形切口,剥离骨膜瓣暴露上颌窦前外侧壁。超声骨刀于上颌窦外侧壁开窗,仔细分离上颌窦底黏膜并将开窗之骨板向内向上旋转形成新的上颌窦底。在上颌窦提高后出现的间隙和种植体周围植入 Bio-oss 骨粉与 PRP 混合物,开窗处表面覆盖可吸收胶原膜,并同期植入种植体。术后 1 周常规口服抗生素,术后 4~24 周复查,临床检查患者有无鼻腔渗血、有无感染、种植体有无松动。

术后随访6~36个月,38例使用PRP技术的患者,共植入76颗种植体,在观察期内1例患者修复后咬物不适,未发生上颌窦炎等并发症。所植入的种植体均完成种植体牙龈美学修复,3年内种植体未见松动、损坏。X射线片未发现种植体周围阴影,提升高度在4.8~7.5 mm平均提升6.1 mm。

欧洲各国已经广泛应用的PRP技术,制备简单,价格便宜,具有生物特性,有效促进骨组织的生长,很适合在口腔临床治疗中推广,但在我国尚处于起步阶段。本试验将Bio-oss与PRP混合,通过临床观察及口腔曲面断层片观察术后种植体周围骨缺损区的骨再生情况和骨结合度,提示PRP能加快异体骨与种植体的结合,并抑制骨吸收。实验中所植入的种植体术后1~6个月检查,种植体周围边缘骨稳定,获得良好的骨结合,种植体周围有新生骨组织包围,3年内均未脱落或出现上颌窦炎等并发症,显示富含血小板血浆配合骨粉技术在上颌窦外提升术中的巨大作用。

第四节　口腔美容

一、口腔牙裂缺损

1. **概念**　牙列缺损是指在上颌或下颌的牙列内有数目不等的牙缺失,同时仍余留不同数目的天然牙。牙列缺损的修复方法有固定局部义齿、可摘局部义齿、固定一活动联合修复、种植义齿等方法。牙列缺损是由龋病、牙周病、根尖周病、外伤、颌骨疾病、发育性疾病等原因造成患牙的不可保留或缺失而形成的,其中最常见的病因是龋病和牙周病。牙列缺损后,如不及时修复会给患者带来很多影响,主要表现为局部影响,缺隙侧的邻牙倾斜移位、松动。

长期、多牙位的缺损,不仅造成局部功能障碍,还可能影响全身健康。①咀嚼功能减退:咀嚼功能的减退受缺牙数量、缺牙部位和缺牙持续时间影响。一般来说,前牙缺失影响切割食物的功能,多个后牙或一侧后牙缺失对磨碎食物的功能影响更大。对于久未修复的个别牙缺失,尤其是最常见的下颌第一磨牙缺失,可能发生邻牙向缺隙倾斜移位,缺牙间隙缩小,对颌牙向缺隙伸长,导致局部咬合功能紊乱,功能接触面减少,主要表现为咀嚼功能降低。②牙周组织改变:缺牙后久未修复,邻牙向缺隙倾斜移位可能导致局部咬合关系紊乱,甚至出现邻牙牙间间隙、继发龋、牙周袋及牙周创伤等症状。③发音功能障碍:前牙缺失中,多个前牙的缺失对齿音、唇齿音、舌齿音的影响很大,主要影响发音的准确性,其次影响发音的清晰度。④影响美观:面部自然的外貌靠完整无缺的牙列来维持。多数前牙的缺失,特别是上前牙缺失,使唇颊部软组织失去支持而内陷,加之缺隙的存在,对美观影响极大;而多数后牙的缺失如果造成咬合接触关系丧失,面下1/3的垂直距离会变短,鼻唇沟加深,面部皱纹增加,面容苍老,对美观和心理影响均大。⑤颞下颌关节病变:长期、多数后牙缺失且久未修复,有可能造成颞下颌关节的病变。其主要原因是咬合关系紊乱,一侧丧失咬合后出现的咀嚼肌群张力不平衡;双侧后牙咬合接触关系丧失后,垂直距离变短导致髁突向后上方向移位,盘突关系异常造成关节症状等。

2. 在口腔骨缺损修复中的应用 生理状态下,血小板被激活后,结构和形态发生显著变化,血小板通过胞吐作用,释放生长因子,加速创伤愈合。循环血液中血小板的数量以及激活时的状态决定了血小板在创伤愈合中的作用。PRP 中生长因子的浓度较高,与生理状态下的血凝块相比,其成骨作用也较强。现已证实,PRP 中生长因子能促进骨髓基质干细胞和成骨细胞大量增殖,增加细胞外基质的合成。用自体松质骨移植治疗下颌骨缺损后,国内外许多学者应用不同的载体复合 PRP 治疗牙槽嵴裂、颌骨囊肿以及促进拔牙窝的愈合,通过形态学和影像学观察,证明 PRP 能促进骨缺损的修复。但也有学者对 PRP 的作用提出质疑,在部分设计严格的随机对照临床试验中未观察到 PRP 的促进成骨作用。其原因可能为:①血小板的存活期只有 7 ~ 10 d,因而 PRP 只在术后早期具有加速成骨作用;②适宜浓度的 PRP 能促进骨细胞的增殖,而浓度过高时则显著抑制细胞的生长。此外,Marx 研究发现,与人工骨或异体骨比较,自体骨与 PRP 复合表现出更强的成骨能力。

二、牙槽突裂

1. 概念 牙槽突裂又称前腭裂,其发生是由于胚胎发育期球状突与上颌突融合障碍所致,其可与唇裂相并发,尤多见与完全性唇裂和腭裂并发。牙槽突裂可单侧发生,也可双侧同时发生。最常见发生部位在侧切牙与尖牙之间,其次在中切牙与侧切牙之间,少数也可发生在中切牙之间或伴发上颌骨裂。牙槽突裂影响到牙胚,可导致受累牙的数目、形态及位置发生改变,如侧切牙缺失、牙过小、牙冠畸形、牙错位,以及牙釉质发育不良等。

根据裂的程度分为 3 种类型。①完全性裂:从鼻腔到前腭骨的牙槽突完全裂开。有宽度不一的间隙,口鼻腔贯通,常见于单侧或双侧完全性唇与腭裂患者。②不完全性裂:牙槽突有程度不一的部分裂开,鼻底及前庭部位牙槽突有缺损凹陷,但保持连续性、黏膜完整、口鼻腔不相通,多见于不完全性唇裂患者。③隐裂:牙槽突线状缺损或呈轻度凹陷,未见有裂隙、黏膜完整、口鼻腔不相通,也见于不完全性唇裂患者,但临床上少见。

2. CGF 在牙槽突裂植骨修复中的应用 近年来,随着组织工程学的发展,CGF 在口腔内外科领域应用的报道越来越多。有学者将 CGF 应用于种植体周围骨组织修复、牙槽骨增高、上颌窦底提升等种植外科领域,取得了良好的临床效果。将单纯骨粉及 CGF 与骨粉的混合物分别植入囊肿切除术后的骨腔内,发现 CGF 与骨粉联合使用比单纯使用骨粉成骨效果更佳。CGF 不仅能促进骨组织缺损的再生,对软组织缺损修复、降低软组织创面术后疼痛与肿胀、缩短愈合时间均有一定作用。对于较为严重的牙槽突裂的患者,植骨量的确定几乎决定了手术的效果:过少的植骨无法有效修复缺损,过多的植骨常常导致软组织张力过大而造成伤口开裂或植骨区感染。在使用自体浓缩血小板制品以前,手术医生为保证术后感染的减少,往往倾向于较少的植骨量。

(1)适应证:先天性牙槽突裂需行植骨修复且全身状况良好的患者,均可利用CGF促进植骨修复效果。

(2)禁忌证:全身状况不佳者。

(3)手术方法

1)手术方案的设计。术前拍摄全牙列CBCT明确骨缺损情况,可利用医用三维设计软件计算骨缺损量以辅助手术。一般采用髂骨松质骨作为植骨材料,若为感染后二期手术的患者,可使用人工骨粉材料。

2)术前准备与手术实施。①术前准备:完善术前检查,排除禁忌证,患者签署知情同意书。②CGF制备:制备LPCGF和多份GPCGF,按需剪碎或压成膜后备用。③术前麻醉:一般选择全身麻醉,二期修复可选择局部麻醉。④体位摆放:仰卧位并垫肩。

(4)手术过程分为5步。①切口设计:在口腔颊侧沿患侧牙槽突裂隙及口鼻瘘边缘0.2~0.5 cm(根据裂隙或瘘口的大小和软组织缺损多少决定)设计切口。在患侧上颌骨段,沿牙龈缘延伸至上颌第1磨牙中后部,在口鼻瘘最上方斜向上外方设计切口,与龈缘切口组成一个龈唇颊黏骨膜滑行瓣,瓣下骨膜前端保留约1.5 cm以覆盖创面。若裂隙过大,还可在健侧上颌骨切至中切牙与侧切牙之间沿设计切口切开至骨面。②植骨床制备:按前述设计,先沿裂隙及口鼻瘘边缘环纵形切开两侧黏骨膜,用骨膜剥离器沿切口分离黏骨膜瓣,小心分离患侧上颌骨段内壁鼻腔黏骨膜和鼻底黏膜以及健侧鼻底及鼻中隔黏膜,向上分离尽可能延伸到牙槽突裂深面,显露整个裂隙区。如有必要,拔除裂隙边缘的乳牙和多生牙。利用裂隙两侧黏膜衬里组织,严密缝合使之成为鼻底,封闭口鼻瘘的鼻腔侧。以小骨凿或骨锉去除裂隙边缘的部分骨皮质,冲洗骨床准备取骨及植骨。③髂骨松质骨的切取和植入:取骨手术与常规手术无异,将取出的骨松质修剪成大小均匀的骨粒,与LPCGF及GPCGF混合后,由里往外填入整个裂隙范围内。尽可能将骨松质填入压紧,使植骨块与附近骨壁紧密贴合。同时观察两侧鼻翼基部的高度,使患侧略高于健侧1~2 mm以备植入骨部分吸收。在放置骨块过程中忌用吸引器,以免骨粒被吸失。④骨放置后创面处理:完成植骨后,在植骨区表面覆盖一层GPCGF膜,以减小张力,并可促进软组织的愈合。应用唇颊黏骨膜滑行瓣,将植骨区完全覆盖对位缝合,应尽量在无张力下关闭牙槽突裂的口腔侧裂隙,在牙槽突顶端与腭侧黏骨膜瓣缝合。⑤术后处理:预防继发感染,术后应漱口,给予抗生素5~7 d。常规复诊,可在术后15、30 d于植骨区再次注射LPCGF以提高植骨成功率。

为提高手术成功率,应注意以下几点:①手术前要有良好的口腔卫生,术后也要保持口腔卫生,这是进行手术的基本条件;②口鼻腔瘘或牙槽突裂的鼻腔侧和口腔侧软组织关闭必须可靠,一定要在无张力下严密缝合;③颗粒状松质骨比大块状松质骨移植更易血管化,也更易与CGF相混合,因此取骨后应修剪成0.2~0.4 cm大小的均匀骨块,呈颗粒状移植,但不宜过小,否则易被吸收。

3. CGF在自体牙移植术中的应用　自体牙移植术是临床上较为传统的修复缺失牙

的技术,曾经因为操作过程无统一规范、适应证局限而一度淡出了口腔临床医生的视野。然而近几年,随着国内外口腔医学专家在自体牙移植术上的不断研究,该项技术逐渐规范化、系统化,且适应证范围不断放宽,成功率也越来越高。基于其相较于种植牙的诸多优势,更多条件合适的患者选择了移植牙,而就伦理与排斥反应等因素而言,移植牙仅限于自体牙齿的移植。随着浓缩血小板技术在国内使用的兴起,一些口腔临床医生也将其应用到自体牙移植术当中,并取得了很好的效果。自体牙移植术成功的关键在于更好地保存及保护供牙的牙周膜,以期其能最终形成牙周膜愈合,同时移植牙周围环境的改善亦尤为重要。

笔者将 CGF 应用到自体牙移植术中,随访病例均获得了满意的结果。CGF 中富含 CD34+细胞,近年来发现 CD34+抗原是造血干细胞(HSC)/造血祖细胞(HPC)较为理想的抗原,CD34+细胞可以维持机体正常造血功能,应用富含 CD34+细胞组分移植可安全、持久地获得多系造血重建,从而保证了移植牙周围组织的重建活力,为移植牙的成功增加了砝码。

第五节　变应性鼻炎与哮喘

一、概念

1. **变应性鼻炎**　又称过敏性鼻炎,是发生在鼻黏膜的变态反应性疾病,是呼吸道变态反应性疾病的一种,并可引起多种并发症。本病可发生于任何年龄,男女均有,以 15～40 岁者多见。其发病率近年来有增加趋势。据统计,变应性鼻炎约占全部鼻炎的 40%。

本病主要原因有 4 种。①吸入性变应原:如室内外尘埃、尘螨、真菌、动物皮毛、羽毛、棉花絮等,多引起常年性发作;植物花粉引起者多为季节性发作。②食物性变应原:如鱼虾、鸡蛋、牛奶、面粉、花生、大豆等,特别是某些药品如磺胺类药物、奎宁、抗生素等均可致病。③接触物:如化妆品、汽油、油漆、酒精等。④其他:可能是某些细菌及其毒素、物理因素(如冷热变化、温度不调)、内分泌失调或体液酸碱平衡失调等病因均可致病,也可由于多种因素同时或先后存在。

本病的症状可因与刺激因素接触的时间、数量以及患者的机体反应状况不同而各异。常年性变应性鼻炎,随时可发作,时轻时重,或每晨起床时发作后而逐渐减轻。一般冬季容易发病,常同全身其他变应性疾病并存。季节性变应性鼻炎,呈季节性发作,多在春、秋季发病,迅速出现症状,发病时间可为数小时、数天至数周不等,发作间歇期完全正常。典型症状为鼻痒、阵发性喷嚏连续发作、大量水样鼻涕和鼻塞。

2. **哮喘**　支气管哮喘是由嗜酸性粒细胞、肥大细胞和 T 淋巴细胞等多种炎症细胞参与的气道慢性炎症,这种炎症使易感者对各种激发因子具有气道高反应性,并可引起气道缩窄,表现为反复发作的喘息、呼吸困难、胸闷或咳嗽等症状,常在夜间和(或)清晨发作、加剧,常出现广泛多变的可逆性气流受限,多数患者可自行或经治疗缓解。

哮喘的病因还不十分清楚,大多认为是多基因遗传有关的变态反应性疾病,环境因素对发病也起重要的作用。①遗传因素:许多调查资料表明,哮喘患者亲属患病率高于群体患病率,并且亲缘关系越近,患病率越高;患者病情越严重,其亲属患病率也越高。目前,对哮喘的相关基因尚未完全明确,但有研究表明,有多位点的基因与变态反应性疾病相关。这些基因在哮喘的发病中起着重要作用。②促发因素:环境因素在哮喘发病中也起到重要的促发作用。相关的诱发因素较多,包括吸入性抗原(如尘螨、花粉、真菌、动物毛屑等)和各种非特异性吸入物(如二氧化硫、油漆、氨气等);感染(如病毒、细菌、支原体或衣原体等引起的呼吸系统感染);食物性抗原(如鱼、虾蟹、蛋类、牛奶等);药物(如普萘洛尔、阿司匹林等);气候变化、运动、妇女的月经期、妊娠等都可能是哮喘的诱发因素。

典型的哮喘发作可有黏膜过敏的先兆症状,如鼻痒、打喷嚏、流泪、干咳等。与哮喘相关的症状有咳嗽、喘息、呼吸困难、胸闷、咳痰等。典型的表现是发作性伴有哮鸣音的呼气性呼吸困难。严重者可被迫采取坐位或呈端坐呼吸,干咳或咳大量白色泡沫痰,甚至出现发绀等。哮喘症状可在数分钟内发作,经数小时至数天,用支气管扩张药或自行缓解。早期或轻症的患者多数以发作性咳嗽和胸闷为主要表现。

发作期胸廓膨隆,叩诊呈过清音,多数有广泛的呼气相为主的哮鸣音,呼气延长,如合并感染时可有湿啰音。严重哮喘发作时常有呼吸费力、大汗淋漓、发绀、胸腹反常运动、心率增快、奇脉等体征。当支气管极度痉挛或广泛的痰栓阻塞,或全身衰竭而呼吸浅慢时哮鸣音反而减少甚至消失即"沉默肺",不应误认为病情好转,应是病情恶化的表现。缓解期可无异常体征。

二、治疗

PRP 提高了影响组织生长、分化和瘢痕愈合的因素,如血小板衍生生长因子、转化生长因子、成纤维细胞生长因子、内皮生长因子和胰岛素样生长因子。因此,PRP 已被证明在各种临床研究中具有可接受的积极结果,可有效促进伤口愈合和组织再生,包括耳鼻喉科领域。PR 皮针对变应性鼻炎与哮喘疾病的治疗已在临床广泛应用,且效果显著。

PRP 可在一定程度上改善黏膜纤毛清除作用,从而改善患者症状。通过许多啮齿动物的实验表明,血小板消耗可以降低过敏原诱发的嗜酸性粒细胞、淋巴细胞、单核细胞/巨噬细胞、嗜中性粒细胞的肺部浸润,从而可以减轻过敏性呼吸道症状。

1. 血小板活化标志物与哮喘

(1)CD62p:又称 P-选择素,发现于 1984 年,它是细胞黏附蛋白,是一种单链跨膜糖蛋白,位于血小板特殊颗粒和血管内皮细胞的 Weibel-Palade 小体内,在健康人血小板表面表达极少,当血小板被激活时,其颗粒膜与质膜发生融合并在质膜上表达,其表达增加是血小板活化特异而灵敏的指标。CD62p 参与嗜酸性粒细胞募集,且和哮喘患者气道嗜酸粒细胞活化及哮喘急性发作有关。

（2）血小板第 4 因子（PF4）和 β-血小板球蛋白：PF4 是血小板在聚集的基础上由血小板α 颗粒合成的一种特异蛋白质，是体内血小板激活的特异性指标，血小板活化时被释放至血小板外，并参与凝血、炎症趋化、免疫应答反应及组织修复等一系列重要的生理过程。目前有研究发现重度哮喘患者 PF4 显著高于非重度哮喘。β-血小板球蛋白是存在于血小板 α 颗粒内的特有蛋白，被释放至血小板外，是反映血小板活化的特异指标，且不易受抗凝药（如肝素）的影响，因而能可靠地反映血小板活性。

（3）血小板活化因子：1972 年 Benveniste 发现血小板活化因子（PAF），它是一种具有广泛生物学活性的内源性磷脂类介质。当中性粒细胞、嗜碱性细胞、嗜酸性细胞、血小板、单核细胞、巨噬细胞、肥大细胞和血管内皮细胞受到适当的刺激原（如内毒素、凝血酶、钙离子载体、细胞因子等）刺激时，即可合成大量 PAF。PAF 是一种强效的炎症趋化因子，不仅可以引起血小板聚集和脱颗粒，激活中性粒细胞，使其聚集、趋化、释放氧自由基和白三烯，抑制 T 细胞增殖，刺激 B 细胞合成 IgG 和 IgE，而且具有很强的支气管收缩作用和 Eos 趋化活性。吸入 PAF 可以导致支气管收缩、气体交换受损、黏液分泌过多和炎症细胞浸润。血小板活化因子——乙酰水解酶（PAF-AH）是水解 PAF 的酶。研究发现，PAF-AH 活性降低和成人哮喘的发展有关。

2. 血小板活化与过敏反应　正常情况下血小板处于静息状态，当血管损伤、血流改变或受到化学物质刺激时，血小板内的颗粒膜糖蛋白迅速发生数量、构型变化及外形的改变，产生黏附、聚集和释放反应称为血小板活化。

（1）血小板与气道炎症：现在有越来越多的文献认为，血小板在肺组织募集炎症细胞的过程中发挥着核心作用。例如，许多啮齿动物的实验表明，血小板消耗可以降低过敏原诱发的嗜酸性粒细胞、淋巴细胞、单核细胞/巨噬细胞、嗜中性粒细胞的肺部浸润。活化的血小板可以通过 P-选择素等黏附白细胞，形成血小板-白细胞复合物。无论是自身免疫性过敏反应还是临床变应原诱发的哮喘发作，循环血小板-白细胞复合物出现的频率都高于健康状态或哮喘缓解期，此外，在过敏体质患者提供的外周血中发现血小板与嗜酸性粒细胞有密切关系：嗜酸性粒细胞与 P-选择素-血小板结合可以增加 41 整合素极迟抗原 4 表达或活性；血小板可以增加嗜酸性粒细胞募集到血管内皮细胞的黏附性，这是体内嗜酸性粒细胞向组织募集的必需步骤。许多研究认为中性粒细胞在严重哮喘中发挥着重要作用，而且中性粒细胞性哮喘也许是一种独特类型的哮喘，对吸入激素治疗的反应性较差，目前对其临床特征认识不多。目前研究发现血小板/中性粒细胞复合物是血小板和中性粒细胞发挥协同效应形成新的炎症介质的前提条件，此发现为解决中性粒细胞性哮喘提供了新的思路。

半胱氨酸白三烯是花生四烯酸的代谢产物，不仅是最强的支气管收缩剂，而且强有力的黏液高分泌诱导剂。它可以增加微血管的通透性，造成黏膜水肿和阻碍纤毛运动，其参与哮喘发病的多个环节。研究发现血小板不仅参与白细胞的募集，而且参与哮喘患者，尤其是阿司匹林诱发呼吸系统疾病患者白三烯的合成过剩。此外，许多其他的研究还显示血小板表达、释放的介质可以调节白细胞募集。

（2）血小板与气道高反应性：气道受到某种刺激而发生缩窄的程度,如果这种刺激在正常人呈无反应状态或反应程度较轻,而在某些人却引起了明显的支气管狭窄,称为气道高反应性(AHR)。最近研究表明血小板消耗可以抑制"间接致痉物"(如辣椒素和缓激肽)诱发的支气管痉挛,但是不能抑制"直接致痉物"(如组胺和乙酰甲胆碱)诱导的支气管痉挛,提示在特定的情况下,血小板衍生的介质可以导致气道阻塞。此外,血小板可以合成和释放许多支气管活性介质,比如组胺、5-羟色胺、血栓素及 PF4 等。目前还不清楚这些介质之间的相互作用,以及引起支气管收缩和气道高反应性的机制。

3. 气道重塑　在支气管哮喘中,长期慢性炎症可能导致气道结构改变,称为"气道重塑"。这些结构变化包括基底膜增厚、胶原沉积、平滑肌细胞增生和肥大。由于血小板富含有丝分裂原和各种酶,使其的确有非常有利的条件诱导气道结构细胞合成。有学者认为血小板可能通过影响气道组织细胞的存活、招募、增殖和分化和干细胞参与的组织再生来影响气道组织结构的合成。比如,血小板活化时释放各种不同的生长因子,在豚鼠和人类均发现血小板膜能够有效地诱导气道平滑肌细胞增殖。血小板和不同结构细胞之间的相互作用可能是非常复杂,尚需进一步研究。

4. 变应性鼻炎治疗操作

（1）治疗原则:急着治其标,缓者治其本,标本兼治(建议犯病前 1 个月开始治疗,连续 3 年)。

（2）按中医分型:肺气虚、肺脾气虚、肾阳虚。

（3）穴位选择:主穴,鼻三针、风门、蝶腭神经节。脾气虚加配穴,足三里、脾俞(iv)肺气虚配穴,肺俞、膻中(iv)肾阳虚配穴,肾俞、关元。

（4）PRP 浓度:3 倍以上(富白)。

（5）用法:每穴位注射量:0.5～1.0 mL。间隔周期:5～7 d 1 次。治疗周期:3 次 1 个疗程,一般 1 个疗程即可。

附录一　《自体单采富血小板血浆关节腔注射治疗膝骨关节炎的专家共识》

膝骨关节炎(knee osteoarthritis,KOA)是一种常见的退行性骨关节病,其人群发病率高,严重影响患者的日常活动和生活质量。国内外多项研究显示:富血小板血浆(plate-et-ich plasma,PRP)膝关节腔注射治疗 KOA 的效果明显,越来越被医患双方所接受,并被认为是一种很有前景的治疗手段。然而,由于 PRP 技术尚未标准化,亦即 PRP 制备方法多样,不同方法制备的 PRP 质量差异较大,加之临床治疗方案各不相同等异质性因素,都可能导致临床 PRP 治疗 KOA 的效果不一并缺乏可比性。在常用的血袋法、套装法和机器单采(简称机采或单采,本共识统称为单采)等 PRP 制备方法中,单采血小板制备的PRP 产品(以下简称单采 PRP)质量相对"标准化",因而国内已开展自体 PRP 治疗 KOA的医院越来越多地应用单采 PRP,只是与之相配套的 PRP 储存条件和治疗方案等不尽相同,同时普遍缺乏质量控制,故严重影响了临床对 PRP 治疗 KOA 效果的评价。有鉴于此,迫切需要在国内建立标准化的针对单采自体 PRP 治疗 KOA 方案或流程,以指导该技术在临床规范化的开展,确保其疗效及其评价的科学性。为推动 PRP 技术规范化的临床应用,中国输血协会输血管理学专业委员会于 2021 年 5 月 18 日发起成立了由国内多家大型三甲医院输血科、相关临床科室和医学科研院所相关专业技术人员组成的专家联盟,同时在其中设立了 PRP 治疗关节损伤的项目协作组(以下简称项目协作组),该项目组成员由专家联盟中具备单采 PRP 治疗 KOA 经验的人士组成,通过一年多的对自体PRP 治疗 KOA 的有关理论和既有临床实践的广泛讨论,最终达成了本共识,不仅意在规范并推荐自体 PRP 治疗 KOA 的技术方法供同道们在临床实际应用中参考,而且期望藉此基础性工作抛砖引玉,尽早制定出我国规范的自体单采 PRP 治疗 KOA 指南或(和)标准。

一、达成共识的背景

KOA 以关节滑膜充血、水肿、关节软骨退化、骨赘形成、半月板退化等为病理特征。由于成人膝关节软骨无血管和无神经的生理特性,使其病损后再生能力差,愈合潜力受限,导致 KOA 治疗困难,严重影响患者的生活质量。目前,KOA 的治疗重点和目标是调整活动、缓解疼痛和僵硬、纠正关节潜在畸形以及延迟或避免全膝关节置换术等,以改善患者的关节功能和生活质量。国际骨关节炎协会(OARSI)在2019年便已将包括关节腔注射疗法在内的保守治疗作为KOA的一线治疗方案推荐。

PRP中高浓度血小板通过激活剂或内源性途径激活后,会释放大量生长因子等生物活性物质,能够诱导细胞迁移和增殖、促进基质形成、抑制软骨细胞凋亡等。KOA患者关节腔注射PRP,可以减轻其炎症反应、刺激膝关节磨损软骨区域的软骨再生,从而缓解疼痛、改善关节功能。体外和动物实验已显示PRP对软骨细胞增殖有促进作用;但现有的一些文献报道的临床研究的PRP疗效结果却存在异质性,考虑与PRP制备方法及其产品中血小板浓度(Plt)和白细胞(WBC)、红细胞(RBC)的混入量,PRP注射剂量与频次以及注射后患者的相对休息时间等有关。国内在2018年已有其他的医疗行业组织推出了PRP应用于KOA治疗的指南和共识;国外2020年由德国等国专家达成的共识强调了PRP制备产品质量和应用标准化的重要性。国内外不断有研究提出或强调PRP的制备以及临床治疗方案标准化的必要性。

现有多种制备PRP的方法,国内外学者经过大量比较都发现单采PRP的质量好、易实现标准化。如2015年和2017年,有比利时学者一再指出和强调获得质量稳定的PRP的唯一方法是使用血液成分分离机单采制备PRP。2021年,来自法国、加拿大等5个国家的15名专家在其达成的PRP治疗KOA的专家共识中指出:只有单采技术才能获得Plt和WBC标准化的PRP产品。2021年本专业委员会推出的《自体富血小板血浆制备技术专家共识》将血液成分分离机单采制备PRP推荐为首选方案。目前,国内单采PRP在KOA治疗中的应用越来越广泛,但缺乏对单采PRP优势、储存方法和单采PRP治疗KOA方案的共识。以患者为中心是临床治疗的一项基本原则。高质量的PRP产品、合适的储存方法和优化的自体单采PRP治疗KOA方案是确保治疗效果的前提基础。项目协作组成员基于自身的临床实践经验,查阅了国内外相关基础和临床试验研究、Meta分析等的文献资料,在经过多回深入的讨论后,就自体单采PRP治疗KOA的优势、储存方法和治疗方案达成共识,期望借本共识的推出为国内同行开展自体单采PRP关节腔注射治疗KOA,提供尽可能规范和标准的参照依据。

二、治疗中具有明显的优势

1. 制备设备的优势　单采设备的自动化、智能化程度高,血液成分采集量和产品浓度可调,有利于产品质量控制和标准化制备。目前通用的血液成分分离机分为连续式和间断式2类,均采取高度智能化设计,根据各种血液成分比密不同,通过离心和光学探测系统检测、控制来分离出不同的血液成分。单采PRP与成分血中的单采血小板采集过程类似,而采集量[(40~60)mL/(人)次]远较单采血小板[约250 mL/(人)次]少,可根据患者个体情况和治疗需求设定PRP采集参数和采集量。不同的血液成分分离机采集参数设定有所不同,但主要参数都包括了采集前血小板的基础浓度、抗凝剂比例和采集终浓度等,因而PRP采集量和产品浓度可根据治疗需求调节。对于关节腔注射自体PRP治疗的KOA患者,1个疗程(通常注射3~4次)一般采集制备PRP(40~60)mL/人即可;

对于严重 KOA 患者,可根据治疗次数增加采集量;可根据患者的 Plt 和血细胞比容(Hct)结果设置预留血浆,以备调整最终 Plt 使用。PRP 制备全程可追溯,对于临床应用的安全性和有效性具有重要价值。凡此制备过程的种种特性都有利于单采 PRP 质量控制和标准化,并且已被多个研究证实:只有使用血液成分分离机单采(技术)才能在所有患者中获得质量相对标准化的单采 PRP。

2. 制备耗材的优势　单采制备 PRP 的耗材是通过国家 Ⅲ 类医疗器械注册的一次性封闭式专用耗材,采集过程除耗材安装、参数设置和静脉穿刺外,其余操作均可在密闭无菌管道中自动完成,因而环境因素和操作过程造成产品污染的概率很低。采集 PRP 使用的抗凝剂为枸橼酸-枸橼酸钠-葡萄糖(ACD),对血小板影响少,可以保证单采 PRP 质量。故单采 PRP 安全性较其他方法制备的 PRP 产品高。

3. 制备产品的优势　由于血液成分分离机的自动化、智能化程度高,可有效调控所采集的 PRP 中目标 Plt,其产品通常可达到 Plt>1 000×10^9/L。虽然不同厂家(品牌)的血液成分分离机质量上存在差异,但与手工法制备的 PRP 相比,单采 PRP 不但血小板的浓度、纯度更高,而且所混入的红、白细胞数量——对患者的治疗效果有一定的影响——明显降低。此外,机器采集避免了人工采集(操作)的不稳定性和不同操作者技术的差异,大大提高了 PRP 产品质量的稳定性。PRP 发挥治疗作用的机制是 PRP 中的血小板通过内源性激活后释放大量对 KOA 有修复作用的生长因子等生物活性因子,且 PRP 中的 Plt 与其所释放的生物活性物质的浓度呈正相关关系(这是 PRP 治疗 KOA 的理论基础),因此 PRP 中高浓度、高纯度的血小板能为 PRP 治疗 KOA 提供基础保障。

4. 低损伤与低不良反应的优势

(1)单采 PRP 中的红细胞低混入量可减少红细胞对患者关节的损伤:红细胞可能通过释放活性氧化物质对临床疗效产生负面影响,其对关节的损害已通过血友病性关节病模型得到进一步证实。PRP 注射入患者关节腔后,其中的红细胞膜受衰老或剪切力影响破裂所释放出的游离血红蛋白(FHb)及其降解产物具有细胞毒性,能导致氧化应激、一氧化氮(NO)流失、炎症通路激活和免疫抑制等,最终造成患者微循环功能障碍、局部血管收缩伴血管损伤和严重的组织损伤。另外,当含有红细胞的 PRP 被注射进入人体组织时,会引起红细胞衰亡的局部反应,进而触发巨噬细胞迁移抑制因子——能抑制单核细胞和巨噬细胞的迁移,向周围组织发出强烈的促炎信号、抑制干细胞迁移和成纤维细胞增殖,并导致明显的局部细胞功能障碍——释放。因此,临床将 PRP 应用于 KOA 治疗时,控制 PRP 产品中的 RBC 显得尤为重要;而单采 PRP 中的红细胞混入量很低。依照单采血小板质量的国标:按 250 mL/袋换算,须为单采 PRP 中的 RBC≤3.2×10^{10}/L,有利于KOA 治疗。其他方法制备的 PRP 中红细胞混入量要达到此标准,势必降低血小板回收率和 PRP 产品的收集量,从而大大增加实际制备操作难度。

(2)单采 PRP 中的低白细胞混入量可减少患者局部炎症等不良反应:PRP 中白细胞的作用存在争议,最近也出现了大量新的、高质量的研究证据支持在治疗 KOA 时使用低白细胞 PRP(LP-PRP)。由于白细胞可能产生对关节炎症和疼痛有害的金属蛋白酶和炎性细胞因子,因而关节腔注射富含白细胞 PRP(LR-PRP)能引起更严重的急性炎症反应和增加滑膜细胞死亡;白细胞还有增加局部不良反应的风险,加剧疼痛和肿胀。因此,推荐首选自体 LP-PRP 治疗 KOA,而单采 PRP 的白细胞混入量低,一般 WBC≤2.0×10^9/L,更能满足取得临床疗效的需求。

5. 性价比优势　在自体单采 PRP 的制备过程中,只有目标成分血(血小板和少量血浆)被留在收集袋中,其他成分均及时回输到患者体内,减少了不必要的血液损失;而应用手工法采集、分离患者全血制备得到 PRP 后,其他成分(红细胞、白细胞和多余的血浆)不能回输给患者,只能丢弃。例如采集患者全血 40 mL/次制备得到 Plt≥1 000×10^9/L 的 PRP 只有 4~6 mL,仅能满足单侧 KOA 患者的 1 次治疗,而 1 个疗程治疗 4 次,单侧 KOA 治疗需采集全血 160 mL、双侧 KOA 治疗则需采集全血 320 mL。已有研究证明 PRP 冰冻保存后仍然临床使用有效。因此使用 1 套耗材、1 次单采制备的 PRP 可以多次使用,性价比远高于其他方法制备的 PRP;不仅如此,1 次单采就能制备满足双侧 KOA 1 个疗程治疗剂量和浓度的 PRP,还耗时短(通常约 20 min),可节省制备过程的医院人力资源成本,也使患者无多次穿刺之虞。而手工法制备 PRP 至少需要 2 次离心分离,制备过程中需要实时调节 Plt,不但耗时较长(通常约 60 min),而且一般是当场采集制备的自体 PRP 须马上使用。如此推算,自体单采 PRP 的制备时间更短、制备成本更低,并减轻了患者的经济负担。

三、采集与储存

1. 低温冰冻储存的依据　储存 PRP 的前提是其生物特性的保留。国外有研究指出,PRP 中血小板活化是通过 α 颗粒脱粒释放生长因子实现,激活方法包括机械方法(涉及冰冻血小板解冻)与化学方法(涉及添加钙和凝血酶)2 种。冻融导致血小板的物理破坏后释放生长因子,所以 PRP 可以冰冻保存。日本的一项体外研究显示,冷冻干燥的 PRP 中仍保持了其活性且促进成骨细胞增殖的能力与新鲜 PRP 相当;而更早有研究证实–40 ℃ 储存的 PRP 冻融后释放的血管内皮生长因子浓度较新鲜 PRP 无明显变化($P>0.05$),所以 1 次制备的 PRP 可以冰冻储存用于下一次治疗。在美国甚至有学者认为–80 ℃ 单次冻融后的特定 PRP 产品可能对肌肉骨骼组织损伤后再生与修复更有利。PRP 冰冻储存是一种安全的保存方式,可以充分保持 PRP 的质量及其生物活性,为自体单采 PRP 在临床的推广应用创造了条件,尤其是可简化和方便那些需要多次注射患者的 PRP 使用与管理。

2. 应用于 KOA 治疗的自体单采 PRP 低温冰冻储存　对于复杂的生物样品的保存,目前常用的是冰冻(–20 ℃、–40 ℃、–80 ℃)和液氮这 2 种低温储存方式;现已发现–80 ℃ 超低温和液氮不会对长期储存的生物样品质量产生不利影响;而且我们的研究也证实 6 个月内–80 ℃ 储存不影响单采 PRP 生长因子的释放量。为了选择一种适当且实用可行的自体单采 PRP 的保存策略,尽可能减少 PRP 的生物活性成分损失,根据冰冻储存原理、基础实验数据和临床应用经验,我们推荐自体单采 PRP 用于关节腔注射治疗 KOA 时,1 次采集制备 1 个疗程的使用剂量,密闭分装,1 袋 PRP 依据血小板常规储存要求在

22 ℃振荡保存时间≤5 d使用,该疗程内剩余的PRP于-80 ℃冰冻保存备用,暂且推荐-80 ℃贮存期≤6个月。自体单采PRP的储存方式支持其一次采集多次使用。对于冰冻储存温度(-20 ℃、-40 ℃、-80 ℃)的选择以及对应储存期限,还有待进一步的大样本、多中心研究确认。

四、治疗推荐方案

1. 适应证和禁忌证

(1)适应证:多项临床随机对照试验证实,PRP关节腔注射在KOA患者长期疼痛缓解和关节功能改善方面优于透明质酸(HA),在治疗6个月至1年,患者症状持续改善,生活质量明显提高。关节腔注射PRP是治疗Kell-gren-Lawrence(K-L)分级中Ⅰ～Ⅲ级(轻中度)KOA的有效方法;有学者认为PRP对于年轻、体重指数(BMI)较低的患者的疗效通常更好。结合本项目组专家自己的临床应用PRP的经验,我们推荐对轻、中度KOA患者采用自体单采PRP关节腔注射治疗,不但远期效果更好,而且PRP产品的质量能有效保证。

尽管在KOA的早期给患者关节腔注射PRP有更好的疗效,但PRP在KOA的各个阶段都有临床应用价值已为临床试验所证实。据报道尽管同样注射PRP后,对重度KOA(K-L Ⅳ级)患者的疗效较中度KOA(K-L≤Ⅲ级)患者的疗效有所降低,但连续多次注射PRP后,可改善或维持严重、难治性KOA的功能评分(K-L分级)。近期国外有学者提出为确保PRP注射治疗重度KOA患者的疗效(体现为功能K-L分级改善)的重复性,应考虑一致的PRP产品制备方案。单采PRP因其制备方法(技术)的规范和可重复性,故更益于改善重度KOA患者的症状(功能K-L分级),但临床医生不应期望重度KOA患者在采集PRP后获得与轻、中度KOA同样的临床效果。在此我们推荐自体单采PRP关节腔注射治疗的适应证为轻、中度KOA和有手术禁忌证或无手术意愿的重度KOA。

(2)禁忌证:根据单采PRP制备方法和治疗需要,可分为绝对禁忌证:包括ACD抗凝剂过敏、非稳定期的严重心脑血管疾病、败血症、血流动力学不稳定、出凝血功能障碍、血小板功能障碍性疾病、关节穿刺部位感染;相对禁忌证包括恶性肿瘤、不明原因的C反应蛋白过度升高、Plt过低。

2. 推荐方案

(1)推荐用于关节腔注射治疗KOA的自体单采PRP的Plt($\times10^9$/L)为1 000～1 800。目前公认PRP的作用机制是:血小板通过内源性激活后释放出的生长因子以及促炎和抗炎细胞因子在维持关节内环境稳定方面发挥着核心作用。释放生长因子的数量直接取决于PRP产品中的Plt;单采PRP的Plt相对较高,发挥治疗作用生物活性物质浓度自然也高。早在2011年即有本项目组中的专家研究发现:PRP促进细胞增殖作用随Plt的增加而增强,在Plt($\times10^9$/L)1 500～2 500时趋于稳定,>2 500时细胞增殖能力反而下降。此后国外的研究也显示:PRP中的Plt($\times10^9$/L)如果只有1.5倍生理浓度,其对骨再生没有促进作用,只有当≥1 000时,才会明显发挥其刺激增殖作用。即便患者膝关内未形成积液,正常存在的少量关节液也会对注入关节腔的 PRP 有一定稀释作用,所以与治疗其他组织损伤的 PRP 产品相比,用于 KOA 治疗的 PRP 产品中需要更高的 Plt。虽然有美国学者在 2020 年提出 PRP 发挥组织修复机制作用需要其 $Plt(\times 10^9/L)\geqslant 1\,500$;但所含 Plt 过高可能会降低 PRP 的功效。为此,本专业委员会此前推出的 PRP 制备共识推荐的 Plt 以其在人体中的 4~8 倍生理浓度为宜;而根据我国的卫生行业标准我国成年人的 $Plt(\times 10^9/L)$ 参考区间在 125~350;国内健康人群 $Plt(\times 10^9/L)$ 为 225.0±49.8(男)、245.0±54.6(女);结合本项目组专家临床实践经验,在此我们推荐自体单采 PRP 治疗 KOA 时,其中的 $Plt(\times 10^9/L)$ 以 1 000~1 800 为宜。由于单采 PRP 在 KOA 的临床应用研究仍在进行中,现阶段的认识存在局限性,包括"最佳 Plt"还需要多中心、大样本的随机对照研究来确认。

(2)推荐关节腔注射自体单采 PRP 治疗 KOA 的 1 个疗程为注射 3~4 次且每次间隔 1~2 周相关的临床随机对照研究和 Meta 分析显示:KOA 患者接受 2~3 次自体单采 PRP 关节腔注射便有较好的疗效,多次(≥3 次)注射比单次注射能更有效地改善关节功能;注射间隔 1~2 周。值得注意的是,在美欧的同行中,有观点认为 KOA 患者在接受 3 次 PRP 关节腔注射(方案)后,疼痛缓解维持时间≥6 个月,通常可以维持 1 年或更长,严重(K-L Ⅳ级)的 KOA 患者可能需要 3~6 次注射才能获得最大程度地缓解;还有专家的共识是 KOA 患者多次(2~4 次)注射 PRP 的效果优于单次注射。国内已有的相关指南也同样指出多次注射 PRP 可更好地缓解 KOA 患者的疼痛、改善其关节功能,不会增加不良事件发生率,注射间隔时间≥1 周。鉴于 1 次采集的自体单采 PRP 容量足以满足多次注射,结合临床实践经验,我们推荐 1 个疗程为注射 3~4 次,对于严重 KOA 患者可适当增加注射次数,注射间隔 1~2 周;对于双侧 KOA 可以同时注射。

(3)推荐关节腔注射自体单采 PRP 治疗 KOA 注射量为(4~8)mL/次 PRP 注射的疗效受 PRP 产品中的 Plt 及其生物活性因子含量的影响,因此疗效与注射的 PRP 剂量直接关联。迄今不同文献报道的 PRP 注射量不尽相同,有平均注射量 5 mL/次,也有注射 8 mL/次的。更有法国学者提出并证明了 PRP 注射量为(8.8±1.1)mL/次的合理性,因为有研究评估膝关节腔的容量约为 9 mL。2021 年来自 5 个法语国家的专家达成的共识认为,KOA 患者注射 PRP(4~8)mL/人(次)较为合适,但注射量与 PRP 的制备方法和 Plt 相关联。基于国内外临床研究 PRP 注射治疗 KOA 的现状、单采 PRP 中的 Plt 明显高于其他方法制备的 PRP 产品,结合自己临床实践经验,我们推荐给 KOA 患者单膝关节腔内注射 PRP(4~8)mL/次为宜。临床医生可根据患者关节腔容量等实际情况适当调节 PRP 用量。

3. 注意事项

(1)对于伴有关节积液的 KOA 患者在注射 PRP 之前应先抽吸关节积液。国内目前已有的相关指南和共识都建议在应用 PRP 注射治疗前,要先抽吸 KOA 患者的关节积液。日本有学者提出,当 KOA 患者膝关节有明显积液时,先要尽可能抽出积液后,再向患者关节腔注射 PRP 的效果才有保障。法语国家联合推出的专家共识认为:KOA 患者注射

PRP 前引流关节积液可以立即改善关节疼痛和功能限制,还可以减少积液对注射 PRP 的稀释,从而对疗效起有益的影响。

(2)KOA 患者关节腔注射 PRP 时不应与类固醇皮质激素或麻醉剂一起混合注射。PRP 诱导细胞增殖,类固醇皮质激素和局部麻醉剂却对细胞增殖具有抑制作用,可诱导过多的细胞死亡,也部分或完全抑制 PRP 的治疗作用;麻醉剂对血小板功能,特别是血小板聚集的毒性作用也得到了充分证实,麻醉剂对血小板活化以及生长因子和细胞因子的释放可能有负面影响。因此不建议将它们混合做关节腔注射;必要时可在穿刺点行局部浸润麻醉,但应避免将麻醉剂注射入患者关节腔内。

(3)KOA 患者关节腔注射 PRP 后<48 h 不做剧烈运动。一项出自波兰学者的自体脂肪组织与自体 PRP 注射治疗 KOA 的随机对照研究(研究方案)提出注射后患者要限制活动;另一项基于 PRP 注射治疗 KOA 病例的回顾性研究则提示 KOA 患者注射 PRP 后<48 h 不宜剧烈运动。前述法语国家的专家共识强调,注射 PRP 后患者休息 48 h 不是严格卧床,而是在此期间限制患者的体力活动。据此我们推荐 KOA 患者在注射自体单采 PRP 后<48 h,应避免剧烈运动或在康复医师/治疗师指导下活动。

(4)KOA 患者注射自体单采 PRP 的其他注意事项:完成关节腔注射后,用无菌敷贴包扎穿刺点,协助患者屈、伸膝关节数次,使 PRP 在关节腔内均匀分布。伴有糖尿病患者应在血糖得到有效控制后方可接受 PRP 注射治疗。

4.其他需要注意的问题

(1)抗血小板聚集治疗不是 PRP 注射的禁忌证,但可能会通过阻止血小板活化影响其疗效。抗血小板药物是血小板聚集的抑制剂,可以抑制血小板活化,进而影响 PRP 的疗效;只是目前尚缺乏关于抗血小板药物对关节腔注射 PRP 效果实际影响的实验研究(数据)。对于初级预防的 KOA 病例,建议骨科医生在与心血管内科或(和)神经内科专家讨论后,可以考虑在关节腔注射 PRP 治疗过程中暂时中断抗血小板治疗,中断的持续时间可以依据抗血小板药物的半衰期及血小板寿命,在自体单采 PRP 采集和注射前 1 周停药、注射后 1 周再恢复用药;对于存在严重心脑血管并发症潜在风险的 KOA 患者,一般不建议停用血小板聚集抑制剂。可以在 KOA 患者已使用血小板聚集抑制剂的情况下采集和注射自体单采 PRP,但必须认识到抗血小板药物可能对 PRP 注射治疗 KOA 效果产生的影响。另外,自体单采 PRP 的采集和注射后的穿刺部位按压时间应适当延长。

(2)PRP 关节腔注射是一种全身和局部耐受性良好的 KOA 治疗方法。相比捐献血小板,自体单采 PRP 的采集量少、采集时间短,因此采集过程较少出现献血反应,即使 KOA 患者在采集过程中出现口唇发麻等低钙症状,一般都可自行缓解,严重者可给予口服葡萄糖酸钙(对应用自体单采 PRP、年龄 ≥56 岁的 KOA 患者同样适用)。研究证实 KOA 患者关节腔 PRP 注射有很好的全身和局部耐受性。国内外已有的指南和共识都指出关节腔注射 PRP 后局部疼痛和(或)肿胀发生率不高并可在几天内自然消退,局部不良反应的发生与操作者注射技巧和熟练程度相关;而自体单采 PRP 的 WBC 少,不良反应发生率更低。

（3）自体单采 PRP 注射可避免血液传播疾病风险和异体免疫风险。为避免输血相关性传染病和异体血免疫风险等，我们仅推荐自体单采 PRP 关节腔注射治疗 KOA 的方法。

（4）自体单采 PRP 注射和其他 KOA 治疗方法的结合。临床治疗 KOA 的方法较多，如健康教育、减重、运动、药物、手术等疗法。自体单采 PRP 关节腔注射结合其他方法的应用尚需进一步研究，以期规范开展。

五、结语

自体单采 PRP 与其他方法制备的 PRP 相比，具有相对独特的优势，是适合关节腔注射治疗 KOA 的有效方法。按照本共识开展自体单采 PRP 治疗 KOA 临床实践的骨科、康复科和输血科，需充分结合自身的临床经验与患者 KOA 的严重程度、有无并发症及个体差异等因素综合衡量。鉴于单采 PRP 的临床应用依然是一种正在开发的新方法，大样本、多中心的随机对照研究在国内外都较少，临床实际应用中仍存在或可能出现的许多具体问题，尚需要进一步探索并解决。需要指出的是：异体单采 PRP 治疗 KOA 虽然同样有效，但由于异体 PRP 产品存在输血相关性传染病和同种异体免疫风险，本共识限定在自体单采 PRP。受参与制定本共识专家对单采 PRP 关节腔注射治疗 KOA 的机制及其现有研究的意义与视野（包括文献检索能力）所限，本共识具有明显的"阶段性"特征。期待随着越来越多同道在临床的参考使用、国内外相关文献的更新和循证医学证据的日增，本共识的内容能够实时、不断地更新、完善，并有更多的同道参与（议）其中，进一步制定相关指南或（和）标准，为单采 PRP 关节腔注射治疗 KOA 提供更全面、更科学的技术支撑。

附录二　《自体富血小板血浆制备技术专家共识》

富血小板血浆（platelet rich plasma，PRP）中富含生长因子、细胞因子和抗菌肽等多种生物活性物质，具有促进细胞增殖、分化、基质合成、组织再生与修复等作用，在再生医学中扮演着重要角色。国内外已有将 PRP 用于急性损伤、慢性难愈合创面修复、烧伤、运动损伤、骨损伤、整形美容以及神经外科、泌尿外科、心胸外科、颌面外科等患者组织损伤修复的不少研究报道，显示出 PRP 良好的治疗价值和生物安全性，已成为再生医学领域发展的新希望。本文中 PRP 均指自体 PRP。目前 PRP 的采集制备方法主要有试管法手工制备、成分血单采制备、PRP 专用套装制备和标准血袋制备等多种方法；国内已开展 PRP 制备的单位所采用的方法五花八门，导致 PRP 制品的质量很难保证，甚至影响了临床疗效，不仅阻碍了 PRP 在临床的应用和推广，更令许多同道对如何开展 PRP 制备与应用倍感茫然困惑，迫切期望尽早出台有关 PRP 制备技术的规范性文件对其加以指导。针对这一现实问题，中国输血协会输血管理学专业委员会（以下简称输血管理专业委）组织了行业的数十位专家,经过多次研讨后一致认为:有必要推出《PRP 制备技术规范化和制品质量控制的专家共识》(以下简称共识),供国内开展 PRP 制备的同行参考,据此指导从事 PRP 制备的医技护人员,科学、规范地制备出有质量控制的 PRP 制品,从而在临床科学地推进 PRP 应用,确保其临床治疗的安全、有效并造福于患者。

一、共识形成背景

1977 年,Harke 等首次从全血中分离制备 PRP,并且将其用于心脏外科手术患者,获得较好的疗效。自此 PRP 历经 40 多年的研究发展,目前通过 PubMed 检索"platelet rich plasma"得到的英文文献已逾 12 300 篇,通过中国知网检索"富血小板血浆"得到的中文文献则超过了 2 700 篇,特别是近 10 年来,关注 PRP 的应用及研究受到国内外越来越多关注,相关的文献数量上升得非常之快,展现了不断涌现的 PRP 及其各种衍生产品,以及相关的基础研究与临床应用的重大进展,证明不但 PRP 的安全性、有效性获得了广泛的认可,应用范围不断扩大,而且解决了许多临床传统方法难以克服的难题,令无数患者从中受益。2011 年,国际细胞医学会(ICMS)推出了第一个《富血小板血浆应用指南》(*Platelet Rich Plasma Guidelines*)。2018 年,国内首个临床专科 PRP(骨关节外科)应用专家共识(中国医疗保健国际交流促进会骨科分会)面世;2020 年,浓缩血小板制品在创面修复中应用的全国专家指南(中国老年医学学会烧创伤分会),在面部皮肤软组织年轻化中应用的专家共识(中国康复医学会再生医学与康复专业委员会)相继推出。国内多个省市的药监部门已批准了 PRP 的临床应用,并制定了相应的物价标准,PRP 在国内正成为一项新兴的热点技术。

2016 年 7 月 25 日,中国国家标准化管理委员会正式将"输血医学"增设为"临床医学"下的二级学科,不但以国标的形式规定了输血医学属于临床医学范畴,指明了输血医学的发展方向,而且破除了以往"血库""输血科",乃至"血站"之间的藩篱或自我设限,广大输血工作者完全可以借"输血医学"的名义,旗帜鲜明、大张旗鼓地拓展输血新业务,如自体血单采预存技术、血浆置换技术、自体血光量子治疗技术等,以推动输血医学快速发展。自体血采集、加工处理属于输血医学专业范畴,输血医学的临床医学属性赋予了输血(医学)科(血库)既可理直气壮地承担 PRP 的采集、制备、储存之职,也应责无旁贷地行使 PRP 临床应用(治疗)之责。然而,毕竟 PRP 的制备及应用是一个新技术,尚未完全成熟,如面对多种 PRP 采集、制备方法,常令输血界同仁无所适从,国内现有几个相关的专家共识或指南偏重于 PRP 在某一临床专科的应用,缺乏完整的参考性;而 ICMS 的《富血小板血浆应用指南》重点是运动损伤的 PRP 治疗,对 PRP 制备技术仅给了基本原则,可操作性不强。PRP 实际常用的临床治疗方式为将 PRP 喷洒到患者受损组织创面或注射到患者的组织内,PRP 制备过程的安全性和质量保证是保障其治疗安全和疗效的重要环节。ICMS 最早提出 PRP 应由独立用于自体血分离的装置获得,优先选择在封闭系统内采集制备,以防止血液和细胞组分暴露在空气中受到污染。为此,我们在严格遵守国家相关医疗法规和保证医疗安全的前提下,以我们的 PRP 应用基础和临床治疗实践经验为基础,以国内外相关文献为参考,结合国内输血(医学)科的实际,针对PRP制备技术和制品质量要求等,经过广泛、深入研讨,达成共识——采用成分血单采机和专用血袋完全能够满足PRP封闭采集制备条件,作为PRP采集制备的首选方法推荐给输血同行;PRP专用套装制备基本能满足封闭制备条件,作为次选推荐方法;试管法手工采集制备属于开放性操作,其卫生材料难以满足国家有关三类医疗器械管理的规定要求,不作为推荐方法。

本共识主要内容包括PRP采集制备所涉及的人员、设备、耗材、环境、方法、产品质量和信息管理7个方面,为PRP规范化采集制备提供参考。

二、采集制备的人员要求

人员是开展自体PRP采集制备的基础与核心,是保证PRP制备质量保证的先决条件。根据PRP采集制备过程的需要,推荐配备医疗、医技和护理3类人员。

1. 人员职责

(1)医师:负责自体血小板采集过程中患者发生不良反应的防范和处置。

(2)医技人员:负责PRP的分离、制备、相关检验和制品质量控制。

(3)护士:负责配合医师在自体血小板采集过程中防范和处置不良反应的发生。

2. 人员条件

(1)医师应具备的基本条件:①具有执业医师资格证,有一定的临床工作经验;②通过在开展此项新技术时间>2年、并在有一定技术积累和培训能力的三甲医院做过3~6个月的PRP技术专项进修且取得进修证书,熟悉PRP采集、制备的基础理论知识和相关操作流程;③熟悉常见献血不良反应的类型、临床表现,具备PRP采集过程中患者发生不良反应的处置能力。

(2)医技人员应具备的基本条件:①具备临床医学检验或输血技术上岗资格证;②通过在开展此项新技术时间>2年、并在有一定技术积累和培训能力的三甲医院做过3~6个月的PRP技术专项进修且取得进修证书,熟悉常规血液检验理论知识和技术操作;③熟悉血小板相关的基础理论和相关检验仪器的技术操作;④掌握PRP制备理论和技术。

(3)护士应具备的基本条件:①具有临床护理上岗资格证;②熟练掌握静脉采血技术;③熟练掌握并严格按无菌技术规范操作;④通过在开展此项新技术时间>2年、并在有一定技术积累和培训能力的三甲医院做过3~6个月的PRP单采技术进修且取得进修证书,熟悉常见献血不良反应的类型、临床表现,具有配合医师处置PRP采集过程中患者发生不良反应的处置能力;⑤熟悉并严格执行一次性医疗用品的使用管理规定。

三、采集制备设备条件要求

PRP采集制备过程,设备是关键要素,是制品质量保证的基础。开展PRP采集制备时,宜根据各自输血科的实际情况,选择合适品牌、型号的PRP采集制备设备,以达成所制备的 PRP 的质量、安全和高效的目的。

1. 推荐选配设备种类

(1) 通用设备:包括 5 种。①普通离心机:用于处理血样品和 PRP 浓度调整时的离心分离;推荐采购带温控调节的离心机,以保证离心室的温度相对稳定。②血细胞分析仪:用于患者的基础血常规检测及 PRP 制备过程中和终产品血小板的浓度测定,以确保 PRP 制品浓度满足治疗的需求。③血小板振荡保存箱:用于 PRP 制品的临时储存。④超低温冰箱:推荐采用−80 ℃超低温冰箱,用于 PRP 制品的储存。⑤生物安全柜或超净工作台:有条件时优先推荐采用生物安全柜,条件有限时采用超净工作台,用于 PRP 制备过程中提供局部环境的生物安全和实施无菌操作技术。

(2) 其他设备:包括 8 种。①全自动血液成分分离机:用于单采患者的自体 PRP。②专用离心机:用于专用套装制备 PRP 时的配备。③大容量低温离心机:用于以专用血袋采集全血制备 PRP 时的温度调控。④全血成分分离机或分浆夹:用于全血离心后的 PRP 的分离制备。⑤热合机:用于血袋连接管的热合、离断。⑥无菌接驳机:用于血袋连接管的接驳。⑦专用采血椅:用于自体 PRP 单采或全血采集时的患者使用。⑧酒精灯:用于 PRP 制备过程中必要时配合无菌操作。

2. 设备管理基本要求

(1) 常规管理:①建立设备日常维护管理制度并指定专人负责检查落实。②建立仪器设备管理档案。③建立设备接收验收及人员培训制度,人员在操作培训合格后上岗。④建立设备日常使用、维护保养、维修检修等制度,在专用(人)登记本上做好记录。

(2) 强检管理:属于强检的设备,须按规定定期检定,确保设备处于正常状态。

(3) 建立标准操作流程:必须按流程规定实施操作。

四、采集制备的材料及其质量要求

1. 质量要求

(1) PRP 是喷洒/涂布在人体创面或注射到人体组织中的血液制品,为最大限度地保证患者的安全,采集、分离制备 PRP 所用卫生材料的质量要求按照"就高不就低"的原则,推荐选用满足国家药品监督管理局(NMPA)三类医疗器械管理规定要求的合格卫生材料。

(2) PRP 采集、制备过程中还需用到的药物、试剂和辅助材料亦应满足相应的质量要求。

2. 材料配备 PRP 制备所涉及的材料包括血液采集、PRP 制备过程中所涉及的耗材与药品、试剂和消毒剂等。

(1) 血液采集耗材:通常包括无菌采血针、血小板单采密封管道、塑料四联血袋、无菌塑料离心管、无菌注射器等一次性耗材,以及 PRP 专用制备套装;采购方购买的这些耗材的生产方和供应方须具有相关法规要求的资质,耗材质量须符合国家或(和)行业的相关标准,每个批次须附有出厂检验报告,所选规格必须符合使用要求,必须在有效期内使用。

（2）一定数量的抗凝剂与急救药品和器械。成分血单采常用的枸橼酸抗凝剂；常用急救药品,包括补充液体类5%~10%葡萄糖注射液、0.9%氯化钠注射液,镇静、抗惊厥、补钙药为地西泮注射液、硫酸镁注射液和葡萄糖酸钙注射液,呼吸兴奋、抗过敏、抗休克类的尼可刹米注射液、盐酸肾上腺素、地塞米松磷酸钠、多巴胺注射液,止吐药维生素 B_6,消肿药50%硫酸镁溶液;所有药品须在有效期内使用,存药临近过期前应及时更新为较新批号的药品;器械类,包括医用氧气瓶/氧气罐/氧气袋、医用剪刀、绷带、敷料和酒精灯,血压计、听诊器和体温计等。血压计、温度计属于强检器械,应定期校准。

（3）血细胞计数仪及其配套检测试剂检测血小板浓度时须在有效期内,建立标准的检测操作规程,操作严格按仪器及试剂说明书。

（4）一定数量的消毒剂皮肤消毒用安尔碘和75%医用酒精,桌面消毒用季铵盐(新洁尔灭、洗必泰等)或含氯消毒剂,地面消毒用84消毒液等;确保质量合格,在有效期内使用。

（5）其他物品包括各类试管、吸头、加样枪、消毒棉球、棉棒、止血带、治疗巾、握力球、采血垫、锐器盒、温度计等;这些物品须满足实际应用的质量和卫生学要求。

五、制备方法与要求

PRP 的制备方法有多种,不同制备方法各有长短,应根据自己的实际情况选择适当方法,并应用获得国家Ⅲ类医疗器械注册证的卫生材料和在封闭状态下分离制备,确保安全。

（一）成分血单采机采集制备推荐首选方法

1. 采集制备的 PRP 特点 成分血单采机所用一次性配套耗材为国家Ⅲ类医疗器械,特点是:①在全封闭状态下采集 PRP,污染机会极低;②PRP 中血小板浓度、纯度高,红细胞和白细胞混入率极低;③受治疗的患者自体血液损失少;④PRP 采集时间相对较短;⑤实现 PRP 一次采集多次使用,成本-效益比提升。

2. 设备及耗材要求 ①成分血单采机须为经 NMPA 审批上市的产品;②耗材应取得国家Ⅲ类医疗器械注册证;③成分血单采机采集的血小板浓度高($>1\ 000\times10^9/L$),红细胞残留量低($<1\times10^9/L$),白细胞混入量低($<1\times10^8/L$)或根据临床治疗需求选择保留一定浓度的白细胞;④可根据患者的体重及其健康状况,选择较少的体外循环血量;⑤1 个循环采集时间$<30\ min$;⑥设备具备安全报警装置,确保采集过程中的血流速度。

3. 采集制备要求

（1）采集前应对被采集者身体状况是否满足单采条件做安全性综合评估,检查患者血管、检测血小板基础浓度是否满足采集条件如下。①Hb$>120\ g/L$,Plt$>120\times10^9/L$;②患者近期无口服影响凝血功能的阿司匹林等药物,或者影响正常获取富血小板血浆的药物;③无血液相关疾病,如凝血因子缺乏或功能异常所致的出血性疾病(血友病、血管性血友病、维生素 K 缺乏症等)、血小板功能异常疾病(巨大血小板综合征、血小板无力症、储存池病等)无严重心血管疾病和其他器质性疾病(尿毒症、肝衰竭)、全身无感染性病灶;④无恶性肿瘤,尤其是白血病等。

(2)根据治疗项目 PRP 的用量需求、患者基础血小板浓度和 PRP 中血小板治疗浓度来预估 PRP 的采集量,设定相应的采集参数。

(3)操作人员已熟读设备使用说明书,本科室已建立单采制备 PRP 的标准操作规程和流程图,严格按其操作执行。

(4)装配单采管道前应仔细检查外观,确保管道和收集袋无破损、无渗漏、无污染。

(5)采集前,应检查确保血液保存液(含抗凝剂)和 0.9% 氧化钠注射液袋无变色、无破损、无渗漏、无污染,是在有效期内使用。

(6)PRP 欲一次采集多次使用时,须先调整血小板浓度到满足临床使用的血小板浓度后,再于无菌条件下分装,分装容器须耐受深低温,并宜采用带有分装袋的单采管道;若单采管道不带分装袋,则宜用无菌接驳机接管或在洁净环境下分装。

(二)血袋采集制备推荐为备选方法

1.采集制备的 PRP 特点 与分离制备手工血小板方法相同,分为富血小板血浆法和白膜法 2 种,具体操作及所用耗材按文献要求,特点是:①封闭状态下采集、分离、制备,制品安全性相对较高;②分离 PRP 后的血浆和红细胞可以回输,大大减少被采集者的血液浪费;③1 次采集的 PRP 可 1 次或多次使用;④PRP 的血小板浓度 ≥4 倍患者血小板基础浓度;⑤推荐有相应实验室条件、能提供质量控制的工作室制备;⑥需要相对较多的配套设备,需 2 次离心分离,操作环节较多,比较费时,血小板回收率相对较低。

2.设备及耗材要求 ①设备应根据本科室实际情况选择配置,如大容量低温离心机、热合机、接驳机、成分血分离机或简单的分浆夹等;②耗材采用四或五联血袋,符合血液制品制备的质量要求,满足 PRP 安全和质量要求。

3.采集制备要求 ①采集前须了解被采集者的身体状况,做安全评估以明确是否适合本法采集制备 PRP,以确保采集过程和采集后被采集者的安全;②因本法全血采集量为 200~400 mL,被采集者的采血不良反应率基本与无偿献血不良反应率相近,但身体条件常不如献血者,发生采血反应的概率也略高于献血者,故须预先建立采血不良反应预案及处置设施,具备对采血不良反应的处置能力。

(三)专用分离套装制备推荐为备选方法

1.采集制备的 PRP 特点 是一种专用于 PRP 制备而设计的一整套制备耗材,为Ⅲ类医疗器械,该套装配备专用离心机,通常是一次采集一次使用,特点是:①多在半封闭状态下采集 PRP,制品的安全性相对较高;②血小板浓度 ≥4 倍患者血小板基础浓度;③白细胞混入量较高,红细胞混入量因各制造商产品设计方案的不同而差异较大,可能造成被采集者的自体 PRP 不能回输而蒙受损失,在临床科室使用时常需要再调节血小板浓度,以保障治疗效果。

2.设备及耗材要求 PRP 专用分离制备套装中包含了血液采集和分离制备齐全的耗材,操作较简单,通常不再需要其他配套耗材。

3.采集制备要求　①采集前须了解被采集者身体状况,防止其因多次采集而发生治疗性贫血;②须在具备血液加工处理和质量控制条件的工作间采集制备。

(四)试管法手工采集全血制备不作为推荐方法

1.采集制备的PRP特点　是一种非常简单、实用、成本低、可操作性强方法;但除了PRP,被采集者其他的自体成分血不能回输,血液损失较大;采集、制备过程为开放操作,存在一定的污染风险;绝大多数无菌真空试管并非Ⅲ类医疗器械,安全性相对较低。

2.设备及耗材要求　除了与前述几种PRP采集制备方法共同的通用设备外,几乎不需要添置额外设备(算是其最为突出的优势之一)。

3.采集制备要求　①操作人员具备一定的技术熟练程度、实验室满足开展此业务的一定条件,方能确保血小板分离率与降低制品中白细胞、红细胞的混入量;②与血袋制备法一样,白膜法与富浆法均可,但白膜法以采用两步法为宜;③采用无菌、抗凝的真空试管采集血液,以满足生物安全要求;④采集前须了解被采集者身体状况,以防因多次采集而发生治疗性贫血。

(五)采集制备过程中须注意的关键项

1.操作人员　须熟悉PRP采集制备设备和配套耗材的使用说明书,无论采用哪种制备方法都须建立标准的操作规程与流程图,并严格照之执行。

2.PRP制备实验室　须配备血小板计数设备,具有调整血小板应用浓度的能力,确保提供的PRP的血小板浓度满足治疗需要。

3.全血采集量　须根据适应证的PRP用量需求、患者基础血小板浓度和治疗所需的PRP的血小板浓度来预估。

4.耗材外观质量　采集前须检查包括耗材原包装有无被拆封、是否密封等情况,确保采集、分离管无破损、无渗漏、无污染,是合格产品并在有效期内使用。

5.抗凝剂和(或)保养液　肉眼观察须无变色、无絮状物,是合格产品并在有效期内使用。

6.医患沟通与采血观察　医护人员在采集过程中须与患者做实时有效的沟通,以防止和(或)消除患者(产生)的恐惧心理,并密切观察患者对采血的反应,一发现异常便及时处理。

7.采血反应的处置　所有PRP采集制备方法都可能引发被采集者的采血反应,须预先备齐采血反应急救处置的药品和器材,建立采血不良反应的处置预案,并由具备采血反应处置能力的医护人员负责保障。临床将采血反应分为轻度反应:出现头晕、面色苍白、口周麻木、心率加快等。中度反应:除轻度症状外还伴有胸闷、心悸、恶心、呕吐、出冷汗、血压下降等。对于轻、中度反应,只需立即停止采血,且叮嘱献血者精神放松,并在原地平卧休息,饮用适量的口服葡萄糖或牛奶等饮料,同时与被采集者进行交流沟通、安抚其情绪,加强对针眼的护理,大部分献血者在一段时间内均可得到缓解。重度反应:发生意识障碍,晕厥、抽搐、心律不齐、血压下降、脉搏细速、大小便失禁等。对于重度反应者,密切监测其血压、心率及脉搏等多项生命体征指标,并采取轻、中度反应的处理措施,必要时给予吸氧或应用镇静剂。

8. PRP 的质量标准 立足确保临床需要,提供满足治疗用血小板浓度的 PRP 制品。当血小板浓度过高时,经由浓缩稀释公式计算后,用贫血小板血浆(PPP)做稀释处理;当浓度过低时,需做浓缩处理。

9. 分装处理 当 1 次采集制备的 PRP 量较多,需要分装时,宜选择带分装连袋的耗材在封闭状态下分装;不具备封闭条件时,分装须在超净工作台或生物安全柜中行无菌操作,防止制备过程中的空气污染。

(六)采集制备被采集者的控制条件

血袋法采集的全血量通常与献血者的献血量相近(≥200 mL),其健康状况和血管条件与机器单采血小板者相同。

六、制备的环境条件与要求

1. 用房面积与室内布局 设置专用 PRP 采集制备工作间,面积应满足 PRP 采集制备全程实际工作量的需求;室内布局应切合实际,布局合理;便于工作台、仪器设备、办公桌椅、资料柜等的摆放;制度规范与流程图的上墙。

2. 卫生环境

(1)采血场所的室内温度和空气质量:配备温度调节装置和空气消毒设施,确保室内温度和空气质量符合室内空气质量的国标。

(2)采血区域空气的细菌菌落数:总数须符合医院消毒卫生国标中的Ⅲ类环境标准要求。

(3)分离制备的工作室/区的消毒:须符合医院消毒卫生国标中的Ⅱ类环境标准要求。

3. 开放条件下 PRP 制备的环境要求 除满足血液采集环境要求外,还应根据各自的实际情况分别满足下列要求。

(1)洁净室操作(推荐):PRP 制备工作间环境应达到 10 000 级、操作台局部达到 100 级,操作前应先开启空调、层流系统,开启紫外线消毒 1 h(紫外线灯管须定期监测,当紫外线强度<70 μW/cm² 应予更换并记录);确保环境温度 18~26 ℃,相对湿度 45%~65%。

(2)在非洁净室条件中操作:PRP 制备须在超净工作台内进行,操作前先用紫外线消毒 1 h,每次操作前须用 300 mg/L 含氯消毒剂擦拭工作台。

4. 封闭式条件下 PRP 制备的环境要求 须满足血液采集环境要求。

七、制品的质量控制

1. PRP质量控制概述

(1)PRP的质量直接关系到临床疗效与安全。

(2)PRP的质量指标。包括制品中的血小板浓度、白细胞和红细胞混入量检测[推荐质量控制(质控)指标],以及是否被微生物污染,进一步的PRP中生长因子、细胞因子等生物活性物质检测(暂不推荐)。

(3)PRP质控确保其满足疗效。血小板在一定浓度范围内与其疗效呈现剂量效应关系,只有通过质控才能使其浓度既不过低也不过高,从而达到PRP预期的疗效。

(4)PRP中生长因子和细胞因子等活性物质的检测。尚无法开展质控,因目前没有相应的快速、单样品检测方法,质控的现实可操作性差,暂时无法(或不要求)开展质控。

(5)PRP中微生物污染的检测。暂不要求质控,微生物检测需要细菌培养或(和)核酸检测,实际操作存在困难,故只建议各单位可根据自身条件、需要等实际情况确定是否开展质控。

2. PRP中血小板浓度的质控

(1)血小板浓度表示方式:临床使用实验室制备的PRP通常用血小板计数(Plt)表示;使用PRP专用制备套装制备的PRP通常用患者的基础血小板浓度的倍数表示。本共识推荐使用前者。

(2)PRP适宜的血小板浓度:基础研究和临床应用研究都较倾向血小板浓度$(500 \sim 1\,000) \times 10^9/L$。以倍数表示PRP中的血小板浓度时,ICMS提出PRP的血小板浓度有低倍基线(2.5~3倍)和高倍基线(5~9倍)浓度之分;国内则普遍认为PRP中的血小板浓度以4~8倍为宜。

(3)采集制备PRP的血小板浓度以满足临床治疗需求为准。PRP的各种适应证所需最佳血小板浓度尚不明确,有待进一步研究确定。

3. PRP中白细胞残留量的质控

(1)不同PRP采集制备方法的制品中白细胞混入量差异较大:推荐机器单采制备的PRP中白细胞混入量$<1 \times 10^8/L$;但其他3种方法采集制备的PRP很难达到此量,故可按临床治疗需要选择用血小板型白细胞过滤器去除PRP中的白细胞。另外,白细胞的存在对创面愈合治疗中利弊仍有争议。

(2)PRP是否存留白细胞按临床医师要求制备:临床治疗中需要PRP含一定数量的白细胞时,宜由临床医师根据患者(病)的治疗需求决定PRP的白细胞浓度。

4. PRP中红细胞残留量的质控
推荐机器单采制备的PRP中红细胞混入量$<1 \times 10^9/L$,但其他3种方法采集制备的PRP很难达到此量,故应尽量减少红细胞的混入,至少制品无肉眼可见红色。

八、采集制备过程中的信息管理

1. PRP采集制备中涉及的制备信息和患者的基本信息
应当建立本科室的数据库,

与输血(科)管理系统和医院信息管理系统(HIS)联网对接。推荐制作并填写采集制备PRP的全程信息登记表,内容包括:制备方法、采集时间、采集量、机器采时的各项预设参数、采集过程是否顺利、被采集者有无不良反应、发生不良反应时的处理过程、处理结果、是否浓缩或稀释PRP中的血小板浓度,终制品的血小板浓度,被采集者的基本信息、采集制备前的血小板浓度,以及采集制备PRP的操作者信息等。

2. PRP治疗患者的身份识别 要求使用条形码或其他形式的明确标识。

(1)每次只能对来源于同一被采集者的1份血袋(或采集试管或制备套装)、标本管和采集全过程信息登记表做标识。

(2)采血护士经过核实后将唯一性的多个条形码标识分别粘牢在采血袋(或采集试管或制备套装)、标本管、转移袋、血袋导管、采集全过程信息登记表。

(3)患者的这些唯一性标识粘贴应当首先连续完成,不宜中断,并要与采集制备PRP过程中的被采集者条形码一致,避免误贴标识。

(4)分装PRP终制品时每个分装容器须逐个标识并核对,防止误贴。

九、结语

本共识的形成是基于现有的PRP制备技术和有关PRP治疗的法规要求,在参考了国内外高质量的文献,并依据现有的实践经验,特别是通过一众专家讨论后达成的意见;其较全面、较宏观地概述了开展PRP采集制备所需的软硬件条件、采集制备过程与终制品的质控要求,旨在为同道开展PRP制备的学术研究或应用开发提供指导性参考意见,为规范化制备满足临床治疗需求的高质量PRP制品提供最基本的技术支撑建议。受到PRP制备与应用的现有研究成果以及人们对PRP认知水平的制约,包括本组专家自身的认识也难免存在局限,都使得本共识具有明显的阶段性特征。特别要指出的是:具体采集制备PRP的操作技术的掌握和不同制备方法的选择与应用,有赖于当事者通过文献复习、知识借鉴与自己实践经验的积累,唯此,才能熟能生巧并紧跟PRP制备技术研发的步伐。我们期待随着对PRP制备技术研究的持续与深入,以及伴随PRP临床应用而来的循证医学证据的增加,本共识将会实时得到调整或更新。本共识的内容尽管比较全面,但仍是比较宏观的,具体的操作技术、方法需要PRP制备工作者通过对相关专业论文、专著的学习、借鉴,才跟上技术更新的脚步。基于此,本文仅作为学术、应用指导,供使用者参考。期待能为同道们规范化制备满足临床治疗需求的高质量PRP提供有益支撑。

附录三　《浓缩血小板在毛发再生中的临床应用专家共识》（2022版）

一、制定背景

雄激素性脱发（androgenetic alopecia，AGA）是临床上较常见的脱发类型，自青春期发病并随年龄增长症状加重，男性多表现为前额发际线和（或）顶部毛发脱发、稀疏，枕部毛发不受累及，称为男性型脱发（male pattern alopecia）；女性则为顶部毛发稀疏，称为女性型脱发（female pattern alopecia）。流行病学调查显示，在我国AGA发病率远远低于欧美，男性为21.3%，女性则为6%；在发病人群中，29.7%男性及19.2%女性有家族史。

AGA病因复杂，可能是由于双氢睾酮（dihydrotestosterone，DHT）水平升高和（或）雄激素受体基因改变，病理表现为DHT诱导毛囊微型化，缩短生长期、延长休止期，导致终毛转变为毳毛，从而使生长期毛发数量减少，毛囊萎缩甚至消失。研究发现，DHT影响毛囊真皮乳头（dermal papilla，DP）合成分泌生长因子，促进IL-6、TGF-β_1、TGF-β_2并减少IGF-1分泌，进而抑制毛发生长。另外，DP细胞还分泌多种生长因子调控毛囊的生长发育，如血管内皮生长因子（vascular endothelial growth factor，VEGF）、血小板衍生生长因子（platelet-derived growth factor，PDGF）及碱性成纤维细胞生长因子（basic fibroblast growth factor，bFGF）等。因此，毛囊局部补充生长因子可作为AGA的一种治疗方式。

目前，在AGA治疗领域中有多部指南发布，其中对于AGA的治疗方案进行了推荐性说明。浓缩血小板治疗（enriched platelet treatment，EPT）是一种很有前景的非手术治疗脱发的方法。浓缩血小板的命名有很多，如血小板血浆（platelet rich plasma，PRP）、富血小板纤维蛋白（platelet rich fibrin，PRF）、浓缩生长因子（concentrated growth factor，CGF）和血小板裂解液（platelet lysate，PL）等，其中PRP应用最为广泛，随着对该类产物认识的不断深入，统称为"浓缩血小板"更符合实际和未来发展的需要。这类临床上常用的血小板浓缩物是自体全血经离心后浓缩生成的，富含高浓度血小板及其分泌的生长因子和细胞因子，如PDGF、表皮生长因子（epidermal growth factor，EGF）及VEGF等，其生长因子能诱导毛乳头细胞（dermal papilla cell，DPC）增殖，延长细胞成活时间，促进毛囊血管化及进入生长期。浓缩血小板含有的其他成分还可以减轻炎症，调节免疫，防止毛囊过早进入退行期，激活促炎症信号通路，影响肌细胞和脂肪细胞功能。2018年，欧洲皮肤病与性病学会（European Academy of Dermatology and Venereology）发布的AGA治疗指南中针对PRP的推荐意见为"我们既不赞成也不反对使用PRP"，但是指南中未对PRP治疗AGA具体内容进行推荐和描述。随着浓缩血小板在治疗AGA领域研究应用的增多，近年来产生了更多的循证医学证据，为了更好地规范化浓缩血小板治疗AGA，中国康复医学会再生与康复委员会、中国医师协会整形美容医师分会干细胞和再生医学论坛专家讨论形成本次共识。

二、文献检索与证据评价

本共识采用 GRADE 分级方法,检索策略参考李幼平编写的《实用循证医学》。文献发表时间为自建库起至 2021 年 11 月。英文文献来源于 PubMed、Cochrane Library、Embase、Ovid EBMR 数据库、Webof Science 检索平台,检索词为"Platelet–Rich Plasma AND Alopecia/hair loss"。中文文献来源于中国知网、万方数据知识服务平台,检索词为"浓缩血小板血浆 AND 脱发"。纳入标准:①研究类型。国内外公开发表的关于将 PRP 用于治疗脱发的临床研究。②研究对象。各类原发性脱发模型,如斑秃、雄激素源性脱发。③干预措施。试验组/实验组使用了 PRP,对照组未使用 PRP 或者常规治疗。④结局指标。毛发数量、毛发密度或终毛数量等的改善程度。⑤文献语种。限中英文。共检索获得英文文献 938 篇,机器排除重复文献剩余 543 篇,手工查重后剩余 492 篇。进一步阅读摘要分类:动物实验及体外实验 175 篇,综述 118 篇,病例报告 25 篇,联合研究 21 篇,非 PRP 与原发性脱发 73 篇,无对照组 15 篇,PRP 前后对照 17 篇,评述及观点 14 篇,最终符合纳入条件英文文献 35 篇。检索到中文文献 243 篇,机器排除重复文献剩余 177 篇,手工查重后剩余 145 篇。进一步阅读摘要进行分类:综述 61 篇,动物实验及细胞实验 41 篇,联合应用 23 篇,非 PRP 直接相关 18 篇,PRP 前后对照 1 篇,最终符合纳入条件的中文文献 1 篇。中英文合计 36 篇。

三、推荐意见

【推荐意见 1】注射的层次、剂量和导入方法

注射浓缩血小板应采用皮下注射、真皮内注射及毛囊间注射,注射量为 $0.1~mL/cm^2$。微针和激光技术也可作为浓缩血小板的导入技术。

证据等级:中。推荐意见:可推荐。

Kramer 和 Keaney 纳入了 15 篇研究,计算 PRP 制备过程的参数,得出平均血小板浓度为全血的 3.8 倍,PRP 注射头皮平均需 $0.13~mL/cm^2$,但只有 21% 的研究报道了所有 PRP 制剂因子的分析,只有 32% 的研究报道了治疗前初始全血和 PRP 制备后的血小板计数。Cervelli 等($n=10$)采用真皮内多次注射 PRP($0.1~mL/cm^2$);Gentile 等($n=23$)、Alves 和 Grimalt($n=24$)采用毛囊间表皮注射 PRP($0.1~mL/cm^2$);Dubin 等($n=30$)采用皮下注射 PRP($0.1~mL/cm^2$),均得出 PRP 增加毛发密度及毛发直径的效果优于安慰剂的结论。

Ragab 等在 RCT 研究中,将 60 例斑秃患者随机分为 3 组(每组各 20 例),A 组为 PRP 皮下注射,B 组为 CO_2 激光+表面涂抹 PRP,C 组为微针+表面涂抹 PRP,1 次/月,治疗 3 个月后,3 组患者斑秃情况均有明显改善(3 组改善率分别为 80%、80%、70%),三组间差异无统计学意义。CO_2 激光或微针联合表面涂抹 PRP 治疗可显著降低由 PRP 皮下注射产生的疼痛感。

Ozcan 等将 62 例 AGA 患者随机分为两组,一组为 Dermapen 电动微针介导的 PRP 治

疗,另一组为皮内注射 PRP,共治疗 4 次,前 3 次间隔 2 周,第 4 次间隔 1 个月。两组患者治疗后平均毛发数量和密度及终毛数量和密度较治疗前均明显增加。PRP 电动微针介导治疗在平均生长期毛发数量、静止期毛发数量及毛发长度这些方面效果优于单独 PRP 皮内注射治疗。

【推荐意见 2】注射的频次

浓缩血小板注射频率应为 1 次/月,至少注射 3 次,治疗效果与注射次数成正比,与间隔时间成反比。

证据等级:中。推荐意见:可推荐。

Picard 等在系统性评价中纳入了 14 篇研究,涉及毛发密度的 9 篇研究中,7 篇均显示毛发密度有所增加。大部分注射 3 次(3~4 周治疗 1 次),其中一篇为注射 2 次且每次间隔 3 个月,另一篇为注射 4 次且每次间隔 2 周,从第 1 次注射开始到 3~5 次治疗后效果逐步增加的,并且进一步注射治疗效果未减弱。Chen 等在系统性评价中纳入 24 篇二级证据研究,大多数研究显示进行多次(3 次或更多次,间隔几周)注射治疗后,均能获得客观改善且患者满意度较高。在 Hausauer 和 Jones 的研究中($n = 29$),进行了 PRP 疗效与注射次数、间隔时间关系的随机对照临床试验,组 1 为 PRP 注射 4 次(前 3 个月 1 次/月,第 6 个月进行第 4 次治疗);组 2 为 PRP 注射 2 次(每 3 个月 1 次)。组 1 治疗过程中患者更早出现毛发密度增加,在完成全部治疗后组 1 患者毛发增加更多。Puig 等采用 PRP 治疗女性脱发($n = 26$),在脱发区域注射 PRP 一次,注射后 26 周随访评估治疗结果,结果认为 1 次 PRP 注射不能显著改善毛发密度、脱发情况、毛发粗度等。

【推荐意见 3】影响治疗效果的因素

治疗效果与脱发程度、病程、性别、年龄以及家族史有相关性,与治疗前浓缩血小板中血小板计数无显著关系,按照 Hamilton-Norwood 分级,Ⅳ级以上的脱发,浓缩血小板治疗的效果不良。

证据等级:中。推荐意见:可推荐。

部分 RCT 研究纳入 Hamilton-Norwood 分级 Ⅱ~Ⅳ级的患者,均认为 PRP 明显优于安慰剂;在 Mapar 等的 RCT 研究中($n = 19$),纳入 Hamilton-Norwood 分级 Ⅳ~Ⅵ级患者,结果未见 PRP 与安慰剂注射差异具有统计学意义。

Alves 和 Grimalt 在 RCT 研究中($n = 25$),对患者进行随机、半侧头皮对照研究,疗效的相关性分析发现,PRP 治疗效果与患者年龄(<40 岁)、性别(男性)、发病年龄(≥25 岁)、病程(<10 年)、家族史(阳性)等因素相关。

Gupta 等在荟萃分析中纳入了 15 篇研究,发现 PRP 疗效男性与女性之间存在差异:对于男性患者,PRP 注射治疗可显著增加其头发直径和头发密度;而对于女性患者,PRP 注射只增加头发直径,头发密度无显著增加。

上述研究以及 Rodrigues 等的研究($n = 26$)均支持 PRP 疗效与浓缩血小板中血小板计数、PDGF、EGF、VEGF 等水平无明显相关性。

【推荐意见4】有关治疗效果

注射浓缩血小板可以增加终毛密度、减少毳毛密度,减少脱发的不适症状。皮内注射高浓度血小板对治疗男性和女性 AGA 同样安全有效。

证据等级:高。推荐意见:推荐。

Giordano 等在荟萃分析中分析了 7 篇 PRP 治疗脱发的 RCT 研究,其结果显示,在 PRP 注射治疗后毛发计数以及毛发直径显著增加。Gupta 等的荟萃分析也发现,PRP 治疗后的毛发计数较治疗前显著增加。Chen 等的研究纳入 24 篇二级证据研究,其中 21 篇 (88%)报道了脱发情况明显改善,且患者满意度较高。

Zhou 等的荟萃分析纳入 42 篇研究,分析结果为 PRP 注射治疗女性 AGA 具有积极效果,相较于对照组及治疗前基线水平头发密度显著增加。Georgescu 等的荟萃分析纳入 15 篇研究,结果发现 PRP 治疗后的平均毛发密度较治疗前显著增加,且毛发密度变化比率与 PRP 治疗的频率呈正相关。Tawfik 和 Osman 对 30 例女性型脱发采用注射 PRP 治疗,每例患者选取 2 处头皮注射区,随机选取一处注射区为治疗区注射 PRP,另外一处注射区为对照区注射生理盐水,治疗 4 次,每次治疗间隔 4 周,在首次治疗后随访 6 个月,发现治疗区头发密度、毛发粗度较对照组或治疗前基线水平均显著改善($P<0.05$)。头发拔发试验注射前均为阳性,治疗后 83% 为阴性,患者满意度较高。Qu 等的 RCT 研究($n=52$)中,每例患者随机选取一半头皮为治疗区注射 PRP,另外一半头皮为对照区注射生理盐水,治疗 3 次,每次治疗间隔 4 周,在首次治疗后随访 6 个月,发现治疗区头发平均数量、头发密度、毛发直径较对照组或治疗前基线水平均显著改善($P<0.05$)。Gentile 等对 20 例脱发患者采用 PRP 注射治疗,将患者头皮分为 2 部分,PRP 随机注射到一半头皮,另外一半头皮注射安慰剂,治疗 3 次,每次治疗间隔 30 d,随访至治疗后 2 年,结果显示 PRP 治疗后毛发数量、密度都有所增加。Shapiro 等的 RCT 研究($n=35$)中,每例患者头皮选取两处分别皮下注射 PRP 和生理盐水,每次治疗间隔 1 个月,共治疗 3 次,最后一次治疗 3 个月后随访发现与治疗前相比基线,两处头发密度与头发直径都显著增加,而 PRP 组与生理盐水对照组差异无统计学意义($P>0.05$)。

Bruce 等的一项随机对照交叉实验($n=20$)比较了 PRP 注射及局部外用米诺地尔在女性雄激素性脱发中的作用,患者随机分为两组,A 组先进行 PRP 注射治疗 3 次,每次间隔 4 周,然后经过 8 周的清除期后局部外用米诺地尔 12 周,B 组先局部外用米诺地尔 12 周,经过 8 周清除期后再注射 PRP 治疗 3 次,每次间隔 4 周,随访 1 年。PRP 治疗后,相较于基线水平,毛发数量和毳毛的密度显著增加;而米诺地尔治疗后,毛发数量、毳毛的密度、末发密度和累积厚度较治疗前基线水平都显著增加。PRP 治疗后 12 周,患者问卷调查显示其生活质量得到改善,而米诺地尔治好后生活质量无改变。

【推荐意见5】与其他药物联用情况

比起单纯浓缩血小板治疗,或单纯米诺地尔,或单纯非那雄胺,浓缩血小板与米诺地尔或非那雄胺及微针联合应用能取得更好的疗效。

证据等级:高。推荐意见:推荐。

Alves 和 Grimalt 的 RCT 研究($n=48$)中,观察了 PRP 联合其他治疗方式的疗效,治疗组为 PRP 联合 5% 米诺地尔或非那雄胺治疗,对照组为安慰剂联合 5% 米诺地尔或非那雄胺治疗,结果显示治疗组治疗后 3 个月其毛发密度及数量都较对照明显增加,治疗后 6 个月其疗效更优于对照组。在对照组中,米诺地尔或非那雄胺治疗差异无统计学意义;在治疗组中,PRP+米诺地尔治疗组毛发数量、毛发密度、终毛密度、生长期毛发均优于 PRP+非那雄胺组。

Ray 和 Sharma 的 RCT 研究($n=90$)中,治疗组为 PRP(共注射 6 次,间隔 30 d)联合 5% 米诺地尔治疗 12 个月,对照组为安慰剂联合 5% 米诺地尔治疗 12 个月,治疗 1 年后随访结果显示,相对于治疗前基线水平,两组毛发直径均显著增加,而 PRP 联合 5% 米诺地尔效果优于对照组。Ramadan 等的 RCT 研究($n=126$)中,对照组为 5% 米诺地尔治疗,治疗组 1 为 5% 米诺地尔治疗+PRP 注射治疗,治疗组 2 为 5% 米诺地尔治疗+微针治疗+PRP 治疗,PRP 注射 6 次,间隔 30 d,结果显示 PRP 联合治疗 6 个月后其毛发密度及毛发直径较对照组显著增加,其中治疗组 2 效果优于治疗组 1。

Pakhomova 和 Smirnova 的 RCT 研究($n=69$)中,患者随机分为 PRP 治疗组、5% 米诺地尔治疗组、PRP 联合 5% 米诺地尔治疗组,治疗后 3 组毛发直径、毛发密度较治疗前显著增加,休止期毛发比例减少,其中 PRP 治疗组疗效优于 5% 米诺地尔治疗组,PRP 联合 5% 米诺地尔治疗组疗效优于 PRP 组。

Singh 等的 RCT 研究($n=80$)中,男性脱发患者随机分为 4 组,组 1 为单纯米诺地尔治疗,组 2 为 PRP 联合米诺地尔治疗,组 3 为生理盐水对照组,组 4 为单纯 PRP 治疗,治疗 3 次,每次间隔 30 d,治疗后 2 个月随访,治疗组毛发密度显著增加,增加幅度从大到小依次为 PRP 联合米诺地尔治疗组、单纯 PRP 治疗组、单纯米诺地尔治疗组;生理盐水对照组毛发密度较治疗前降低。患者满意度从高到低依次为 PRP 联合米诺地尔治疗组、单纯 PRP 治疗组、单纯米诺地尔治疗组,生理盐水对照组。

任亚惠等的 RCT 研究($n=30$)中,将患者随机分为观察组(PRP 皮下注射联合外用米诺地尔酊治疗)和对照组(皮下注射生理盐水联合外用米诺地尔酊治疗),结果发现观察组和对照组患者治疗后毛发数量、毛发密度均有所增加,但观察组增加更显著,且观察组治疗总有效率高于对照组。Pachar 等的 RCT 研究($n=50$)中,对患者进行随机、半侧头皮对照研究,左侧治疗组采用 PRP(共注射 6 次,间隔 1 个月)联合 5% 米诺地尔(2 次/d,1 mL/次表面涂抹)治疗,右侧采用单独 5% 米诺地尔(2 次/d,1 mL/次表面涂抹)治疗,治疗 6 个月后结果显示,相对于治疗前基线水平,两组毛发密度均显著增加,而 PRP 联合 5% 米诺地尔治疗效果优于单独采用 5% 米诺地尔治疗。

【推荐意见6】浓缩血小板应用是否激活

多数学者采用对浓缩血小板中的血小板钙剂激活后,进行注射治疗并取得毛发生长的效果。未经血小板激活的浓缩血小板也显示有良好的效果。

证据等级:中。推荐意见:可推荐。

2017 年,Gentile 等对 18 例 19～63 岁男性 Hamilton-Norwood 分级 Ⅱ～Ⅳ 级的 AGA

患者进行了临床研究,半侧头皮注射 PRP,对侧注射生理盐水作为对照。采集 55 mL 外周血,提取 9 mL PRP。研究设计为不激活 PRP 直接注射到治疗区域,进行毛囊间隙注射,注射量 $0.2 \ mL/cm^2$,注射深度 5 mm,共注射 3 次,每次注射间隔 30 d。治疗后 3 个月结果显示,未激活的 PRP 注射治疗组相对于生理盐水对照组,在毛发密度和毛发数量上都有显著的提高,且头皮组织活检显示 PRP 治疗组的表皮增厚、表皮增殖活跃,毛囊数量增加。2019 年,Gentile 等的 RCT 研究($n=57$)中,选取头皮固定区域皮下注射不激活的 PRP,另一区域注射生理盐水作为对照,共注射 3 次,每次间隔 30 d,随访 3 个月发现,PRP 注射区头发数量和毛发密度较对照区显著增加。

2020 年,Gentile 和 Garcovich 观察钙剂激活的 PRP 与未激活的 PRP 治疗 AGA 的效果。57 例患者半侧头皮接受不激活的 PRP(non-activated platelet-rich plasma,A-PRP)注射治疗,另半侧头皮接受安慰剂注射;23 例患者半侧头皮接受钙离子激活的 PRP(activated platelet-rich plasma,AA-PRP)注射治疗,另半侧头皮接受安慰剂注射,注射 3 次,每次间隔 1 个月,最后一次治疗后随访 58 周。12 周时 A-PRP 及 AA-PRP 治疗后的毛发密度都较治疗前基线水平及对照区显著增加。58 周时,A-PRP 及 AA-PRP 治疗后的毛发密度都较治疗前基线水平及对照区显著增加,而毳毛的密度较对照区无明显改变。

PRP 中生长因子浓度的变化表明,生长因子处理的标准化可能会改善毛发生长反应。Siah 等的 RCT 研究($n=10$)中,选取患者头前部半侧皮下注射 PRP,对称部位皮下注射生理盐水作为对照,治疗 5 次,每次间隔 2 周,并测量 PRP 中生长因子(FGF-β、FGF2、EGF、HGF、VEGF、GDNF、PDGF-BB)的浓度。最后一次治疗后 8 周,PRP 注射区头发密度较治疗前基线水平及对照区显著增加,而平均头发直径 PRP 治疗区与对照区较治疗前基线水平都有所降低。不同患者 PRP 中生长因子浓度具有差异性,且研究表明 GDNF 浓度与头发密度呈正相关。

但也有实验表明,PRP 血小板计数或 PRP 中生长因子的浓度与毛发再生无相关性。Rodrigues 等的 RCT 研究($n=26$)中,26 例男性患者随机分为 2 组,一组皮下注射 PRP($n=15$),另一组皮下注射生理盐水作为对照($n=11$),治疗 4 次,每次间隔 15 d,并测量 PRP 中生长因子(PDGF-AA、VEGF、EGF)的浓度及血小板计数。最后 1 次治疗后 3 个月,PRP 组头发密度、头发数量及生长期毛发比例较治疗前基线水平及对照区显著增加,与血小板计数及生长因子浓度无相关性。

【推荐意见7】与其他 AGA 治疗技术的联用

注射浓缩血小板治疗 AGA,配合微针、低能量激光的治疗优于单纯浓缩血小板注射治疗。

证据等级:低。推荐意见:可推荐。

Gentile 等回顾性分析 PRP 联合微针及低能量激光治疗 23 例 AGA 患者的情况,发现未激活的 PRP(皮下注射 3 次,每次间隔 30 d)联合微针(PRP 注射前,注射后重复 3 次)及低能量激光治疗(2 次/周,治疗 24 周)后,毛发密度较治疗前基线水平及对照组显著增加,效果优于单独注射 PRP 及 PRP 联合微针治疗。

临床决策时,建议同时考虑成本-效益因素、患者的价值观与偏好、医师的经验等。

对于 AGA 患者而言,目前可选的非手术治疗方案有外用米诺地尔、口服非那雄胺以及低频率激光治疗等,相较头皮局部注射浓缩血小板,每种治疗方案在成本-效益因素、患者价值观及偏好等方面存在差别。在临床决策时,应权衡干预措施的利弊因素,并考虑上述因素的影响。

【推荐意见8】注射浓缩血小板不良反应

局部暂时疼痛是注射浓缩血小板主要的不适症状,其他少见的不良事件包括出血、瘀斑、红肿等,无严重不良反应发生。

证据等级:中。推荐意见:可推荐。

Gupta 等的荟萃分析结果显示,PRP 治疗 AGA 在目前研究中无不良反应发生。Picard 等的系统性评价中纳入 14 篇研究,也未报道有主要不良反应发生。Mao 等的荟萃分析中,报道了有关 PRP 治疗的不良反应,最常见的为疼痛及针孔出血,其他的还包括暂时的术后水肿、瘙痒及脱屑。Dubin 等的 RCT 研究($n=30$)中,报道的主要不良反应为轻微头痛(50%)、头皮紧绷感(50%)、肿胀(29%)、发红(14%)、术后出血(7%)及刺痛(7%),这些不良反应均很轻微并在 24 h 内消退。

仅有及个别临床对照研究认为,浓缩血小板治疗 AGA 效果不显著。Gressenberger 等的 RCT 研究($n=30$)中,实验组($n=20$)患者皮下注射 PRP,对照组注射生理盐水,治疗5次,每次间隔 4~6 周。最后 1 次治疗后 4 周随访,实验组头发密度和直径与对照组比较,差异无统计学意义。这可能与入选病例的标准、浓缩血小板制备标准化,以及很多变量控制不严格有关。总之,大多数的临床对照试验还是显示出积极的意义。

特别声明:本共识涉及的干预措施即浓缩血小板产品需符合国家药品监督管理局Ⅲ类医疗器械管理的规定或国内外同等或更高级别的医疗器械管理条例。本共识中涉及的干预措施不特指某些(类)浓缩血小板产品,但干预措施的安全性基础须以当前法律或法规为前提,包括但不限于浓缩血小板的制备、生产、转运、应用等环节。

参考文献

[1] 阿米莉亚·K.豪索尔,德里克·H.琼斯.富血小板血浆和微针在美容医学中的应用[M].程飚,汪淼,译.上海:上海科学技术出版社,2021.

[2] 张长青,程飚.富血小板血浆技术在临床的应用[M].上海:上海交通大学出版社,2018.

[3] 雷万军,邓娟,蒋博.皮肤美容学基础与应用[M].2版.北京:中国中医药出版社,2020.

[4] 郑荃.美容微针临床手册[M].北京:科学出版社,2021.

[5] 董鑫华,黎键,鲍荣华.自体富血小板血浆注射结合推拿手法治疗冻结肩30例[J].中国中医骨伤科杂志,2021,29(7):55-58.

[6] 杜薇,崔洪鹏,付本升,等.关节腔内及膝周痛点注射富血小板血浆治疗膝关节骨性关节炎[J].中国骨伤,2020,33(3):209-213.

[7] KUO Y C,LEE C C,HSIEH L F. Ultrasound-guided perineural injection with platelet-rich plasma improved the neurophysiological parameters of carpal tunnel syndrome:a case report[J]. J Clin Neurosci,2017,44:234-236.

[8] SÁNCHEZ M,ANITUA E,DELGADO D,et al. Ultrasound-guided plasma rich in growth factors injections and scaffolds hasten motor nerve functional recovery in an ovine model of nerve crush injury[J]. J Tissue Eng Regen Med,2017,11(5):1619-1629.

[9] XU Q,CHEN J,CHENG L. Comparison of platelet rich plasma and corticosteroids in the management of lateral epicondylitis:a meta-analysis of randomized controlled trials[J]. Int J Surg,2019,67:37-46.

[10] 陈荣进,王卫明,向先祥,等.富血小板血浆对前交叉韧带重建术后移植物成熟度影响的临床研究[J].中国运动医学杂志,2020,39(4):257-262.

[11] 陈玉泉,洪建明,徐俊.不同浓度富血小板血浆修复膝关节软骨损伤的疗效对比[J].医学理论与实践,2019,32(10):1550-1551.

[12] 董鑫,陈北北.富血小板血浆用于兔半月板损伤修复的研究[J].实用手外科杂志,2019,33(1):73-77.

[13] 郭正东,程飚.离心制备富血小板血浆对其参数及活性影响的研究进展[J].中国美容整形外科杂志,2022,33(6):381-383.387.

[14] 国家卫生健康委能力建设与继续教育中心疼痛病诊疗专项能力培训项目专家组.富血小板血浆在慢性肌肉骨骼疼痛疾病中的应用专家共识[J].中华医学杂志,2021,101(43):3528-3533.

[15] 韩秀萍.医学美容技术[M].上海:东华大学出版社,2016.

[16] 何罕亮,石煊,张厚庆,等.关节镜手术联合富血小板血浆治疗半月板损伤临床疗效[J].重庆医学,2015,44(36):5079-5081.

[17] 黄光田,何明,韦明,等.推拿联合神经肌肉关节促进法治疗冻结期肩周炎疗效观

察[J].中医药临床杂志,2019,3(8):1553-1556.

[18]姜雪峰.新编骨与关节外科治疗学上[M].长春:吉林科学技术出版社,2017.

[19]焦睿,周晓媚,陈尚杰,等.自体富血小板血浆局部注射对肩周炎的疗效及安全性[J].中国临床研究,2017,30(7):939-941.

[20]李箭,崔国庆,何成奇,等.富血小板血浆治疗肱骨外上髁炎临床专家共识(2022版)[J].中华创伤杂志,2022,38(8):673-680.

[21]李文英,柴磊,李文胜,等.弹拨牵拉胸大肌为主推拿手法治疗粘连期肩周炎的疗效[J].宁夏医科大学学报,2018,40(3):79-80.

[22]李晓,秦豪,谭海涛.关节镜清理与膝骨近端截骨术联合富血小板血浆治疗膝关节骨性关节炎疗效观察[J].中国骨与关节损伤杂志,2020,35(12):1299-1301.

[23]李晓,杨克勤,秦豪,等.自体富血小板血浆治疗膝关节疾病的研究进展[J].中国骨与关节损伤杂志,2022,37(4):443-445.

[24]李晖.口腔科实用诊疗技术[M].北京:科学技术文献出版社,2018.

[25]林春博,姚军,农桔安,等.不同浓度富血小板血浆促进骨髓间充质干细胞增殖及向软骨细胞分化的实验研究[J].广西医科大学学报,2020,37(12):2147 2152.

[26]陆树良,吴敏洁,谢挺.创面修复医师培训教程[M].上海:上海科学技术出版社,2020.

[27]毛宾尧,庞清江,戴克戎.人工踝关节外科学[M].2版.北京:人民军医出版社,2015.

[28]秦豪,李晓,谭海涛,等.富含血小板血浆对前交叉韧带重建后腱骨愈合的影响[J].广西医科大学学报,2017,34(4):555-558.

[29]苏瑾,王平,刘爱峰.三维动态牵伸回旋手法对冻结期冻结肩患者体表红外热像的影响[J].中医正骨,2015,27(7):11-14.

[30]孙洁,张剑明.富血小板血浆制备方法的研究进展[J].国际口腔医学杂志,2009,36(5):567-570.

[31]王一帆,李小峰,罗道明,等.不同浓度富血小板血浆治疗膝关节骨性关节炎临床疗效研究[J].陕西医学杂志,2018,47(9):1113-1118.

[32]卫愉轩,张昭远,范峥莹,等.中国富血小板血浆临床制备方法的研究进展[J].中华关节外科杂志(电子版),2020,14(2):196-200.

[33]魏晴,郑山根.现代临床输血指南[M].武汉:华中科技大学出版社,2019.

[34]吴志华.皮肤性病诊断与鉴别诊断[M].北京:科学技术文献出版社,2018.

[35]邢丹,王斌,林剑浩.国际骨关节炎指南制定方法学研究现状及思考[J].中华外科杂志,2017,55(6):406-409.

[36]邢丹,余楠生,张长青.关节腔注射富血小板血浆治疗膝骨关节炎的临床实践指南(2018年版)推荐意见解读及方法学评价[J].中华关节外科杂志(电子版),2018,12(4):6-10.

[37]邢飞,段鑫,陈家磊,等.富血小板血浆在慢性软组织损伤中的临床应用[J].华西医学,2019,34(9):1053-1057.

[38]徐向阳.实用足踝外科手术技术[M].上海:上海科学技术出版社,2019.

[39]杨志波.常见皮肤病配方颗粒临床调配手册[M].北京:中国医药科技出版社,2021.

[40]张秀果,崔怡.五官科疾病观察与护理技能[M].北京:中国医药科技出版社,2019.

[41]中国输血协会临床输血管理学专业委员会.自体富血小板血浆制备技术专家共识[J].中国输血杂志,2021,34(7):677-683.

[42]程志祥,田德民.自体富血小板血浆制备技术规范中国疼痛学专家共识[J].中华疼痛学杂志,2022,18(6):725-735.

[43]陈凤超,杨俊革,侯俊杰.富血小板血浆(PRP)联合自体脂肪颗粒移植的基础和临床研究[J].中国美容医学,2017,26(6):75-79.

[44]陈凤超,陈民才,颜彤彤,等.同种异体富血小板血浆对创面胶原合成的作用及其机制研究[J].中华外科杂志,2017,55(4):303-307.

[45]刘景兰,胡刚,陈锦,等.ADSCs与PRP联合脂肪颗粒移植对血运重建的影响[J].中国美容整形外科杂志,2012,6(23):327-330.

[46]高改霞.富血小板血浆促进口腔种植骨再生的临床应用[J].血栓与止血学,2019,25(3):457-461.

[47]蓝正华.富血小板血浆促进口腔种植骨再生的临床应用研究[J].全科口腔医学电子杂志,2018,5(13):44-46.

[48]顾杰林.富血小板纤维蛋白用于口腔种植引导骨再生技术组织愈合效果分析[J].中国医疗美容,2017,7(1):48-50.

[49]王旭.富血小板血浆促进口腔种植骨再生的临床应用探讨[J].全科口腔医学杂志,2016,3(9):55-57.

[50]张晓莉,黄静,付亚丽.探讨与评估富血小板血浆促进口腔种植骨缺损区骨组织再生的临床作用和疗效[J].医学信息,2015,13(44):387.

[51]刘秋萍,芦桂青.富血小板血浆在面部年轻化中的应用[J].临床皮肤科杂志,2020,49(2):123-126.

[52]樊明山.富血小板血浆在皮肤抗衰老中作用机制的研究进展[J].中国美容医学,2012,21(13):1874-1876.

[53]李安琪,孟宪芙,刘军连,等.富血小板血浆治疗斑秃的研究进展[J].中国麻风皮肤病杂志,2020,36(4):246-248.

[54]洪缨.浓缩血小板的制备工艺及输注安全性[J].中国输血杂志,2018,31(9):1086-1090.

[55]肖国仕,高积慧,陈露霞,等.皮肤病诊疗手册[M].郑州:河南科学技术出版社,2019.

[56]崔天国,王鲁奎,荣宝海.全科医师手册[M].8版.郑州:河南科学技术出版社,2021.

[57]郭恩覃.现代整形外科学[M].北京:人民军医出版社,2000.

彩图

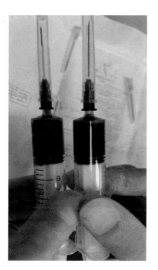

彩图1　富血小板血浆

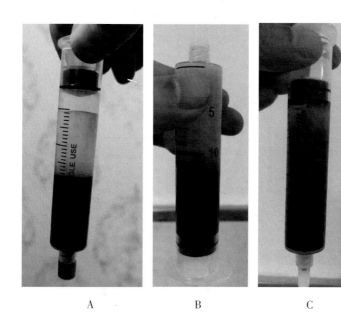

A　　　　　　　B　　　　　　　C

彩图2　离心过程中注意事项

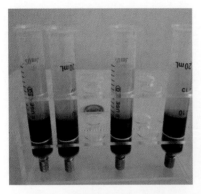

彩图 3　常规用注射制备 PRP

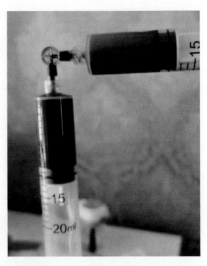

彩图 4　PRP 制备浓度更加稳定

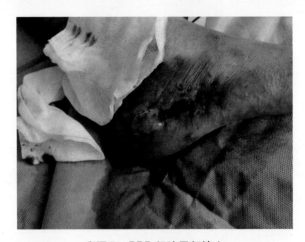

彩图 5　PRP 凝胶局部填充

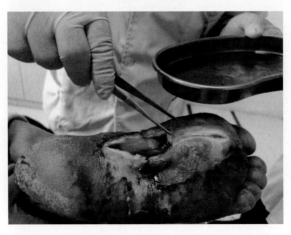

彩图 6　PRP 凝胶可促进糖尿病足部溃疡创面愈合

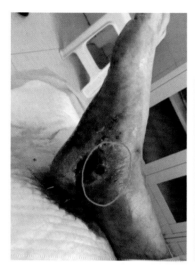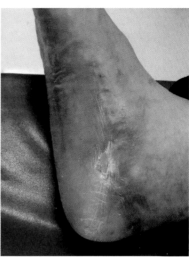

彩图7　治疗前后对比

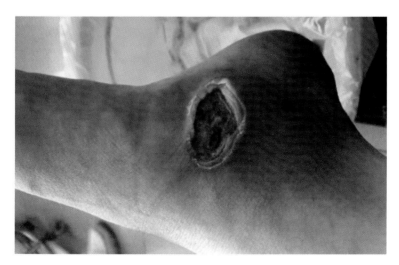

5 d后换药情况

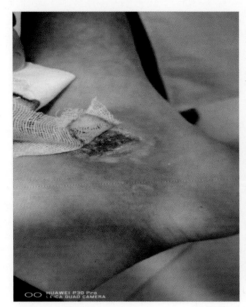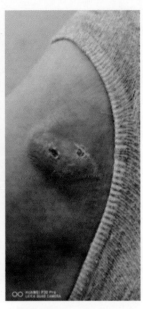

10 d 后痊愈

彩图 8　治疗前后对比

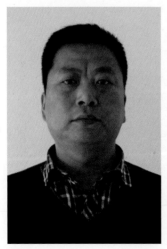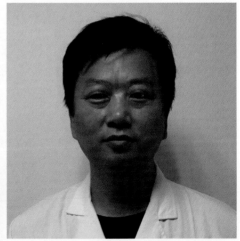

彩图 9　3 次治疗后川字纹消失